浙江省普通高校"十三五"新形态教材

（供医学检验技术、临床医学、护理学、基础医学等专业用）

医学检验报告单解读

主　审　周永列

主　编　褚美芬

副主编　张　晖　王厚照　宋广忠

编　者（以姓氏笔画为序）

万　芬（杭州医学院）　　　　王　原（杭州医学院）

王厚照（厦门大学）　　　　　石玉荣（蚌埠医学院）

江丽霞（赣南医学院）　　　　孙汝林（浙江省人民医院）

孙爱华（杭州医学院）　　　　杨　珺（杭州医学院）

沈　强（杭州市妇产科医院）　宋广忠（杭州医学院）

张　晖（杭州医学院）　　　　陈　毓（杭州医学院）

陈永健（浙江省人民医院）　　胡梅琮（杭州医学院）

施新颜（杭州市妇产科医院）　夏　骏（浙江省人民医院）

梅传忠（蚌埠医学院）　　　　彭克军（成都医学院）

蒋锦琴（杭州医学院）　　　　褚美芬（杭州医学院）

U0299082

中国教育出版传媒集团

高等教育出版社·北京

内容提要

　　本书为浙江省普通高校"十三五"新形态教材建设项目成果之一。全书共20章，主要内容为临床最常用的检验报告单解读，包括血常规、尿常规、粪便常规、阴道分泌物检验等临床基础检验报告单，糖代谢、脂代谢、电解质、肝功能、肾功能、心肌损伤标志物等生化检验报告单，病毒性肝炎标志物、肿瘤标志物、自身免疫相关检验、艾滋病与梅毒抗体等免疫检验报告单，新型冠状病毒检验报告单等。配有与各章节内容同步的微课视频、教学课件、临床案例分析及自测等数字资源。

　　本书主要供医学检验技术、临床医学、护理学、基础医学等相关医药卫生类专业各层次学生使用，也可作为临床检验工作者日常工作、继续教育和职称考试及有进阶学习需求的医疗卫生工作者的参考用书。

图书在版编目（CIP）数据

　　医学检验报告单解读 / 褚美芬主编 . -- 北京：高等教育出版社，2022.11

　　供医学检验技术、临床医学、护理学、基础医学等专业用

　　ISBN 978-7-04-059493-5

　　Ⅰ. ①医… Ⅱ. ①褚… Ⅲ. ①临床医学－医学检验－高等学校－教材 Ⅳ. ① R446.1

　　中国版本图书馆 CIP 数据核字（2022）第 197306 号

Yixue Jianyan Baogaodan Jiedu

| 策划编辑 | 瞿德竑 | 责任编辑 | 瞿德竑 | 封面设计 | 王 洋 | 责任印制 | 耿 轩 |

出版发行	高等教育出版社	
社　　址	北京市西城区德外大街4号	网　　址　http://www.hep.edu.cn
邮政编码	100120	http://www.hep.com.cn
印　　刷	北京宏伟双华印刷有限公司	网上订购　http://www.hepmall.com.cn
开　　本	787mm×1092mm　1/16	http://www.hepmall.com
印　　张	15.5	http://www.hepmall.cn
字　　数	390 千字	版　　次　2022 年 11 月第 1 版
购书热线	010-58581118	印　　次　2022 年 11 月第 1 次印刷
咨询电话	400-810-0598	定　　价　38.00元

数字课程（基础版）

医学检验报告单解读

主编　褚美芬

 Abook

医学检验报告单解读

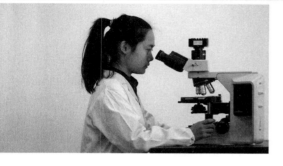

医学检验报告单解读数字课程与纸质教材一体化设计，紧密配合。数字课程内容主要为微课视频、教学PPT、临床案例分析及参考答案和自测题等，在提升课程教学效果的同时，为学生学习提供思维与探索的空间。

用户名：[　　　]　　密码：[　　　]　　验证码：[　　　]　　5360　忘记密码？　　**登录**　注册

http://abook.hep.com.cn/59493

扫描二维码，下载Abook应用

《医学检验报告单解读》根据新时代全国高等学校本科教育工作会议精神和"互联网＋教育"背景下高校教材建设精神而编写。编写宗旨是：方便学生的学习，实现信息技术与教育教学的深度融合，体现"互联网＋"教育新思维，统筹线上、线下两种教育形式，课上、课下两种教育时空，自学、导学两种教学模式；充分激发学生的学习兴趣，丰富教师的教学模式，增强师生互动，发挥新形态教材在教学改革和创新方面的作用，以不断提高课堂和课程教学质量。

杭州医学院教学团队曾于 7 年前出版同题材科普读物，受到读者的好评。为适应教学的需要，我们申报了浙江省普通高校"十三五"新形态教材建设项目并获选，故本次编写按照新形态教材的要求进行。本教材的主要特点是：①从教材的角度出发，内容更专业。②单列阴道分泌物检验报告单解读和新型冠状病毒检验报告单解读两章内容。③在内容的安排和设计上，章前有"学习目标"和"案例导引"，章后有"本章小结"和"案例导引解读"，便于抓住重点教与学；还增加了拓展知识栏目，以便开阔学生的视野。④增加了数字资源模块，包括微课视频、教学 PPT 和自测题等资源。

本教材共 20 章。主要内容包括：①血常规、尿常规、粪便常规、阴道分泌物、血栓与止血检验等临床基础检验报告单解读；②糖代谢、脂代谢、电解质、血气分析、肝功能、肾功能、心肌损伤标志物等生化检验报告单解读；③病毒性肝炎标志物、甲状腺功能、肿瘤标志物、自身免疫相关检验、艾滋病与梅毒抗体等免疫检验报告单解读；④生殖激素和新型冠状病毒检验报告单解读。

教材编写团队利用信息技术创新教材形态，将教材、课堂、教学资源三者融合，以满足多样化、个性化、实用化的教与学的需求。本教材以纸质教材为载体，配有与各章节内容同步的数字资源，包括微课视频 66 个，视频总时长约 660 min；每章教学 PPT、临床案例分析及自测等。

本教材由长期从事医学检验教学及在临床一线工作的专家、教授共同编写，但由于时间仓促，难免有不妥之处，恳请使用本教材的读者、同行专家提出宝贵意见。在编写过程中，得到了厦门大学、成都医学院、蚌埠医学院、赣南医学院等高等院校的大力支持，全体编委通力合作，为教材的出版付出了艰辛的劳动。在此诚挚地感谢大家的建议、合作、耐心和专业付出。

褚美芬

2022 年 4 月

目 录

第一章

如何解读检验报告单

　　随着信息技术和自动化分析仪器在实验室的广泛应用，临床检验的范围及应用迅速扩大，这为疾病的诊断、疗效监测及预后判断提供了更可靠、更有价值的信息。同时，随着人民生活水平的普遍提高和自我保健意识的加强，人们更希望能进一步了解自己身体的健康状况。

　　医学检验作为一项重要的辅助检查方法，医生诊断疾病需要根据全面检验结果进行推论，有的检验项目甚至对疾病具有确定性诊断价值；在疾病治疗过程中，医生需要不断通过检验结果来观察治疗效果，调整药物种类和剂量；在疾病康复过程中，也需要定期进行检测来判断是否复发等，因此，一切医疗活动离不开检验的协助。

　　检验报告单俗称化验单，是身体健康检查结果和临床医生诊断疾病的重要载体。如何解读检验报告单上密密麻麻的符号、数据及各项检测指标的意义具有非常重要的作用。要看懂检验报告单，首先要熟悉报告单种类、常见的格式和基本栏目的含义。

第一节　检验报告单的种类

　　我国幅员辽阔，医院众多，规模大小不一，检验报告单的内容和格式不一定完全一样。报告单上事先印有固定的检验项目，一般按检验标本的来源和（或）与疾病关联的检验项目进行组合，目的是方便医生对疾病进行初步诊断时，考虑做哪些检验项目能支持诊断或排除诊断（鉴别诊断），从而有利于疾病的进一步诊断和治疗。

　　检验报告单按标本来源可分为血液、尿液、粪便、白带、痰液、胸腔积液、腹水、脑脊液、浆膜腔液和骨髓等报告单。其中血液标本的检验内容最为丰富，包括血液一般检验（血常规）、血液生化检验、血液免疫学检验等报告单。根据被测物质的类别，如血液生化检验项目还分为糖类、蛋白质、脂质、酶类和激素等有关的检验报告单。有些生化检验项目与心、肝、肾等重要器官的功能关系十分密切，因此又分别组合出"心肌酶""肝功能""肾功能"等报告单。除了基础检验项目外，血液免疫学检验还按常见疾病对报告单进行归类，如病毒性肝炎、性病、肿瘤标志物、自身免疫病等专用报告单。

第二节　检验报告单的一般格式

　　1. 一般栏目：任何种类的检验报告单都含有能反映患者就诊时最基本的信息和反映医生、检验部门、检验人员姓名等栏目。

　　（1）患者姓名、年龄、性别：有些疾病与年龄、性别关系密切，不少检验项目的参考区间随年龄、性别的差异而变化。因此解读检验报告单时，首先要看一下报告单上名字、性别和年龄情况。

（2）门诊病历号、住院号、病床号、科别：每名患者通常在一家特定的医院只有一个病历号或住院号。就诊时，所有的检验报告单都填写患者各自特有的一套编号。如果是住院患者，其入院病史、住院病史及出院小结的编号均一致，这样方便查阅。

（3）送检医生、送检日期：这两个栏目由申请检验的医生负责填写和签名。

（4）临床诊断：这是医生综合患者的主诉、体格检查和（或）其他辅助诊断后得出的初步临床诊断，或是患者已经被明确诊断的疾病名称。

（5）标本种类：此栏目反映检验标本的来源，不同的标本来源虽可测定同一名称的检验项目，但参考区间完全不同。

（6）检验编号、样本编号：这是标本采集顺序的自然编号，主要供检验部门使用。

（7）报告日期、检验者和审核者：任何种类的检验报告单均包含这三个基本栏目。在各项目规定的检验时间内完成检验后，报告单上应注明报告日期；"检验者"要求操作者签名或填上检验代号；"审核者"是全权负责检验结果的责任人，必须签名或盖章。

2. 检验项目：指报告单上具体检验项目的名称，这是报告单的中心内容。如肝功能检验报告单上的总蛋白、白蛋白、球蛋白、谷丙转氨酶（丙氨酸转氨酶）、总胆红素等项目。

3. 检验结果：检验报告单上结果的表示方法很多，有时在同一张报告单上就有几种不同的表示方法。归纳起来有以下三种：

（1）定性：①阴性，通常用符号"－"表示；②阳性，通常用符号"＋"表示。

（2）半定量：常用加号（＋）的个数表示。符号"－"表示阴性，"±"表示弱阳性，"＋、＋＋、＋＋＋、＋＋＋＋"表示阳性的不同程度。

（3）定量：用具体的数值表示。定量检验项目均附有计量单位。

4. 计量单位：我国医学检验采用法定单位和惯用单位两种计量单位。目前大部分医院检验科采用法定单位，所以解读检验报告单时一定要注意计量单位。常见的计量单位有升（L）、毫升（mL）、微升（μL）、纳升（nL）、飞升（fL）等表示容积，克（g）、毫克（mg）、微克（μg）、纳克（ng）等表示质量，摩尔（mol）、毫摩尔（mmol）、纳摩尔（nmol）等表示物质的量。如尿蛋白 150 mg/L。各种酶测定常用 U/L（单位 / 升）表示，如谷丙转氨酶 20 U/L。还有一些检验项目将参考值设为 100%，以患者测定的结果与参考值相比后所占的百分率表示。如，因子Ⅷ促凝活性（FⅧ：C）75%。值得注意的是，有少数检验项目的参考值是以百分率或分数（即小数）表示，其测定结果只有数值而无计量单位。如，血细胞比容 50% 或 0.5。

5. 参考区间（值）：绝大多数检验报告单上印有各检验项目相应的"参考区间"或者"参考值"这一栏，一般表达是"XX ~ XX"。

国际上有一套关于参考值的概念、定义、建立和使用的方案。参考值是一个统计学概念，是指从选定的参考人群中得出的测定数值。也就是说，检验项目的测定结果是来自部分地区、部分健康或正常人群的相对统计，而且所谓绝对"健康"或"正常"的人群实际上是不存在的。根据世界卫生组织（WHO）的调查显示，目前全世界每 20 个人当中，只有 1 人（5%）处于完全健康的状态，另有约 20% 的人群患有不同疾病，余下的高达 75% 的人群则处于不同程度的"亚健康"状态。所以在制定参考值时所选定的参考人群，实际上并不是没有任何疾病的人，而是指排除了能影响被测指标的疾病的人。

　　临床上，一个具体的检验结果可以从不同的角度解释。通常习惯以参考值作为解释依据，以确定受检者是否有病。但这还有很多不足之处，当一个检验结果不在参考范围，有以下几种可能：①受检者不在参考人群之内；②可能有病也可能没病，而属于统计学中离开参考人群的人；③检验结果与受检者和准备工作是否正确有关，例如在采集标本前是否按照医生的要求，严格执行了对饮食和运动量的控制，是否停药等；④可能受到生理波动的影响；⑤与标本采集、运输、保存，检验方法的选择、仪器、试剂等因素有关。所以仅凭一次检验出现"低于"或"高于"（特别是略低于或略高于）参考值的结果并不能肯定为异常，通常至少应重复2次，而且检验结果相同或相近，才认为检验可靠、有效。

　　现在的检验报告，大多数是自动化仪器打印，碰到超过参考区间的上限，会用符号"↑"或（H）表示；低于参考区间的下限，会用符号"↓"或（L）表示。例如某个参考区间上限是10.0，检验结果是10.01时，就会出现符号"↑"来警示，这是为了引起医生、检验人员和患者的警惕，而实际上这0.01的差值很可能没什么意义（图1-1）。

　　注意：由于各家医院检验科所采用的各种检测仪器、规格型号及所用的试剂不同，因此，报告格式、打印内容与提示符号、参考区间也有所不同。

 微课视频1-1　临床医生的眼——浅谈化验单
　　　　微课视频1-2　化验结果正常与否——参考值的前世今生

医 学 检 验 科 报 告 单

姓　名：　　　　　　　病员号：　　　　　　　　样本种类：血清　　　　　样本编号：
类　别：门诊　　　　　性　别：女　　　　　　　年　龄：47岁　　　　　　送检医生：
科　别：风湿免疫门诊　床　号：　　　　　　　　临床诊断：关节痛

项　目	结果	参考区间	单位	实验方法	项　目	结果	参考区间	单位	实验方法
葡萄糖	5.41	3.89-6.11	mmol/L	己糖激酶法	总胆红素	6.9	3.4-20.5	μmol/L	重氮盐法
尿酸	311	155-357	μmol/L	尿酸酶法	直接胆红素	3.1	0.0-8.6	μmol/L	钒酸盐氧化法
肌酐	56	45-84	μmol/L		间接胆红素	3.8	1.7-11.9	μmol/L	计算法
尿素	3.0	2.6-7.5	mmol/L	尿素酶法	总胆汁酸	2.5	0.0-20.0	μmol/L	酶循环法
UREA/CRE	0.05			计算法	谷草转氨酶	18	13-35	U/L	NADH法
肾小球滤过率估	121.90	18周岁以上人	ml/(min*		谷丙转氨酶	14	7-40	U/L	NADH法
钾	3.96	3.50-5.30	mmol/L	电极法	AST:ALT	1.29			计算法
钠	140.0	137.0-147.0	mmol/L	电极法	碱性磷酸酶	49	35-100	U/L	磷酸对硝基苯
氯	101.9	99.0-110.0	mmol/L	电极法	γ-谷氨酰转肽酶	23	7-45	U/L	GCANA底物法
钙	2.13	2.11-2.52	mmol/L	比色法	腺苷脱氨酶	8	0-20	U/L	过氧化物酶法
无机磷	1.33	0.85-1.51	mmol/L	磷钼酸盐法	α-L岩藻糖苷酶	27	0-40	U/L	CNPF底物法
镁	0.89	0.75-1.02	mmol/L	甲基麝香草酚蓝	同型半胱氨酸	7.6	0.0-15.0	μmol/L	酶循环法
甘油三酯	1.58	0.00-1.70	mmol/L	氧化酶法	肌酸激酶	88	40-200	U/L	磷酸肌酸底物
总胆固醇	4.34	0.00-5.18	mmol/L	CHOD-PAP法	乳酸脱氢酶	155	120-250	U/L	乳酸底物法
高密度脂蛋白	0.98 ↓	1.08-2.28	mmol/L	匀相测定法	胆碱脂酶	9837	5000-12000	U/L	丁酰硫代胆碱
低密度脂蛋白	3.07	0.00-3.10	mmol/L	匀相测定法	果糖胺	1.55	1.10-2.15	mmol/L	NBT法
总蛋白	74.1	65.0-85.0	g/L	双缩脲法					
白蛋白	46.0	40.0-55.0	g/L	溴甲酚绿法					
球蛋白	28.1	20.0-40.0	g/L	计算法					
白/球比值	1.64			计算法					

备　注：

采集时间：2022/1/5　7:42:07　　接收时间：2022/1/5　7:42:08　　　　检验者：　　　　　　审核者：
报告时间：2022/1/5　9:48:27　　注：此检验报告仅对本次标本负责，如有疑问，请在一周内与生免组联系，电话：

第1页/共1页

图1-1　某医院检验报告单

● 拓展知识 1-1 医学决定水平与危急值

一、医学决定水平

一个检验项目的结果的价值在于能给医生对患者的处理提供依据。以参考区间为依据来解释某一项目的检验结果时，虽能区分受检者的结果正常与否，但不能完全排除或判断受检者是否有病，临床上还需要确定该项目在不同病情时的变化，需要有判断疗效及预后的界值。为此，1968 年 Beknett 首先提出了医学决定水平的概念。所谓医学决定水平（medicine decide level，MDL），是指对疾病的诊断或治疗起关键作用的某一被测成分的浓度，即临床按照不同病情给予不同处理的指标阈值。

一个检验项目一般有 3 个 MDL：①提示需要制订进一步检查计划的阈值，相当于待诊值；②提示需要采取治疗措施的界值，相当于确诊值；③提示预后或需要紧急处理的界值，相当于危急值。通过观察测定值是否高于或低于某一 MDL，提示医生在临床上应采取何种处理方式。例如，血清白蛋白参考区间为 40～55 g/L，20 g/L 表示肝病患者预后严重，35 g/L 为低白蛋白血症的界值，52 g/L 可排除许多假阳性。因此，血清白蛋白的 MDL 为 20 g/L、35 g/L 及 52 g/L。

二、危急值

危急值（critical values）是指某项或某类检验结果出现了可能危及患者生命的极限值。目前，国家对危急值的项目范围和量值还没有统一规定，ISO 15189：2003《医学实验室——质量和能力的专用要求》中强调，实验室应与使用本实验室的临床医生商讨，确定重要指标及其"危急"范围。

危急值确定的主要依据：①根据年龄、种族、性别等人口统计学特点来设置不同亚组的危急值。②基于医学决定水平，提出可能危急值的界限；③基于医疗机构、不同专业科室的临床救治能力提出可能的危急值界限；④依据本单位检测系统的生物参考区间；⑤根据国家危急值界限数据库，按照统计结果制定界值；⑥参考公开发表的文献及循证医学的证据；⑦通过医疗机构相关科室专家协商确定；⑧根据危急值发生频率及临床救治效果定期调整危急值。

危急值项目的确定由医院行政管理部门组织相关科室专家协商确定，如成人空腹血糖 >22.2 mmol/L 或 <2.2 mmol/L，血钾 >6.0 mmol/L 或 <2.5 mmol/L，血钙 >3.5 mmol/L 或 <1.5 mmol/L 等属于危急值。注意不同医疗机构的危急值有差异。

危急值报告不同于急诊检验报告，是两个完全不同的概念。急诊检验的结果无论正常还是异常，都必须快速用报告单的书面形式发出；但危急值不受医生送检申请方式的限制，无论是急诊检验还是普通检验，只要检测结果出现了规定的危急值，都必须执行电话报告程序。即检验者立即通过电话向临床医生或当班护士报告，并要求接、打电话双方都要有书面通话记录，通话记录应包括危急值的项目、危急值和接电话者姓名、通话起止时间等内容。这主要是考虑临床医生需要及时得到检验信息，迅速给予患者有效的干预措施或治疗，否则就有可能出现严重后果，失去最佳抢救机会。

（褚美芬）

第二章

血常规检验报告单解读

学习目标

掌握：白细胞计数、白细胞分类计数、红细胞计数、血红蛋白、血小板计数的参考区间和临床意义。

熟悉：血细胞比容、平均红细胞体积、平均红细胞血红蛋白量、平均红细胞血红蛋白浓度、红细胞分布宽度、平均血小板体积、血小板分布宽度及血小板压积等指标的含义及临床意义。

案例导引

患者，女性，23 岁，因"转移性右下腹痛 8 h"就诊。

主诉：患者 8 h 前无明显诱因出现脐周疼痛，阵发性胀痛，无畏寒发热；5 h 前疼痛转移至右下腹，呈持续性胀痛，期间出现恶心、呕吐 2 次，非喷射样。

既往史：既往体健，无慢性病史，无药物过敏史。

体检：患者急性面容，表情痛苦，检查配合。体重：55 kg，T：36.6℃，R：20 次 /min，HR：85 次 /min，律齐，BP：130/80 mmHg（1 mmHg = 0.133 kPa）。腹部触诊：腹肌软，右下腹压痛以麦氏点明显，无反跳痛。嘱进行采血和超声影像检查。

实验室检查：血常规检查结果如下。

XX 医院检验报告单

姓名：XXX　　　　病区：　　　　　标本种类：全血　　　样本编号：XXXXX

性别：女　　　　　科别：外科　　　标本性状：　　　　病人类别：门诊

年龄：23 岁　　　床号：　　　　　接收人员：XXX　　条形码号：XXXXX

病员号：XXXXXX　送检医生：XXX　送检单位：　　　　临床初诊：急腹症待查

采集时间：2020-11-02 07：36　　　　　接收时间：2020-11-02 08：14

备　注：

No	项目	结果		参考区间	单位
1	白细胞计数	19.6	↑	3.5 ~ 9.5	$\times 10^9$/L
2	淋巴细胞百分数	8.4	↓	20.0 ~ 50.0	%
3	单核细胞百分数	4.3		3.0 ~ 10.0	%

续表

No	项目	结果		参考区间	单位
4	中性粒细胞百分数	85.3	↑	40.0 ~ 75.0	%
5	嗜酸性粒细胞百分数	1.9		0.4 ~ 8.0	%
6	嗜碱性粒细胞百分数	0.1		0.0 ~ 1.0	%
7	淋巴细胞绝对值	1.65		1.1 ~ 3.2	$\times 10^9/L$
8	单核细胞绝对值	0.84	↑	0.1 ~ 0.6	$\times 10^9/L$
9	中性粒细胞绝对值	16.72	↑	1.8 ~ 6.3	$\times 10^9/L$
10	嗜酸性粒细胞绝对值	0.37		0.02 ~ 0.52	$\times 10^9/L$
11	嗜碱性粒细胞绝对值	0.02		0.0 ~ 0.06	$\times 10^9/L$
12	红细胞计数	3.86		3.5 ~ 5.0	$\times 10^{12}/L$
13	血红蛋白	117.0		110 ~ 150	g/L
14	血细胞比容	0.37		0.37 ~ 0.48	
15	平均红细胞体积	95.8		82 ~ 100	fl
16	平均红细胞血红蛋白含量	30.3		27 ~ 34	pg
17	平均红细胞血红蛋白浓度	316.4		316 ~ 354	g/L
18	红细胞分布宽度	12.4		11.5 ~ 14.5	%
19	血小板计数	152		125 ~ 350	$\times 10^9/L$
20	平均血小板体积	8.84		7.0 ~ 11.0	fl
21	血小板分布宽度	16.1		15.0 ~ 17.0	%
22	血小板压积	0.13		0.108 ~ 0.282	

检验日期：2020-11-02　　　报告时间：2020-11-02 9:20　　　检验：XXX　　　审核：XXX

注：此检验报告仅对本次标本负责。

问题：1. 如何解读该患者的检验报告单？
　　　2. 根据以上检验结果并结合患者的临床表现，最可能的诊断是什么？

　　血液由血浆和血细胞组成，通过循环系统流经全身，参与机体呼吸、防御、调节体液渗透压、酸碱平衡等多项生理活动，维持机体正常新陈代谢和内外环境的稳态。

　　血液内血细胞的数量、种类不仅受造血系统调控，也会直接或间接受到各组织器官的病变影响。例如，机体多种组织的感染性炎症可引起血液中白细胞总数及不同种类白细胞比例的改变。血细胞的数量等改变亦会影响全身组织器官的功能状态。如贫血患者，由于红细胞数量和（或）血红蛋白含量减少，携氧运氧功能降低，能引起全身脏器不同程度缺氧，呼吸、循环、神经、消化等系统可出现相应的临床症状及体征。血常规检验就是对血液中血细胞的数量变化及形态分布进行的一项检查，不仅是辅助诊断各类血液病的主要依据，对全身其他系统疾病的诊断和鉴别诊断也有重要意义，并且由于其对机体内多种病理改变的敏感反映，血常规检验还为健康咨询、临床对疾病进行病情监测、治疗方案制订、疗效评估、预后判断等提供动态信息。

　　目前，血常规检验主要由血液细胞分析仪完成并与显微镜检查有机结合，可提供受检者外周血液多项参数，重点对外周血红细胞、白细胞和血小板等的数量和质量异常提供最基本的诊断信息。下面逐一对血常规检验中各项指标进行解读。

第一节　白细胞检验

白细胞（white blood cell，WBC）是人体外周血中的一大类有核细胞。根据细胞的形态特征，可将白细胞分成中性粒细胞（neutrophil，N）、嗜酸性粒细胞（eosinophil，E）、嗜碱性粒细胞（basophil，B）、淋巴细胞（lymphocyte，L）和单核细胞（monocyte，M）。这 5 类白细胞通过吞噬杀灭、限制过敏反应、处理抗原、产生抗体、产生免疫活性物质等不同机制消灭病原体、清除变应原，共同构成机体的重要防线，抵御病原生物等异物入侵。白细胞均起源于骨髓中的造血干细胞，经集落刺激因子等调节，在骨髓、中枢免疫器官中分化增殖成熟，释放入外周血，停留不同时间后各自进入组织发挥防御功能，平均寿命从几天到数年。

白细胞计数和分类计数是血常规检验的重要内容，临床应用广泛，主要用于了解机体有无感染及初步判断感染类型，了解骨髓中白细胞造血状况及监测病情进展和临床用药效果等。

一、白细胞计数

白细胞计数（white blood cell count）是计数单位体积外周血中所有的白细胞总数。注意：为便于比较和动态分析白细胞计数结果，最好固定采血时间，采血前亦应避免剧烈运动，保持情绪稳定等。因为计数的白细胞仅为外周血循环池中的白细胞，剧烈运动、情绪波动均会打破外周血白细胞在循环池和边缘池的动态平衡，不同状态下计数结果可出现较大幅的波动。

【参考区间】 成人：（3.5~9.5）×10^9/L；儿童：（5~12）×10^9/L；

6 个月~2 岁：（11~12）×10^9/L；新生儿：（15~20）×10^9/L。

【解读要点】 白细胞在外周血停留一段时间进入组织发挥各自功能，衰老的细胞一般经单核巨噬细胞系统破坏及唾液腺、消化道等排出体外，并由骨髓或中枢免疫器官释放新生细胞以补充，因此外周血白细胞数量维持相对恒定。当生成和衰亡的平衡被打破，则出现白细胞总数增高或减低。

1. 生理性变化：由于循环池和边缘池的白细胞可重新分配，人体在安静和休息时白细胞数较低，活动和进食后可升高；早晨较低，下午较高。另外，疼痛和情绪变化、一般的脑力和体力劳动、冷热水浴、日光或紫外线照射、严寒暴热、月经期等均可引起白细胞总数轻度增高。妊娠期白细胞常见增多，尤其最后 1 个月，常波动于（12.0~17.0）×10^9/L，分娩时可高达 34.0×10^9/L，分娩后 2~5 日内恢复正常。这些生理性增高，通常不伴有白细胞质量的改变。

2. 病理性变化：白细胞中中性粒细胞所占百分比最高，因此，白细胞总数的变化主要受到中性粒细胞增高或减低的直接影响。两者在数量上的相关性也表现为意义上的一致性，即中性粒细胞增减的意义与白细胞总数增减的意义基本一致。

（1）病理性增多：常见于急性感染，尤其化脓性球菌引起的局部炎症或全身性感染，是临床上白细胞数增多最常见的原因；严重的组织损伤，如大面积烧伤、心肌梗死等；急性溶血；急性失血，尤其内脏出血者白细胞升高常早于血液中血红蛋白含量减低，因此可作为早期指标；急性中毒，如汞、铅等化学物质中毒，药物中毒，尿毒症及糖尿病酮症酸中毒等代谢性中毒；非造血系统恶性肿瘤有时会出现持续性白细胞增高；急、慢性白血病及骨髓增生性疾病均可出现白细胞数的增高。

（2）病理性减少：常见于某些革兰氏阴性杆菌如伤寒、副伤寒沙门菌，病毒感染如流感病毒等；某些血液病如再生障碍性贫血；自身免疫病如系统性红斑狼疮等；慢性电离辐射，长期接触或服用某些化学物质，如苯、氯霉素等；脾功能亢进时由于单核巨噬细胞系统破坏过多，亦会引起白细胞减少。

3. 其他：淋巴细胞、单核细胞、嗜酸性粒细胞等的数量变化亦会引起白细胞总数的改变，白细胞总数与中性粒细胞的数量变化会出现不一致，若遇到上述情况，需要具体进行分析。

二、白细胞分类计数

外周血中，白细胞包括中性粒细胞、嗜酸性粒细胞、嗜碱性粒细胞、淋巴细胞和单核细胞5种不同的细胞，它们分别通过不同的方式和机制构筑起抵御病原生物的防线，因此，在不同的病理状态会引起不同种类细胞的数量、形态发生相应改变，故对外周血各种白细胞进行分类计数更具临床价值。

（一）中性粒细胞百分率及绝对值

中性粒细胞（N）是一类天然免疫细胞。当机体局部有细菌和毒素、组织坏死等状况时，都可引起中性粒细胞以变形运动的方式，黏附穿过毛细血管壁，主动向炎症损伤部位（病灶处）游走趋化。同时，中性粒细胞具有很强的吞噬作用，并能杀灭细菌等病原微生物，可有效防止病原微生物在体内扩散及受损的炎症组织向四周蔓延，在机体防御和抵抗病原菌过程中发挥重要作用。临床检验中可通过血液分析仪法和显微镜分类计数法求出中性粒细胞在白细胞中所占的百分率（NEUT），根据白细胞总数计算出中性粒细胞的绝对值（NEUT#）。

【参考区间】 成人：NEUT：40%～75%；NEUT#：（1.8～6.3）×10^9/L。

【解读要点】 由于中性粒细胞在白细胞中所占百分率最高，其增高或减少可直接影响白细胞总数的变化，即中性粒细胞增高，白细胞总数增高；中性粒细胞减少，白细胞总数也随之减少，因此，两者的临床意义基本一致。但两者的数量变化也会出现不一致的情况，此时需具体分析原因。

（二）嗜酸性粒细胞百分率及绝对值

嗜酸性粒细胞（E）在外周血中数量不多，基本无杀菌力，吞噬能力也较弱，但可吞噬多种物质，如抗原抗体复合物、细菌等。此外，嗜酸性粒细胞可通过抑制嗜碱性粒细胞和肥大细胞合成释放活性物质、分泌组胺酶等调节超敏反应，还参与机体对某些寄生虫的免疫反应。

注意事项：①由于嗜酸性粒细胞数量少，且在血涂片中的分布较靠近边缘，通过显微镜分类计数的嗜酸性粒细胞百分率（EO）乘以白细胞总数计算出的嗜酸性粒细胞绝对值，误差较大，不如直接计数的结果准确。②临床检验中可通过血液分析仪法和显微镜计数法直接计数嗜酸性粒细胞的绝对值（EO#）；血液分析仪法亦可提供嗜酸性粒细胞百分率，百分率在临床上更有意义。

【参考区间】 成人：EO：0.4%～8.0%；EO#：（0.02～0.52）×10^9/L。

【解读要点】

1. 生理性变化：外周血中的嗜酸性粒细胞数量存在生理性波动。由于肾上腺皮质激素抑制骨髓对成熟嗜酸性粒细胞的释放，并促进嗜酸性粒细胞从外周血向组织浸润，因此一天内外周血嗜酸性粒细胞数量会出现波动，一般白天低，夜间高；上午波动较大，下午较恒定。另外，劳动、寒冷、饥饿、精神刺激等情况，引起交感神经兴奋，促进肾上腺激素分泌，可致外周血中嗜酸性粒细胞减低。所以，一般推荐在上午8时测定嗜酸性粒细胞的基础水平。

2. 病理性增多

（1）超敏反应性疾病：如支气管哮喘、食物过敏、荨麻疹、支气管哮喘、血管神经性水肿等。

（2）寄生虫病：寄生虫感染时，常见外周血中嗜酸性粒细胞增多，可达10%或更多。急性血吸虫病、丝虫病、旋毛虫病、肺吸虫病等，尤其肠道寄生虫如钩虫感染等，嗜酸性粒细胞增高更为显著；当驱虫治疗有效，感染消除，嗜酸性粒细胞数量逐渐恢复正常。

（3）某些皮肤病：湿疹、银屑病、剥脱性皮炎、真菌性皮肤病等，可见血中嗜酸性粒细胞轻度或中度增多。

（4）某些传染病：一般急性传染病外周血中嗜酸性粒细胞均减少。唯有猩红热时嗜酸性粒细胞增多，跟该病的致病菌Ⅰ型溶血性链球菌能产生活化补体成分的酶，继而趋化引起嗜酸性粒细胞增多有关。

（5）某些血液病：慢性粒细胞性白血病时，嗜酸性粒细胞常可高达10%以上，且可见少量幼稚阶段的嗜酸性粒细胞；罕见的嗜酸性粒细胞白血病时，嗜酸性粒细胞可显著增高。

（6）某些恶性肿瘤：尤其淋巴系统的恶性肿瘤（如霍奇金病），及某些上皮恶性肿瘤（如肺癌、鼻咽癌等）。

3. 病理性减少：见于伤寒和副伤寒，长期应用肾上腺皮质激素治疗时，也可见于大手术及某些传染病的早期。

4. 临床应用

（1）外周血嗜酸性粒细胞计数可用于临床观察急性传染病的预后。传染病急性感染期，为提高机体应激性，促进抗感染能力，机体肾上腺皮质激素分泌增加，血中嗜酸性粒细胞随之减少，若临床症状严重，而嗜酸性粒细胞不减少，说明肾上腺皮质功能衰竭；如果嗜酸性粒细胞持续下降，甚至完全消失，说明病情严重；而恢复期嗜酸性粒细胞会逐渐恢复甚至一过性增高。外周血嗜酸性粒细胞数量变化亦适用于判断大手术、烧伤等患者的预后。

（2）临床上也可根据促肾上腺皮质激素（ACTH）刺激肾上腺皮质合成分泌肾上腺皮质激素的作用，以注射前后嗜酸性粒细胞数量的变化情况反映肾上腺皮质功能。

（三）嗜碱性粒细胞百分率及绝对值

嗜碱性粒细胞（B）是一类少见的白细胞，它的主要生理功能是参与Ⅰ型超敏反应，其表面有IgE的Fc受体，胞质内嗜碱性颗粒中富含多种活性物质，如肝素、组胺、血小板活化因子等，可引起毛细血管扩张、通透性改变，平滑肌收缩等超敏反应症状。临床检验中可通过血液分析仪法和显微镜分类计数法，求出嗜碱性粒细胞在白细胞中所占的百分率（BASO），根据白细胞总数计算出嗜碱性粒细胞的绝对值（BASO#）。

【参考区间】　成人：BASO：0% ~ 1%；BASO#：（0 ~ 0.06）× 10^9/L。

【解读要点】

1. 病理性增多：荨麻疹、溃疡性结肠炎等患者常出现外周血嗜碱性粒细胞增多；慢性粒细胞性白血病常伴有嗜碱性粒细胞增高，可达10%以上；嗜碱性粒细胞白血病、骨髓纤维化及某些转移癌亦可见嗜碱性粒细胞增多。

2. 减少：由于嗜碱性粒细胞数量本身就少，其减少与否很难察觉，故无临床意义。

（四）淋巴细胞百分率及绝对值

淋巴细胞（L）是一大类最主要的人体免疫活性细胞，具有显著异质性。根据细胞表面抗原及发育成熟的路径不同，可分为T淋巴细胞、B淋巴细胞、自然杀伤细胞（NK细胞）等，分别通过介导细胞免疫反应、分泌淋巴因子，合成分泌免疫球蛋白，介导细胞毒效应等作用，在机体抗病毒、抗肿瘤等方面发挥重要作用。临床检验中可通过血液分析仪法和显微镜分类计数法求出淋巴细胞在白细胞中所占的百分率（LYMPH），根据白细胞总数计算出淋巴细胞的绝对值（LYMPH#）。

【参考区间】　成人：LYMPH：20% ~ 50%；LYMPH#：（1.1 ~ 3.2）× 10^9/L。

【解读要点】

1. 生理性变化：婴幼儿时期淋巴细胞一般较高，新生儿出生数天内外周血中白细胞以中性粒细胞为主，1周左右淋巴细胞开始上升，整个婴幼儿期淋巴细胞比例均较高。4 ~ 6岁后，淋巴细胞比例逐渐减低，粒细胞比例增高，逐渐达正常成人水平。

2. 病理性增多

（1）绝对增多：主要见于某些病毒或细菌所致的急性传染病，如流行性腮腺炎、风疹、传染性单核细胞增多症、百日咳等；还可见于某些慢性感染，如结核病恢复期；急、慢性淋巴细胞性白血病等。

（2）相对增多：再生障碍性贫血、粒细胞缺乏症等由于中性粒细胞显著减少，导致淋巴细胞百分率相对增高，称为淋巴细胞相对增多，此时白细胞总数往往是减少的。

3. 病理性减少

（1）绝对减少：主要见于先天性或获得性免疫缺陷病、接触放射线、药物（如环磷酰胺类）治疗等。

（2）相对减少：如严重的化脓性感染、大面积烧伤等引起中性粒细胞显著增高的各种病因，可导致淋巴细胞百分率相对减低，但其绝对值常不减少。

（五）单核细胞百分率及绝对值

单核细胞（M）在外周血中只停留数小时至数日，随后离开血管进入组织或体腔，继续分化发育成为巨噬细胞，共同构成单核巨噬细胞系统，发挥较强的吞噬和防御功能。其主要防御功能体现在：①吞噬和杀灭某些细菌、真菌、原虫等病原微生物；②清除被损伤或已死亡的细胞；③分泌细胞因子；④处理抗原诱导及调节免疫反应；⑤抗肿瘤活性。临床检验中可通过血液分析仪法和显微镜分类计数法求出单核细胞在白细胞中所占的百分率（MONO），根据白细胞总数计算出单核细胞的绝对值（MONO#）。

【参考区间】　成人：MONO：3% ~ 10%；MONO#：（0.1 ~ 0.6）× 10^9/L。

【解读要点】

1. 生理性变化：特殊时期的人群单核细胞会出现生理性增高，如妊娠期单核细胞可升高；儿童外周血中的单核细胞较成人稍多，出生2周内的新生儿可达15%或更多。

2. 病理性增多

（1）某些感染：如亚急性细菌性心内膜炎、疟疾、黑热病、急性感染的恢复期均可见单核细胞增多，活动性肺结核如严重的浸润性肺结核、粟粒性结核等单核细胞百分率可明显增高。

（2）某些血液病：粒细胞缺乏症的恢复期可见一过性单核细胞增多；单核细胞白血病时，白细胞总数常增高且出现大量原始、幼稚单核细胞，成熟单核细胞也可增多；恶性组织细胞病、淋巴瘤及骨髓增生异常综合征等外周血中亦可见较多的单核细胞。

3. 减少：目前临床上对单核细胞的减少未发现显著意义。

◆ ⬤ 拓展知识 2-1　白细胞形态学检验

　　病理情况下，外周血白细胞不仅会出现总数和分类计数结果的变化，有时还会出现形态的改变。因此，白细胞形态学检验对疾病的诊断和疗效监测具有重要意义。

　　一、外周血白细胞的正常形态特征

　　1. 中性粒细胞：细胞呈圆形，直径 10～15 μm；细胞质丰富，呈粉红色，含较多细小、均匀、密集的淡紫红色的中性颗粒；细胞核为深紫红色，染色质致密成块状，粗糙。

　　根据核形不同，中性粒细胞分为中性杆状核粒细胞和中性分叶核粒细胞。其中核最窄处 >1/3 最宽处，是中性杆状核粒细胞；核最窄处 <1/3 最宽处，是中性分叶核粒细胞。

　　2. 嗜酸性粒细胞：细胞呈圆形，直径 13～15 μm；胞核多为 2 叶，呈眼镜状，偶见 3～4 叶，染色质粗糙染紫红色，胞质内充满粗大、整齐、均匀、排列紧密的橘黄色嗜酸性颗粒。

　　3. 嗜碱性粒细胞：细胞呈圆形，直径 10～12 μm；细胞核常被颗粒遮盖，模糊不清。胞质量较少，呈淡红色，含少量粗大且大小不均、排列不规则、分布不均匀的紫黑色嗜碱性颗粒。

　　4. 淋巴细胞：细胞呈圆形或椭圆形，直径 6～15 μm；核呈圆形、椭圆形或肾形，染色质粗糙致密成块，核外缘光滑。胞质呈透明淡蓝色，多无颗粒，大淋巴细胞可有少量、粗大、不均匀的紫红色颗粒。

　　5. 单核细胞：细胞呈圆形或不规则形，直径 12～20 μm；核大，扭曲折叠不规则，呈肾形、马蹄形或山字形，染色质细致疏松如网状，淡紫红色。胞质半透明，灰蓝或灰红色，含大量细小、灰尘样的紫红色嗜天青颗粒。

　　二、外周血异常白细胞形态

　　1. 中性粒细胞的核象变化

　　（1）核左移：外周血中杆状核细胞增多并可出现晚幼粒、中幼粒、早幼粒等细胞时均称为核左移。①再生性核左移：指核左移伴白细胞增高，表示造血旺盛，机体抵抗力强；退行性核左移：指核左移伴白细胞总数不增高或减低，表示机体抵抗力差。②轻度核左移：为仅见杆状核粒细胞增多 >6%，未见其他幼稚细胞。③中度核左移：杆状核粒细胞增多 >10%，伴有少量晚幼或中幼细胞。④重度核左移：杆状核粒细胞增多 >25%，出现幼稚细胞，甚至是早幼粒细胞、原始细胞。核左移说明感染严重。

　　（2）核右移：正常人外周血的中性粒细胞以 2～3 叶核者为主，若 5 叶核及以上者超过 3% 则称为核右移，此时常伴有白细胞总数减少。

　　2. 中性粒细胞的毒性变化：在严重传染病、化脓性感染、败血症、恶性肿瘤、急性中毒等病理情况下，外周血涂片中可能见到以下一种或几种异常形态。

（1）大小不均：中性粒细胞体积相差悬殊，常见于病程较长的化脓性感染，内毒素等作用于骨髓幼稚中性粒细胞，使其发生不规则分裂。

（2）中毒颗粒：中性粒细胞胞质中出现的粗大、大小不等、分布不均匀的染色较深，呈深紫褐色或紫黑色的颗粒，常见于严重化脓性感染、大面积烧伤等。

（3）空泡：中性粒细胞胞质内出现一个或多个空泡，常见于严重感染，尤其是败血症，细胞受损后胞质发生脂肪变性。

（4）杜勒小体：是中性粒细胞胞质毒性变化而保留的局部嗜碱性区域，呈淡蓝色或灰蓝色，$1 \sim 2 \ \mu m$，圆形或不规则，常分布在细胞边缘，是胞质胞核发育不平衡的表现。

（5）核变性：①核固缩：细胞核固缩成均匀呈深紫色的块状；②核溶解：细胞核膨胀，着色浅淡，常伴核膜破裂；③核碎裂等。

3. 淋巴细胞的异常形态：病毒、原虫等感染或变应原刺激下，外周血淋巴细胞增生并发生形态上的改变，称为反应性淋巴细胞或不典型淋巴细胞，包括如下 3 型。

（1）Ⅰ型（空泡型，浆细胞型）：最多见，胞体比正常淋巴细胞略大，多为圆形；核圆形、肾形或不规则形，染色质粗糙，呈粗网状或小块状，排列不规则；胞质丰富，染深蓝色，含空泡或呈泡沫状。

（2）Ⅱ型（不规则型，单核细胞型）：胞体明显增大，外形不规则，似单核细胞；核圆形或不规则形，染色质不如Ⅰ型致密；胞质丰富，染淡蓝或蓝色，有透明感，边缘处着色较深，一般无空泡，可有少数嗜天青颗粒。

（3）Ⅲ型（幼稚型，未成熟细胞型）：胞体较大；核大呈圆形或卵圆形，染色质细致呈网状排列，可见 $1 \sim 2$ 个核仁；胞质量较少，呈深蓝色，多无颗粒，偶有小空泡。

第二节　红细胞检验

红细胞（red blood cell，RBC）是血细胞中数量最多的一种，起源于骨髓造血干细胞，在促红细胞生成素的作用下分化发育而成。其发育成熟历经原始红细胞、早幼红细胞、中幼红细胞和晚幼红细胞阶段，晚幼红细胞脱核成为网织红细胞，经 48 h 左右发育成为成熟红细胞。

成熟红细胞呈双面凹圆盘状，胞质内含有的血红蛋白，使红细胞具备携带、交换氧气和二氧化碳的生理功能。红细胞平均寿命约 120 天，衰老的红细胞主要被脾、肝等处的单核巨噬细胞系统吞噬破坏；同时骨髓生成和释放新生红细胞进入外周血，维持红细胞总数的相对恒定。多种原因可造成红细胞生成与破坏间的动态平衡被打破，引起红细胞数量或质量的改变，导致疾病发生。因此临床通过对外周血中红细胞数、血红蛋白量、红细胞形态学等的检验，辅助诊断和鉴别诊断多种疾病。

目前血常规检验中红细胞的主要项目有：红细胞计数、血红蛋白、血细胞比容、红细胞平均指数、红细胞体积分布宽度等。

一、红细胞计数

红细胞计数（red blood cell count）是测定单位体积外周血中所含的红细胞数目。注意：情绪波动（如兴奋、恐惧等）可使肾上腺皮质激素分泌增加，引起红细胞数暂时增高，因此采血前应保持静息状态；静脉压迫时间超过 2 min，就会引起红细胞数量增高，因此采血时应注意控制止血带绑扎时间；外周血红细胞数量存在日内差异，一般一天内上午 7 时的红细胞数量最高。

【参考区间】　成年男性：（4.0～5.5）×10¹²/L；成年女性：（3.5～5.0）×10¹²/L；

成年男性：（4.0～5.5）$\times 10^{12}$/L；成年女性：（3.5～5.0）$\times 10^{12}$/L；

新生儿：（6.0～7.0）$\times 10^{12}$/L。

【解读要点】

1. 生理性变化：外周血红细胞数量受到许多生理因素的影响。例如，新生儿、高原居民、剧烈运动和重体力劳动者、登山运动员等由于机体相对缺氧，刺激红细胞增生，红细胞数量一般较高；成年男性由于雄激素较高，后者促进红细胞造血，其红细胞数量高于成年女性。而 6 个月～2 岁婴幼儿由于生长发育过快，易致造血原料相对不足；妊娠的中、后期由于血浆容量明显增高而稀释红细胞；某些老年人因造血功能减退等，均可致红细胞生理性减少。

2. 病理性增多

（1）相对增多：临床一些严重呕吐、腹泻、高热、大量出汗、大面积烧伤、尿崩症等患者，由于血液中水分丢失过多致血液浓缩，会出现单位体积外周血中红细胞数量增高，这种情况称红细胞相对增多。

（2）绝对增多：真性红细胞增多症、良性家族性红细胞增多症等患者会出现原发性红细胞增多；严重的慢性心、肺疾病如慢性阻塞性肺气肿，房室间隔缺损等先天性心脏病，异常血红蛋白病等可由于组织缺氧，促红细胞生成素增加，从而引起红细胞数量增高；此外，多囊肾、肾胚胎瘤、肾癌、子宫肌瘤、库欣病（Cushing）等疾病亦可因促红细胞生成素或肾上腺皮质激素增高刺激骨髓使红细胞生成增加，外周血中红细胞增多；还有一些药物如雄激素、肾上腺皮质激素类等也可引起红细胞增多。

3. 病理性减少：按病因和发病机制可将红细胞病理性减少分为红细胞生成减少、红细胞破坏过多及红细胞丢失过多三大类。

（1）红细胞生成减少：如骨髓造血功能减退的再生障碍性贫血；造血物质缺乏或利用障碍，如缺铁性贫血（缺铁）、巨幼细胞贫血（维生素 B₁₂、叶酸缺乏）、铁幼粒细胞贫血（铁利用障碍）等。此外，临床一些理化因素如 X 线和核素照射、抗肿瘤药物、磺胺类药物等会影响骨髓造血功能，也可引起红细胞数量减少。

（2）红细胞破坏过多：遗传性球形红细胞增多症、遗传性椭圆形红细胞增多症、遗传性口形红细胞增多症等存在红细胞膜缺陷，葡萄糖 –6- 磷酸脱氢酶（glucose–6–phosphate dehydrogenase，G–6–PD）、丙酮酸激酶（pyruvate kinase，PK）缺乏症等由于红细胞酶缺陷，珠蛋白生成障碍性贫血、异常血红蛋白病等血红蛋白的异常，均可引起红细胞寿命缩短、破坏增加，超过骨髓代偿能力时便引起红细胞数量降低；新生儿溶血病、自身免疫性溶血性贫血等由于发生免疫反应，微血管病性溶血性贫血等由于机械损伤，亦可引起红细胞数量降低。

（3）红细胞丢失过多：如急、慢性失血性贫血。

二、血红蛋白

血红蛋白（hemoglobin，Hb，HGB）是红细胞的主要组成成分，是由珠蛋白肽链和亚铁血红素组成的结合蛋白质，是重要的呼吸载体，主要作用是将从肺组织结合来的 O_2 运送至全身各组织，供细胞代谢，同时将组织代谢产生的 CO_2 运送至肺以排出体外。

【参考区间】 成年男性：120～160 g/L；成年女性：110～150 g/L；新生儿：170～200 g/L。

【解读要点】

1. Hb 是成熟红细胞的主要成分，因此其生理功能及病理变化与红细胞相似，但 Hb 测定更适用于了解贫血程度。根据 Hb 浓度可将贫血分为 4 度：①轻度贫血，Hb < 120 g/L（女性 Hb < 110 g/L）；②中度贫血，Hb < 90 g/L；③重度贫血，Hb < 60 g/L；④极重度贫血，Hb < 30 g/L。

2. 需注意的是，在某些贫血类型中，由于红细胞平均 Hb 含量不同，红细胞和 Hb 减少程度可能不一致。例如，婴幼儿期及青春期女性由于对铁需求量较大，中老年人常因消化功能减退、胃酸缺乏等原因，影响铁的吸收，临床还会有一些慢性失血患者，可能会发生缺铁性贫血。铁（Fe^{2+}）是合成 Hb 的重要原料之一，缺铁会导致 Hb 合成减少，因此典型的缺铁性贫血检验报告上红细胞计数和 Hb 含量可同时减少，而 Hb 含量下降更为显著。观察血涂片、骨髓涂片中成熟红细胞形态也可发现红细胞偏小，且中心淡染区扩大，甚至呈环形的改变。维生素 B_{12} 和（或）叶酸缺乏等引起的巨幼细胞贫血，由于 DNA 合成受阻，细胞核不能迅速分裂而增大，但 Hb 的合成一般不受影响，因此外周血常规常显示红细胞计数的减少较 Hb 含量的降低更为明显；成熟红细胞形态一般表现体积偏大，着色较深，Hb 充盈良好，甚至中央淡染区消失。

三、血细胞比容

血细胞比容（hematocrit，Hct，HCT）又称红细胞压积，是指一定容积的全血中红细胞所占体积的比值。Hct 的测定有助于了解红细胞的增多与减少。一般当各种原因导致红细胞绝对值增高时，Hct 也会相应地增加；Hct 降低则与各种贫血有关。但由于红细胞体积大小不同，Hct 的改变并不完全与红细胞数量平行；此外，血浆容量的多少也会影响 Hct。

【参考区间】 成年男性：0.40～0.50；成年女性：0.37～0.48；新生儿：0.47～0.67。

【解读要点】

1. 诊断贫血：Hct 测定是贫血诊断和分类的指标之一，也有助于诊断红细胞增多症。各种原因所致的贫血，可见 Hct 降低，但 Hct 反映的是血液中红细胞的浓度，因此 Hct 降低的程度与红细胞计数不一定都一致；原发性或继发性红细胞增多症均可见 Hct 增高，当 Hct > 0.7，RBC 为（7～10）× 10^{12}/L，Hb > 180 g/L 时，可诊断真性红细胞增多症。

2. 评估血液浓缩状态：Hct 可用于血液稀释和浓缩变化的测定。大量呕吐、严重腹泻、大面积烧伤等各种有脱水症状的患者，Hct 可增高；中晚期妊娠、过度补液、原发性醛固酮增多症等患者血容量增加，Hct 可降低。临床对各种原因脱水者进行补液，也需监测 Hct 以了解其血容量补充情况。

3. 计算红细胞平均指数：Hct 结合红细胞计数和 Hb 浓度，可计算平均红细胞体积、平均红细胞血红蛋白浓度。

四、红细胞平均指数

红细胞平均指数包括平均红细胞体积（mean corpuscular volume，MCV）、平均红细胞血红蛋白含量（mean corpuscular hemoglobin，MCH）和平均红细胞血红蛋白浓度（mean corpuscular hemoglobin concentration，MCHC），它们从不同侧面反映红细胞的特征，便于分析红细胞发生的生理、病理变化，能为临床对贫血的分类与鉴别提供线索。

MCV是指红细胞群体中单个红细胞体积的平均值，可根据血细胞比容和红细胞计数值计算，亦可由血液分析仪直接测定，单位为飞升（fL）（$1 \text{ fL} = 10^{-15} \text{ L}$）。

MCH是指红细胞群体中单个红细胞含血红蛋白量的平均水平，由红细胞计数和血红蛋白测定值计算可得，单位为皮克（pg）（$1 \text{ pg} = 10^{-12} \text{ g}$）。

MCHC是指平均每升红细胞中所含血红蛋白的量，可由血红蛋白测定值和血细胞比容值计算，以克/升（g/L）为单位。

【参考区间】 MCV：82～100 fL；MCH：27～34 pg；MCHC：316～354 g/L。

【解读要点】 不同病因引起的贫血，可引起红细胞的形态产生变化。根据这三个红细胞平均指数，可将贫血分为正细胞性贫血、大细胞性贫血、单纯小细胞性贫血和小细胞低色素性贫血。

1. 正细胞性贫血：MCV、MCH及MCHC均正常。临床上一些急性失血、急性溶血、再生障碍性贫血等疾病可能会出现这种结果。

2. 大细胞性贫血：叶酸、维生素B$_{12}$缺乏等引起的巨幼细胞贫血，以大红细胞增多为主，血红蛋白充盈良好，因此其MCV、MCH常增高，而MCHC一般正常。

3. 单纯小细胞性贫血：慢性炎症、尿毒症等引起的贫血，红细胞体积变小，血红蛋白充盈良好，MCV、MCH降低，MCHC正常。

4. 小细胞低色素性贫血：MCV、MCH及MCHC均降低，此时红细胞不仅体积减小，血红蛋白充盈也不佳，常提示缺铁性贫血、珠蛋白生成障碍性贫血及慢性失血性贫血等可能。

值得注意的是，红细胞平均指数反映的仅为红细胞总体的平均情况，体现不出各细胞间的差异，对一些早期贫血改变也不够灵敏，因此应用时需结合其他指标（如红细胞分布宽度），并观察涂片中红细胞形态以综合分析。

微课视频 2-1 红细胞平均指数

◆ ● 拓展知识 2-2 红细胞形态学检验

一、正常红细胞形态

成熟红细胞：淡粉红色、双凹圆盘状，直径6.7～7.7 μm，平均7.2 μm，中央有一生理性淡染区，其直径约为红细胞直径的1/3。

二、异常红细胞形态

血涂片中若出现异常形态红细胞且数量较多，排除人为因素后，常提示一些病理状态。常见的红细胞异常形态主要分为：大小异常，形态异常，染色异常，结构异常。

1. 大小异常

（1）小红细胞（microcyte）：直径 < 6 μm。

（2）大红细胞（macrocyte）：直径 > 10 μm。

（3）巨红细胞（megalocyte）：直径 > 15 μm。

（4）红细胞大小不均：红细胞之间直径相差 1 倍以上。

2. 形态异常

（1）球形红细胞（spherocyte）：细胞小，染色深，中间淡染区消失。常见于遗传性球形红细胞增多症（>25%），亦可见于自身免疫性溶血性贫血、血红蛋白病等。

（2）椭圆形红细胞（elliptocyte）：红细胞呈椭圆形、杆形，长度可大于宽度 3~4 倍。>25% 对遗传性椭圆形红细胞增多症具诊断价值。

（3）靶形红细胞（target cell）：红细胞中心和边缘染色深，其间为不染色的苍白环。常见于各种低色素性贫血，珠蛋白生成障碍性贫血时尤易见到。

（4）镰状细胞（sickle cell）：红细胞形如镰刀状。主要见于镰状细胞贫血（HbS）。

（5）口形红细胞（stomatocyte）：红细胞中心淡染区呈扁平状，如微张的鱼口。主要见于遗传性口形红细胞增多症，口形红细胞可达 10% 以上。

（6）棘形红细胞（acanthrocyte）：红细胞表面有针状或指状突起，其间距不等，长短不一。β脂蛋白缺乏症患者的血涂片中多见，也见于严重肝细胞疾病、脾切除后、慢性饥饿等。

（7）破碎红细胞（schistocyte）：红细胞破碎后的碎片，大小不等，形态各异，边缘不规则。正常人血涂片中破碎红细胞 <2%，弥散性血管内凝血（DIC）时增多。

（8）红细胞形态不整（poikilocytosis）：红细胞形态发生无规律改变，可呈泪滴状、梨形、棍棒形、新月形等。最常见于巨幼细胞贫血，还可见于某些感染或严重贫血。

3. 染色异常

（1）低色素性红细胞（hypochromic erythrocyte）：红细胞染色偏淡，生理性淡染区扩大，甚至呈环状。常见于缺铁性贫血、珠蛋白生成障碍性贫血、铁粒幼细胞贫血。

（2）正色素性红细胞（orthochromatic erythrocyte）：红细胞染色较深，生理性淡染区缩小，甚至消失。常见于巨幼细胞贫血、遗传性球形红细胞增多症。

（3）多色素性红细胞（polychromatic erythrocyte）：红细胞胞体略大，染灰蓝色或灰红色，属未成熟红细胞。在增生性贫血时增多，尤以溶血性贫血时最为多见。

4. 结构异常

（1）嗜碱性点彩红细胞（basophilic stippling cell）：瑞氏染色条件下，胞质内存在嗜碱性灰蓝色颗粒的红细胞，其颗粒大小不一、多少不等。正常人血涂片中很少见到，在铅、铋、汞中毒时增多，常作为铅中毒的诊断筛查指标。

（2）豪－乔小体（Howell-Jolly body）：又称为染色质小体，位于成熟或幼稚红细胞胞质内的暗紫红色小体，直径 1~2 μm，1 个至数个，已证实为核残余物。常见于巨幼细胞贫血、溶血性贫血及脾切除术后。

（3）卡伯特环（Cabot ring）：紫红色细线圈状结构，存在于成熟或幼稚红细胞胞质内。见于恶性贫血、溶血性贫血、铅中毒、白血病等患者。

（4）有核红细胞（nucleated red blood cell）：幼稚红细胞，存在于正常成人骨髓中。在成人外周血涂片中出现有核红细胞属于病理现象，最常见于各种溶血性贫血。

五、红细胞体积分布宽度

红细胞体积分布宽度（red blood cell volume distribution width，RDW）由血细胞分析仪根据红细胞体积的直方图导出，反映红细胞体积的异质程度，用红细胞体积大小的变异系数（RDW–CV%）或标准差（RDW–SD）来表示。当红细胞大小不均匀时，RDW 增大。

【参考区间】　RDW–CV%：11.5% ~ 14.5%。

【解读要点】

1. RDW 有利于对贫血的病因分析和鉴别诊断：RDW 能直接、客观、准确地反映红细胞大小不等的程度，临床医生可结合 MCV 和 RDW 进行贫血的形态学分类，即 Bessman 贫血形态学分类（表 2-1），相较于单纯以红细胞平均指数的分类方法，更有利于对贫血的病因分析和鉴别诊断。

表 2–1　Bessman 贫血形态学分类

MCV	RDW	分类	常见疾病
降低	正常	小细胞均一性贫血	轻型 β 珠蛋白生成障碍性贫血
	增高	小细胞非均一性贫血	缺铁性贫血、HbH 病
正常	正常	正细胞均一性贫血	再生障碍性贫血、慢性病性贫血、急性失血性贫血
	增高	正细胞非均一性贫血	骨髓纤维化、铁粒幼细胞贫血
增高	正常	大细胞均一性贫血	骨髓增生异常综合征
	增高	大细胞非均一性贫血	巨幼细胞贫血、恶性贫血

2. RDW 可作为缺铁性贫血的早期筛查和疗效观察指标：缺铁性贫血早期 MCV 尚未出现改变时，RDW 即可出现增大，因此可作为早期指征；患者治疗有效时，RDW 会先增大再恢复至正常水平，若迟迟无法降至正常，提示体内铁仍未完全充足。

第三节　血小板检验

血小板（platelet，PLT）由骨髓中巨核细胞胞质分隔、脱落后释放至外周血，因此血小板无细胞核，是由细胞膜包裹着含少量颗粒的胞质。它是血液中最小的细胞，大小为红细胞的 1/5 ~ 1/3，直径 2 ~ 4 μm。血小板的主要功能表现在三方面：①促进止血和加速凝血：血小板通过黏附、聚集、释放等功能参与一期、二期止血，促进血液凝固；②释放促血管收缩物质，引起局部血管收缩；③保持血管内皮完整性：血小板减少可引起毛细血管脆性增加，皮肤常出现针头大小的瘀点。但血小板对人体也有不利的一面，尤其是对于动脉粥样硬化患者，由于管腔变窄，加之血流缓慢或血液黏稠度增高，血小板凝聚物脱落形成血栓，可造成脑血栓等疾病。因此，临床上经常使用阿司匹林等药物，减少血小板聚集，以预防脑血栓的形成。对血小板的检验是临床止、凝血检查中重要的基础的常规检验。

一、血小板计数

血小板计数（platelet count）是测定单位体积外周血中所含的血小板数量，是血栓和出血疾病检验常用的筛选试验之一。

【参考区间】（125～350）×10^9/L。

【解读要点】

1. 生理性变化：血小板计数与红细胞和白细胞一样，经常随着机体生理状态的不同而改变。一天之内可有6%～10%的波动，午后略高于早晨；春季比冬季低；平原居民比高原居民低；月经前减低，月经后增高；妊娠中晚期增高，分娩后减低；剧烈运动后增高，休息后恢复。另外，临床常用的一些药物也会引起外周血中血小板数量的变化，如服用奎尼丁、磺胺类药物、地高辛、氯霉素、地西泮（安定）等药物会引起血小板减少，口服避孕药、头孢菌素类、类固醇、干扰素、免疫球蛋白等药物能引起血小板增多。

2. 血小板减少：是引起出血的常见原因，一般血小板数量为（20～50）×10^9/L时，可能会出现轻度出血或手术后出血现象；＜20×10^9/L可有较严重的出血；＜5×10^9/L可引起严重出血。急性白血病、再生障碍性贫血、放射损伤等引起血小板生成障碍，原发性免疫性血小板减少症、脾功能亢进等引起血小板被过度破坏，DIC、血栓性血小板减少性紫癜等导致血小板消耗过多，均可引起外周血血小板数量减低。

3. 血小板增多：血小板数量＞400×10^9/L时为血小板增多。骨髓增殖性肿瘤如慢性粒细胞白血病、真性红细胞增多症、原发性血小板增多症等可引起原发性血小板增多；急性化脓性感染、急性溶血、大出血、肿瘤等可引起血小板继发性增多；其他，如手术后、脾切除后、先兆子痫等也可见外周血血小板数量增加。

🎥 **微课视频 2-2**　*血小板去哪儿了*

二、平均血小板体积

平均血小板体积（mean platelet volume，MPV）是指外周血中血小板的平均体积。血小板的功能与其体积大小有一定相关性。

【参考区间】　7.0～11.0 fL。

【解读要点】　血小板体积的大小对判断血小板成熟程度、功能及骨髓增生状态有一定价值。一般情况下，大血小板多为年轻型，可以较好地完成生理功能；而小血小板功能明显减低。例如，胶原和凝血酶诱导血小板聚集的速度及程度，往往随MPV增大而增高。

1. 评估造血功能恢复情况：MPV可作为骨髓造血功能恢复情况的评估指标。例如，化学治疗患者，MPV值增高，说明对造血功能的抑制解除，可作为观察骨髓造血功能恢复的早期指标。

2. 鉴别诊断血小板减少：MPV对鉴别血小板减少的病因有一定价值。一般血小板破坏增加引起的血小板减少，MPV常增大或不变；而造血组织病变如急性白血病等引起的血小板减少，其MPV往往是降低的。

三、血小板分布宽度

血小板分布宽度（platelet volume distribution width，PDW）反映血小板体积大小的一致程度。当血小板大小不均时，血小板分布宽度增大。

【参考区间】　15.0%～17.0%。

【解读要点】

1. 临床上结合血小板计数和其他参数进行综合分析，能对血小板异常疾病的辅助诊断和鉴别诊断提供一定的参考价值。

2. 原发性血小板增多症、慢性粒细胞性白血病、巨幼细胞贫血、巨大血小板综合征等疾病状态下，PDW 常增高；而一些反应性血小板增多症时，PDW 减低。

四、血小板压积

血小板压积（plateletcrit，PCT）是指单位体积外周血中血小板所占容积的百分比，主要跟血小板数量、体积等有关。

【参考区间】　0.108% ~ 0.282%。

【解读要点】

1. PCT 增高：可见于反应性及原发性血小板增多症、慢性粒细胞白血病早期等。

2. PCT 减低：主要见于再生障碍性贫血、化学治疗后及血小板减少症等。

本章小结

血常规检验是血液检验中最常规和最基础的检验，主要内容涵盖外周血三种细胞成分的数量和形态检验。

白细胞检验通过白细胞计数、白细胞分类计数和白细胞形态学检验，主要了解机体是否发生感染及初步鉴别感染的类型，了解造血组织中白细胞的造血情况，还可简单了解相关疾病的病程进展和预后，同时进行疗效监测。

红细胞检验中红细胞计数、血红蛋白和血细胞比容指标主要用于临床对贫血的诊断，红细胞平均指数（平均红细胞体积、平均红细胞血红蛋白含量、平均红细胞血红蛋白浓度）和红细胞体积分布宽度主要用于辅助临床鉴别贫血的类型以进一步寻明病因。

血小板计数是血栓和止血检验中一项重要的常规筛选项目，与其他项目组合使用以了解机体的止凝血功能，平均血小板体积、血小板压积和血小板体积分布宽度则有助于了解血小板减少的原因及骨髓造血功能。

案例导引解读

该患者血常规检验报告显示，白细胞计数及分类计数的结果出现异常，红细胞和血小板相关检验项目均未见明显改变。白细胞总数明显增多，且以中性粒细胞的增高为主，其百分率高达 85.3%，并引起淋巴细胞的相对减低。结合其体格检查中急腹症特点，如脐周疼痛，转移至右下腹，腹肌软，右下腹压痛以麦氏点明显，无反跳痛，初步考虑急性细菌尤其化脓性细菌感染引起的阑尾炎可能较大，具体需结合影像学检查结果进一步诊断。

临床案例分析 2-1

患者，男性，53 岁，因食欲不振、腹泻、腹胀半月余就诊。

主诉：平时喜好喝酒，一般一天两次，每次约半斤。

既往史：半年前行胃大部切除术。

体检：神情抑郁，中度贫血貌，T：36.5℃，P：82 次/min，BP：125/70 mmHg。舌红，舌面光滑如镜面。

实验室检查结果如下：

XX 医院检验报告单

姓名：XXX 病区： 标本种类：全血 样本编号：XXXXX

性别：男 科别：消化科 标本性状： 病人类别：门诊

年龄：53 岁 床号： 接收人员：XXX 条形码号：XXXXX

病员号：XXXXX 送检医生：XXX 送检单位： 临床初诊：腹泻待查

采集时间：2020-12-02 07：33 接收时间：2020-12-02 08：12

备 注：

No	项目	结果		参考区间	单位
1	白细胞计数	3.0	↓	3.5 ~ 9.5	×10⁹/L
2	淋巴细胞百分数	40.2		20.0 ~ 50.0	%
3	单核细胞百分数	6.0		3.0 ~ 10.0	%
4	中性粒细胞百分数	49.6		40.0 ~ 75.0	%
5	嗜酸性粒细胞百分数	3.8		0.4 ~ 8.0	%
6	嗜碱性粒细胞百分数	0.2		0.0 ~ 1.0	%
7	淋巴细胞绝对值	1.21		1.1 ~ 3.2	×10⁹/L
8	单核细胞绝对值	0.18		0.1 ~ 0.6	×10⁹/L
9	中性粒细胞绝对值	1.49		1.8 ~ 6.3	×10⁹/L
10	嗜酸性粒细胞绝对值	0.11		0.02 ~ 0.52	×10⁹/L
11	嗜碱性粒细胞绝对值	0.01		0.0 ~ 0.06	×10⁹/L
12	红细胞计数	2.40	↓	4.0 ~ 5.5	×10¹²/L
13	血红蛋白	89.0	↓	120 ~ 160	g/L
14	血细胞比容	0.275	↓	0.40 ~ 0.50	
15	平均红细胞体积	114.6	↑	82 ~ 100	fL
16	平均红细胞血红蛋白含量	37.08	↑	27 ~ 34	pg
17	平均红细胞血红蛋白浓度	323.6		316 ~ 354	g/L
18	红细胞分布宽度	16.1	↑	11.5 ~ 14.5	%
19	血小板计数	121	↓	125 ~ 350	×10⁹/L
20	平均血小板体积	9.0		7.0 ~ 11.0	fL
21	血小板分布宽度	16.5		15.0 ~ 17.0	%
22	血小板压积	0.11		0.108 ~ 0.282	

检验日期：2020-12-02 报告时间：2020-12-02 10：35 检验：XXX 审核：XXX

注：此检验报告仅对本次标本负责。

问题 1. 该患者最可能的诊断是什么？主要判断依据有哪些？

问题 2. 为进一步确诊，需要检查的项目有哪些？

问题 3. 该患者为什么会出现消化系统症状？

（胡梅琮）

◆ **数字课程学习**

📹 微课视频　　　🄟 教学PPT　　　📄 临床案例分析及参考答案　　　👤 自测题

第三章
尿常规检验报告单解读

掌握：尿量、尿蛋白、尿糖、尿亚硝酸盐、尿液红细胞、尿液白细胞、尿液管型等指标检测的临床意义。

熟悉：尿相对密度、尿胆红素、尿胆原、尿上皮细胞等指标检测的临床意义。

了解：尿颜色和透明度、尿结晶指标的临床意义。

案例导引

患者，男性，65 岁，经常尿频、尿急、尿痛、腰痛和发热 25 年，2 天前症状加重就诊。

既往史：25 年前因骑跨伤后"下尿路狭窄"，间断发作尿频、尿急、尿痛，有时伴腰痛、发热，经抗炎和对症治疗后好转，平均每年发作 1～2 次。入院前 2 天无明显诱因发热达 39℃，无寒战，伴腰痛、尿频、尿急、尿痛，无肉眼血尿，无水肿，自服诺氟沙星无效，为进一步诊治入院。发病以来饮食可，大便正常，睡眠好，体重无明显变化。既往于 42 年前患"十二指肠溃疡"，经治疗已愈；无结核病密切接触史，无药物过敏史。

体检：T：38.9℃，P：120 次/min，R：20 次/min，BP：120/80 mmHg，急性热病容，无皮疹，浅表淋巴结未触及，巩膜不黄，眼睑不肿，心肺无异常，腹平软，下腹部轻压痛，无肌紧张和反跳痛，肝脾未触及，双肾区叩痛（＋），双下肢不肿。

实验室检查：血常规：红细胞：4.2×10^{12}/L，血红蛋白：132 g/L，白细胞：18.9×10^9/L，中性分叶核粒细胞：86%，杆状核粒细胞：5%，淋巴细胞：9%；尿常规：尿蛋白（＋），白细胞：多数/高倍，可见脓球和白细胞管型，尾形上皮细胞多数/高倍，红细胞：5～10/高倍。

XX 医院检验报告单

姓名：XXX	病区：肾内科	标本种类：尿液	样本编号：XXXXX
性别：男	科别：肾内科	标本性状：	病人类别：住院
年龄：65 岁	床号：XX	接收人员：XXX	条形码号：XXXXX
病员号：XXXXX	送检医生：XXX	送检单位：	临床初诊：慢性肾盂肾炎
采集时间：2021-11-03 08：15		接收时间：2021-11-03 08：30	
备　注：			

No	项目	结果		参考区间	单位
1	颜色	淡黄色		黄色	
	透明度	混浊	↑	透明	
	葡萄糖	阴性		阴性（－）	
	胆红素	阴性		阴性（－）	
	酮体	阴性		阴性（－）	
	相对密度	1.009		1.005～1.030	
	蛋白质	1+	↑	阴性（－）	
	尿胆原	阴性		阴性（－）	
	亚硝酸盐	2+	↑	阴性（－）	
	潜血	1+	↑	阴性（－）	
	白细胞	4+	↑↑	阴性（－）	
	酸碱度	8.0		5.0～8.4	
	尿液管型	8.5	↑	0～2.25	个/μL
	上皮细胞	95	↑	0～45.6	个/μL
	尿液结晶	0.50		0～1	
	黏液丝	68		0～264	个/μL
	病理管型	6.2	↑	0～1.5	个/μL

检验日期：2021-11-03　　报告时间：2021-11-03 8：55　　检验：XXX　　审核：XXX　　打印：

注：此检验报告仅对本次标本负责。

问题：1. 如何解读该患者的检验报告单？

　　　2. 根据以上检验结果并结合患者的临床表现，该患者可能的诊断是什么？诊断依据有哪些？

尿液是血液经过肾小球滤过、肾小管和集合小管的重吸收和排泌所产生的终末代谢产物，尿液的性状和组成可反映机体的代谢状况，并受机体各系统功能状态的影响。因此，尿液常规检验不仅能反映泌尿系统及其周围组织器官病变，而且能反映血液、内分泌、代谢系统及肝、胆功能，反映局部或全身疾病情况，还能为临床疾病诊断、疗效观察及预后判断等提供重要参考价值。

尿常规检验的主要目的有：①协助泌尿系统疾病的诊断和疗效观察：泌尿系统的炎症、结石、结核、肿瘤、肾移植排斥反应及肾衰竭时，尿液成分会发生变化。因此，尿常规检验是泌尿系统疾病最常用的首选检测项目。②协助其他系统疾病的诊断：尿液来自循环血液，凡引起血液成分改变的疾病，均可导致尿液成分的变化。如糖尿病时尿糖增高，肝胆疾病时尿胆色素增高，急性胰腺炎时尿淀粉酶增高，多发性骨髓瘤时尿本周蛋白增高等，均有助于疾病的诊断。③安全用药的监测：某些药物，如磺胺类药、庆大霉素、卡那霉素、多黏菌素 B 等，对肾有一定的毒性作用，可引起肾的损害。因此，用药前及用药过程中需密切监测尿液的变化，以确保用药安全。④健康状况评估：尿常规检验是一种无创伤性检查，通过普查可筛查出有无肾、肝、胆疾病和糖尿病等，有助于发现亚健康人群，进行早期诊断及疾病预防。

🎥 微课视频 3-1 尿液标本的采集

第一节　尿液理学检验

尿液理学检验包括尿液的量、颜色、透明度、相对密度等项目。

一、尿量

尿量（urine volume）指 24 h 内排出体外的尿液总量。尿量的多少主要取决于肾生成尿液的能力和肾的稀释与浓缩功能。尿量一般使用量筒等刻度容器直接测定尿液体积。

【参考区间】 成人：1.0~1.5 L/24 h，即 1 mL/（h·kg）；儿童按体重（kg）计算尿量，较成人多 3~4 倍。

【解读要点】 尿量受机体的内分泌功能、精神因素、年龄、环境（湿度和温度等）、活动量、饮食、药物等多种因素的影响，即使是健康人，24 h 尿量的变化也较大。

1. 多尿（polyuria）：24 h 尿量超过 2 500 mL，儿童 24 h 尿量超过 3 000 mL。生理性多尿指肾功能正常，生理性或外源性因素所致的多尿，可见于食用水果等含水分高的食物、饮水过多、静脉输注液体、精神紧张、癔症等，也可见于服用利尿药、咖啡因、脱水剂等。病理性多尿主要因肾小管重吸收和浓缩功能减退所致。

（1）肾疾病：因肾小管受损致使肾浓缩功能减退。见于慢性肾炎、慢性肾盂肾炎、肾小管酸中毒 I 型、失钾性肾病、急性肾衰竭多尿期、慢性肾衰竭早期等。

（2）内分泌疾病：因抗利尿激素（ADH）分泌严重不足或缺乏，或肾对 ADH 不灵敏或灵敏度减低，肾小管及集合小管重吸收水分的能力明显减弱。见于尿崩症、原发性醛固酮增多症、甲状腺功能亢进等。

（3）代谢性疾病：因尿糖增多引起的溶质性利尿。主要见于糖尿病。

2. 少尿（oliguria）或无尿（anuria）：少尿指每小时尿量持续少于 17 mL（儿童 <0.8 mL/kg）或 24 h 尿量少于 400 mL，12 h 无尿或 24 h 少于 100 mL 为无尿。无尿发展至排不出尿称尿闭。

生理性少尿多见于出汗过多或饮水少。病理性少尿的原因如下：

（1）肾前性疾病：因肾缺血、血容量减少、血液浓缩或应激状态等造成肾血流量不足，肾小球滤过率降低所致，如休克、剧烈呕吐、腹泻、高热、大面积烧伤、心功能不全等。

（2）肾性疾病：因肾实质病变导致肾小球滤过率降低所致，如急、慢性肾小球肾炎、急、慢性肾衰竭，肾移植后的排斥反应等。肾小球滤过功能下降严重者可导致无尿。

（3）肾后性疾病：见于各种原因导致的尿路梗阻，如尿路结石、损伤、肿瘤，膀胱麻痹、前列腺增生等所致的排尿障碍。

二、颜色与透明度

尿液颜色（color）主要来源于尿色素、尿胆素原、尿胆素及尿卟啉，并且随尿量的多少、饮食、药物及病变而变化。正常尿液的颜色由淡黄色到深黄色，颜色的深浅一般与尿相对密度平行，与单位时间的尿量成反比。尿量少，颜色深，相对密度高。

尿液透明度一般以混浊度（turbidity）表示，可分清晰透明、微混（雾状）、混浊（云雾状）、明显混浊 4 个等级。引起尿液混浊的原因主要有结晶、细胞、细菌及蛋白质等。

【参考区间】　淡黄色、清晰透明。

【解读要点】

1. 生理情况下尿液颜色受摄入水量、食物、药物及尿色素等影响。

2. 血尿（hematuria）：尿液内含有一定量的红细胞称为血尿。由于含血量不同，尿液可呈淡红色云雾状、洗肉水样或混有血凝块。常见于泌尿生殖系统疾病，如结石、结核、肿瘤、炎症等；血液病，如白血病、血小板减少性紫癜、血友病等；其他疾病，包括感染性疾病、结缔组织疾病、心血管疾病、内分泌代谢疾病等。

3. 血红蛋白尿（hemoglobinuria）：指尿液中含有游离血红蛋白，尿液呈暗红色、棕红色或酱油色，尿液中无红细胞。主要见于葡萄糖 –6– 磷酸脱氢酶缺乏症（蚕豆病）、血型不合的输血反应、阵发性睡眠性血红蛋白尿、免疫性溶血性贫血等。

4. 肌红蛋白尿（myoglobinuria）：当机体心肌或骨骼肌组织发生严重损伤时，血浆肌红蛋白增高，通过肾小球滤过膜，形成肌红蛋白尿。尿液呈粉红色或暗红色，常见于肌肉组织广泛损伤、变性，如挤压综合征、缺血性肌坏死、大面积烧伤、创伤等。

5. 胆红素尿（bilirubinuria）：常见于阻塞性黄疸和肝细胞性黄疸。尿液外观呈深黄色，振荡后泡沫亦呈黄色，此点可与药物性深黄色尿液鉴别，后者尿液振荡后泡沫呈乳白色。

6. 乳糜尿（chyluria）：由于泌尿系统淋巴管破裂或深部淋巴管阻塞致使乳糜液或淋巴液进入尿液，尿液呈乳白色混浊。乳糜尿主要见于丝虫病，也可见于结核、肿瘤、腹部创伤或由手术等引起肾周围淋巴循环受阻。

7. 脓尿（pyuria）：尿液中含有大量白细胞、脓细胞等炎症性渗出物，呈黄白色混浊，放置后可有云絮状沉淀。见于泌尿生殖系统化脓性感染，如肾盂肾炎、膀胱炎、前列腺炎、精囊炎、尿道炎等。

8. 结晶尿（crystalluria）：尿液中含有较高浓度盐类结晶，外观呈灰白色或淡粉红色，可通过加热或加酸、加碱进行鉴别。

三、尿相对密度

尿相对密度（specific gravity，SG）指在 4℃ 条件下尿液与同体积纯水质量之比，是尿中所含溶质浓度的指标，可粗略反映肾小管的浓缩和稀释功能。

【参考区间】　成人：随机尿 1.003 ~ 1.030，晨尿 > 1.020；新生儿：1.002 ~ 1.004。

【解读要点】

1. 高相对密度尿：指尿液相对密度 > 1.025，也称为高渗尿。见于肾性疾病如急性肾小球肾炎、急性肾衰竭少尿期，肾前性少尿疾病如肝疾病、心功能不全、周围循环衰竭、高热、休克、脱水或大量排汗等，以及糖尿病、蛋白尿、使用放射造影剂等。

2. 低相对密度尿：指尿液相对密度 < 1.015，也称为低渗尿。见于慢性肾小球肾炎、肾盂肾炎等，由于肾小管浓缩功能减退所致。因肾实质破坏而丧失浓缩功能时，尿液相对密度常固定在 1.010 ± 0.003（与肾小球滤过液相对密度接近），称为等渗尿，可见于急性肾衰竭多尿期、慢性肾衰竭、肾小管间质疾病、急性肾小管坏死等。尿崩症时，常呈严重的低相对密度尿（SG < 1.003），可低至 1.001。

第二节　尿液化学检验

尿液的化学成分十分复杂且不稳定，主要来自血液，也来自泌尿系统及生殖系统的组织及其分泌物。最为常用的化学检验包括酸碱度、蛋白质、葡萄糖及胆色素等。

一、尿酸碱度

尿液的酸碱度（pH）是反映肾调节机体内环境体液酸碱平衡的重要指标。机体通过各种缓冲系统及肺和肾对酸碱平衡进行调节，以维持体内酸碱度相对稳定。肾主要调节非挥发酸，通过分泌 H^+ 或重吸收 HCO_3^- 入血动态调节尿液酸碱度。

【参考区间】　常规饮食条件下：①晨尿，多偏弱酸性，pH 5.5 ~ 6.5，平均 pH 6.0；②随机尿，pH 4.5 ~ 8.0。

【解读要点】

1. 生理性变化：尿液 pH 受食物摄取、机体进餐后碱潮状态、生理活动和药物的影响。高蛋白质饮食、饥饿状态等，尿 pH 常减低；进食过多的蔬菜、水果等，尿 pH 常增高。进餐后，由于胃黏膜分泌盐酸帮助消化，通过神经体液调节，使肾小管的分泌 H^+ 作用减低和重吸收 Cl^- 作用增强，尿液 pH 呈短暂性增高，称为碱潮。

2. 病理性减低（酸性尿）：主要见于酸中毒、慢性肾小球肾炎、发热、低血钾性碱中毒、糖尿病、痛风等疾病，以及服用氯化铵等药物。

3. 病理性增高（碱性尿）：主要见于碱中毒、呕吐、尿路感染、肾小管性酸中毒等疾病，以及服用碳酸氢钠等药物。

二、尿蛋白质

正常尿液中蛋白质（protein，PRO）大部分来源于血浆蛋白，少数来源于尿道分泌。血浆中小相对分子质量（<4 万）蛋白质如微球蛋白、溶菌酶、核糖核酸酶等，能顺利通过肾小球滤过膜并被重吸收，由于其血浆中浓度较低，最终仅有少量蛋白质出现在尿液中。中相对分子质量（4 万~9 万）蛋白质如白蛋白，高相对分子质量（>9 万）蛋白质如免疫球蛋白很难通过正常的肾小球滤过膜。来自尿路分泌的蛋白质主要包括 T-H 蛋白（Tamm-Horsfall protein，THP）、尿激酶、分泌型 IgA 等。当尿蛋白质含量超过 100 mg/L 或 150 mg/24 h 时，蛋白定性试验呈阳性，称为蛋白尿（proteinuria）。尿蛋白质检验是反映肾功能的一个重要指标。

【参考区间】　阴性。

【解读要点】

1. 生理性蛋白尿

（1）功能性蛋白尿：剧烈运动、发热、寒冷刺激、过度精神压力等生理状态时，肾小球毛细血管壁通透性增高，导致短暂性、轻度的蛋白尿。

（2）体位性蛋白尿：其产生机制可能是直立体位时，肾静脉血压增高导致肾充血和滤过膜通透性增加。表现为晨尿中蛋白为阴性，而站立数小时后其蛋白检验则为阳性。

2. 病理性蛋白尿

（1）肾前性蛋白尿：也称为溢出性蛋白尿，由于血浆蛋白质浓度升高，通过肾小球滤过膜时，超出肾小管重吸收能力而出现在尿中。此类蛋白质主要为低相对分子质量蛋白质，如异常蛋白血症（浆细胞病）产生的本周蛋白（Bence-Jones protein）、血管内溶血性疾病释放的血红蛋白、肌肉损伤后释放的肌红蛋白等。

（2）肾性蛋白尿：①肾小球性蛋白尿：某些炎症、免疫损伤和代谢异常等因素，使肾小球滤过膜通透性增加，静电屏障遭到破坏甚至失去选择性，较大相对分子质量的血浆蛋白质出现在原尿中，超过肾小管重吸收能力，形成的蛋白尿以白蛋白、转铁蛋白、α_1-抗胰蛋白酶、α_1-酸性糖蛋白为主。主要见于肾病综合征，原发性肾小球肾炎，以及继发性肾小球疾病如糖尿病肾病、狼疮性肾炎等。根据肾小球滤过膜受损程度，又分为选择性蛋白尿和非选择性蛋白尿。当肾小球损伤较轻时，主要为肾小球滤过膜电荷屏障受损，中相对分子质量蛋白质，如白蛋白、转铁蛋白等通过屏障滤出增多，形成选择性蛋白尿。当肾小球毛细血管壁有严重破裂和损伤时，大相对分子质量蛋白质如免疫球蛋白通过屏障滤出增多，形成大相对分子质量、中相对分子质量蛋白质同时存在的非选择性蛋白尿。②肾小管性蛋白尿：炎症或中毒使肾小管对小相对分子质量蛋白质重吸收能力降低，而出现以小相对分子质量蛋白质为主的蛋白尿，包括β_2-微球蛋白、α_1-微球蛋白、溶菌酶类和其他小分子蛋白。③混合性蛋白尿：肾病变同时累及肾小球和肾小管产生的蛋白尿为混合性蛋白尿，尿中白蛋白、球蛋白和β_2-微球蛋白同时增多。

（3）肾后性蛋白尿：主要来源于泌尿系统包括膀胱、输尿管、尿道、前列腺等部位，由于细菌、真菌感染及炎症刺激而分泌的蛋白质，如T-H蛋白。此外，泌尿系统损伤、出血及生殖道分泌物污染也可导致蛋白质混入尿液。

微课视频 3-2　*蛋白尿*

三、尿葡萄糖

正常情况下，健康人血液葡萄糖通过肾小球滤过膜后，绝大部分被肾小管近曲小管主动重吸收，因此尿中仅有微量葡萄糖，用常规定性方法检测尿糖（glucose，GLU）为阴性。当血糖浓度超过 8.88 mmol/L 时，尿中开始出现葡萄糖。尿糖定性试验呈阳性的尿液称为糖尿（glucosuria）。尿糖主要指葡萄糖，也可有微量乳糖、半乳糖、果糖、戊糖等。

【参考区间】　阴性。

【解读要点】

1. 血糖增高性糖尿

（1）摄入性糖尿：摄入大量的糖类食品、饮料，或静脉输注高渗葡萄糖溶液后，可引起尿糖增高。

（2）应激性糖尿：脑血管损伤、心肌梗死及突然情绪紧张或激动时，机体应激产生肾上腺素，抑制胰岛素分泌，可导致血糖升高，尿糖阳性。

（3）糖尿病：尿糖检测是糖尿病诊断、病情评估、治疗效果观察及预后判断的重要指标之一。糖尿病并发肾损害者肾糖阈升高，常导致血糖升高与尿糖阳性程度不平行，因此，尿糖检查应结合空腹血糖等其他指标进行糖尿病的诊断、病情观察及指导临床用药。

（4）内分泌性糖尿：内分泌激素中，除胰岛素使血糖浓度减低外，生长激素、糖皮质激素、甲状腺素、肾上腺素、去甲肾上腺素等激素能拮抗胰岛素，从而产生高血糖和糖尿。

（5）妊娠糖尿：少数孕妇由于胎盘分泌激素抑制胰岛素，出现胰岛素抵抗及高血糖血症，妊娠 6 个月时尿糖可检测到阳性，但口服葡萄糖耐量试验正常。

2. 血糖正常性糖尿：血糖正常，但肾小管对葡萄糖重吸收功能减退，即肾糖阈降低所致的糖尿，也称为肾性糖尿。见于慢性肾小球肾炎、肾病综合征、间质性肾炎及家族性肾性糖尿等。

3. 其他糖尿：血液中除葡萄糖外，还可因生理状态、膳食种类及基因缺陷等出现乳糖、半乳糖、果糖、麦芽糖、戊糖等浓度升高，经肾小球滤过后，超出肾小管重吸收能力，出现在尿中。

四、尿酮体

酮体（ketone body，KET）是脂肪代谢过程中间产物的总称，包括乙酰乙酸、β 羟丁酸和丙酮。脂肪酸在肝内氧化首先形成乙酰乙酸，然后乙酰乙酸被还原成为 β 羟丁酸，少量乙酰乙酸转变为丙酮。正常情况下，脂肪酸代谢的终产物是二氧化碳和水，血中仅有少量酮体。当糖代谢发生障碍、机体能量供应不足时，脂肪代谢相应增多，酮体产生速度超过机体组织利用速度时，可出现酮血症，血液酮体浓度超过肾阈值时，可产生酮尿（ketonuria）。

【参考区间】 阴性。

【解读要点】

1. 糖尿病酮症酸中毒：糖尿病未控制或治疗不当时，血酮体增高而出现酸中毒或昏迷，因此尿酮体检查有助于糖尿病酮症酸中毒的早期诊断。

2. 非糖尿病性酮症：应激状态、饥饿、禁食、剧烈运动、全身麻醉、低糖或高脂肪饮食、感染性疾病发热期、严重腹泻或呕吐等可出现酮尿。氯仿、乙醚、磷中毒，以及服用双胍类降糖药等，由于抑制细胞呼吸，可出现血糖降低而尿酮体阳性现象。

五、尿胆红素和尿胆素原

血液中胆红素（bilirubin，BIL）主要来源于衰老红细胞中血红蛋白的分解，首先产生未结合胆红素（unconjugated bilirubin，UCB）。UCB 运输到肝后，被肝细胞处理形成葡糖醛酸胆红素，即结合胆红素（conjugated bilirubin，CB）。CB 经胆管排泄至肠道后，在肠道细菌作用下脱去葡糖醛酸基，还原生成尿胆素原（urobilinogen，URO）、粪胆素原等。从肠道重吸收的尿胆素原，大部分经肝（肠肝循环）转化为 CB 再排入肠腔，小部分尿胆素原则进入血液循环由尿中排出。

UCB 不溶于水，不能通过肾小球滤膜。CB 相对分子质量小，溶解度高，可通过肾小球滤膜随尿排出，因此尿中检出的胆红素仅是 CB，但正常人含量甚低，常规定性检查方法不能检出。

【参考区间】 尿胆红素：阴性；尿胆素原：阴性或弱阳性，尿液 1：20 稀释后阴性。

【解读要点】 尿胆红素和尿胆素原的检测主要用于黄疸的诊断和黄疸类型的鉴别诊断。

1. 溶血性黄疸：因体内有大量红细胞破坏，使血中 UCB 含量增高，导致肝细胞代偿性增加更多的 CB，从胆道排入肠道也增高，致尿胆素原含量增高。尿液检查尿胆素原呈明显强阳性，但尿胆红素呈阴性。

2. 肝细胞性黄疸：见于各种肝细胞广泛损害的疾病，如黄疸性肝炎、肝硬化等。肝内的 CB 一部分经毛细胆管排泄，一部分经已损害或坏死的肝细胞反流入血，致血中 CB 增高并经肾排出，则尿液胆红素检测呈阳性。同时，因肝功能障碍，使尿胆素原肠肝循环受损，尿胆素原可轻度或明显增高，则尿液尿胆素原检测也呈阳性。

3. 阻塞性黄疸：肝内胆汁淤积和胆管占位性病变，CB 不能排入肠道而逆流入血由尿中排出，因此尿胆红素检测呈强阳性。同时因无胆红素排入肠腔，尿胆素原生成减少，尿液尿胆素原检测呈阴性。

六、尿亚硝酸盐

尿液中含有来源于食物或蛋白质代谢产生的硝酸盐，如果尿路感染了大肠埃希菌或其他具有硝酸盐还原酶的病原菌，当尿液在膀胱中存留足够长时间时，这些病原菌可将尿中的硝酸盐还原为亚硝酸盐（nitrite，NIT）。

【参考区间】　阴性。

【解读要点】　亚硝酸盐作为尿液化学检验的组合项目之一，主要用于尿路感染的快速筛检。但该检验的影响因素较多，阴性结果不能排除细菌感染的可能，阳性结果也不能完全确定为尿路感染，此时可通过尿沉渣显微镜检查结果进行综合判断。

第三节　尿液有形成分检验

尿液有形成分是指排出体外的尿液在显微镜下所观察到的成分，如细胞、管型、病原体及结晶等。尿液有形成分检验结合尿液理学或化学检验的结果，对泌尿系统疾病的定位诊断、鉴别诊断及预后评估等有重要意义，也可弥补理学、化学等检验难以发现的异常变化，对减少漏诊、误诊有重要价值。目前，标准化尿液显微镜检查仍然是尿液有形成分检验的"金标准"。

一、尿液细胞

尿液中的细胞包括血细胞和上皮细胞。血细胞有红细胞、白细胞、吞噬细胞等，上皮细胞有肾小管上皮细胞、移行上皮细胞、扁平鳞状上皮细胞等。

【参考区间】　见表 3-1。

表 3-1　尿液中各类细胞参考区间

方法	红细胞	白细胞	上皮细胞
未离心直接涂片镜检法	0～偶见 /HP	0～3/HP	少见
离心涂片镜检法	0～3/HP	0～5/HP	少见

【解读要点】

1. 红细胞：根据尿液中红细胞形态，分为均一性和非均一性两大类，可辅助判断血尿来源。

（1）均一性红细胞：尿中 >70% 的红细胞形态及大小正常，细胞膜完整，细胞内血红蛋白含量正常。以均一性红细胞为主的血尿称为均一性红细胞血尿。因红细胞多来自肾小球以下部位，又称为非肾小球源性血尿。主要见于肾小球以下部位和泌尿道毛细血管破裂所致出血，红细胞未受肾小球基膜挤压，因而其形态正常。多见于：①暂时性镜下血尿：尤其是青少年在剧烈运动、急行军、冷水浴或重体力劳动后，可出现暂时性血尿。②泌尿系统疾病：如泌尿系统炎症、肿瘤、结核、结石、创伤，肾移植排斥反应及先天畸形等。血尿有时是泌尿系统恶性肿瘤唯一的临床表现。③其他：出血性疾病、泌尿系统邻近器官的疾病（前列腺炎、精囊炎、盆腔炎等）。

（2）非均一性红细胞：尿液中 > 70% 的红细胞为畸形红细胞，且类型在 2 种以上者，称为非均一性红细胞。非均一性红细胞的形态变化与肾小球基膜病理性改变对红细胞的挤压损伤，各段肾小管内不断变化的 pH、渗透压、介质张力和各种代谢产物等对红细胞的作用有关，由此形成的血尿称为非均一性红细胞血尿，多来源于肾小球，故又称为肾小球源性血尿。常伴有尿蛋白及管型，见于急性或慢性肾小球肾炎、肾病综合征、慢性肾盂肾炎、红斑狼疮性肾炎等。

（3）混合性红细胞：提示出血可能不是起源于一个部位，有肾小球性，也可能伴有非肾小球性，如 IgA 肾病等。

2. 白细胞：新鲜尿液中白细胞主要为中性粒细胞，也可出现淋巴细胞和单核细胞。活的中性粒细胞在尿液中有运动和吞噬能力，能吞噬细菌、真菌、红细胞和胆红素结晶等。

（1）中性粒细胞：尿液中性粒细胞增多常见于泌尿系统炎症，如肾盂肾炎、膀胱炎、前列腺炎、精囊炎、尿道炎、肾结核、肾肿瘤等。在低渗尿液中，中性粒细胞发生肿胀，胞质内颗粒呈布朗运动，由于光的折射，其运动似星状闪光，故称为闪光细胞，常见于肾盂肾炎、膀胱炎。

（2）其他白细胞：淋巴细胞增多见于病毒感染、肾移植排斥反应患者，单核细胞增多见于肾移植排斥反应患者，嗜酸性粒细胞增多见于间质性肾炎、变应性泌尿系统炎症。

3. 吞噬细胞（phagocyte）：分为小吞噬细胞和大吞噬细胞。小吞噬细胞来自中性粒细胞，多吞噬细菌等微小物体。大吞噬细胞来自单核细胞，称为巨噬细胞。正常尿中无吞噬细胞，增多见于泌尿、生殖系统炎症，常伴白细胞增多，并伴有脓细胞和细菌。尿液吞噬细胞数量常与炎症程度有密切关系。

4. 上皮细胞：尿液中的上皮细胞来源于肾小管、肾盂、肾盏、输尿管、膀胱和尿道等。可按组织学和形态学进行分类，对泌尿系统病变的定位诊断有重要意义。

（1）肾小管上皮细胞：尿液出现肾小管上皮细胞，多见于肾小管病变；成堆出现提示肾小管有急性坏死性病变。肾移植术后大约 1 周，尿内出现较多的肾小管上皮细胞，随后逐渐减少至恢复正常。当发生排斥反应时，尿中可再度大量出现肾小管上皮细胞，并可见上皮细胞管型。由于肾小管局部病变的性质不同，肾小管上皮细胞还可出现 2 种表现：① 脂肪颗粒细胞：肾小管上皮细胞吞噬脂肪或发生脂肪变性后，胞质内有较多的脂肪颗粒，称脂肪颗粒细胞，见于慢性肾炎、肾梗死等。② 含铁血黄素颗粒：肾小管上皮细胞内出现棕色含铁血黄素颗粒，普鲁士蓝染色为蓝色的颗粒，提示血管内溶血所致的血红蛋白尿、肾慢性出血、肾梗死、慢性心力衰竭等。如肾小管上皮细胞内脂肪颗粒或含铁血黄素颗粒较多，甚至覆盖于核上，又称为复粒细胞。

（2）移行上皮细胞：来自肾盂、输尿管、膀胱等处，尿液中单独出现少量的移行上皮细胞，无临床意义。膀胱炎时可见大量表层移行上皮细胞（大圆上皮细胞），肾盂肾炎时可见大量中层移行上皮细胞（尾形上皮细胞）。

（3）鳞状上皮细胞：来自尿道外口和阴道表层。正常尿液中可见少量鳞状上皮细胞，女性常因白带混入尿液而出现较多，临床意义不大；但如大量增多并伴有白细胞增多，则提示有炎症。

二、尿液管型

管型（cast）是蛋白质、细胞及其裂解产物在肾远端小管和集合小管内酸化、浓缩、凝聚而成的圆柱形蛋白聚集体。管型形成必须具备3个条件：①原尿中含一定量的蛋白质，蛋白质是构成管型的基质和首要条件，其中T-H蛋白最易形成管型的核心。②肾小管有使尿液浓缩和酸化的能力，即提高蛋白质和盐类浓度，促进蛋白质的沉淀。③有可供交替使用的肾单位，有利于管型的形成和排泄，即尿液在肾单位有足够的停留时间，使蛋白质得以浓缩，并凝聚成管型。当形成管型的肾单位重新排尿时，管型便随尿排出。

【参考区间】　阴性，偶见透明管型。

【解读要点】

1. 透明管型（hyaline cast）：是各类管型的基本结构，形态为无色透明的圆柱体。在正常成人的清晨浓缩尿中偶见；剧烈运动后、高热、麻醉、心功能不全时少量出现；急性肾实质病变，可出现大量透明管型。

2. 细胞管型（cellular cast）：管型基质内的细胞占其体积的1/3以上时，称为细胞管型。根据细胞种类不同，可分为红细胞管型、白细胞管型和肾上皮细胞管型。

（1）红细胞管型：提示肾单位出血，见于急性肾小球肾炎、慢性肾小球肾炎急性发作、肾出血、急性肾小管坏死、肾移植急性排斥反应、肾静脉血栓形成、恶性高血压等，亦可见于狼疮性肾炎、亚急性心内膜炎、IgA肾病等。

（2）白细胞管型：白细胞管型中一般是中性粒细胞，提示肾实质有感染病变，如急性肾盂肾炎、肾脓肿、间质性肾炎、急性肾小球肾炎，亦可见于肾病综合征、狼疮性肾炎等疾病。肾移植排斥反应可见淋巴细胞管型。

（3）肾上皮细胞管型：管型内含较多的肾小管上皮细胞，提示肾小管病变，肾小管上皮细胞变性脱落。见于急性肾小管坏死、急性肾炎、肾淀粉样变性、间质性肾炎及重金属或化学物质中毒等。肾移植3天内，尿液出现肾上皮细胞管型为排斥反应可靠指标之一。

（4）混合细胞管型：指管型基质中同时存在2种以上细胞的管型。主要见于活动性肾小球肾炎、缺血性肾小球坏死、肾梗死及肾病综合征等。

3. 颗粒管型（granular cast）：管型基质内含大小不等的颗粒物，颗粒含量超过管型体积的1/3。颗粒来自崩解变性的细胞残渣、血浆蛋白及其他物质等，按颗粒粗细又分为粗颗粒管型和细颗粒管型。颗粒管型的出现和增多，提示肾有实质性病变，如急慢性肾小球肾炎、肾病综合征、肾小管硬化症、慢性肾盂肾炎等。在急性肾衰竭多尿早期，可大量出现颗粒管型。慢性肾炎出现颗粒管型则提示预后不良。

4. 蜡样管型（waxy cast）：是由细颗粒管型进一步衍化而来，或因淀粉样变性的上皮细胞溶解后逐渐形成的管型，也可能是透明管型在肾小管内停留时间较长演变而成的。出现蜡样管型提示肾长期而严重的病变，预后差，见于慢性肾小球肾炎晚期、尿毒症、肾病综合征、肾功能不全、肾淀粉样变性等。亦可见于肾小管炎症和变性、肾移植慢性排斥反应、重症肝病等。

5. 脂肪管型（fatty cast）：管型中脂肪滴含量占管型面积 1/3 以上。由于肾小管损伤后，上皮细胞发生脂肪变性、崩解，大量脂肪滴进入管型内而形成。脂肪管型出现提示肾小管损伤、肾小管上皮细胞发生脂肪变性，常见于肾病综合征，亦可见于亚急性肾小球肾炎、慢性肾小球肾炎、中毒性肾病等。

6. 宽大管型（broad cast）：来自破损扩大的肾小管、集合小管或乳头管，主要由颗粒管型和蜡样管型演变而来。出现宽大管型提示肾病变严重。急性肾衰竭多尿早期患者可大量出现宽大管型，而在慢性肾炎晚期尿毒症出现宽大管型常提示预后不佳，故又称为肾衰竭管型（renal failure cast）。

7. 其他管型及类管型物质：在某些病理情况下，尿液中还可出现一些少见管型和类管型物质。如细菌管型表示肾实质受细菌感染，胆红素管型见于重症黄疸，黏液丝大量出现表示尿道受刺激或有炎症反应，类圆柱体多见于肾的血液循环障碍。

🖱 📹 **微课视频 3-3** *尿液管型*

三、尿液结晶

结晶（crystal）是机体进食各种食物及代谢过程中，产生各种酸性产物，如硫酸、磷酸、碳酸、尿酸及氨基酸等，与钙、镁、铵等离子结合生成各种无机盐及有机盐，再通过肾小球滤过、肾小管重吸收及分泌，排入尿液中而形成。结晶的形成与尿液的 pH、温度、形成该结晶的物质及其胶体物质的浓度和溶解度有关。

【参考区间】 0~1。

【解读要点】

1. 生理性结晶：多来自食物及机体正常的代谢，一般无临床意义，如尿酸、无定型尿酸盐、尿酸钠、草酸钙、磷酸盐、磷酸铵镁、磷酸钙、马尿酸、碳酸钙、尿酸铵等结晶。但有些结晶，如草酸钙结晶虽为正常进食而生成，当其大量持续出现于新鲜尿液中，又是尿路结石诊断依据之一。

（1）草酸钙结晶：新鲜尿液有大量草酸钙结晶，并伴有红细胞，而又有肾或膀胱刺激症状时，多为肾或膀胱结石的征兆，尿路结石约 90% 为草酸钙结晶。

（2）尿酸结晶：尿酸是嘌呤代谢产物，以尿酸或尿酸盐的形式排出体外，正常情况下一般无临床意义。但尿酸浓度增高可使大量的尿酸沉淀于肾小管及间质中，产生高尿酸肾病及尿酸结石，引起肾小管堵塞及肾小管间质病变。肾小管对尿酸的重吸收障碍时也可见到高尿酸盐尿，可引起肾衰竭。高尿酸亦可见于急性痛风症、儿童急性发热、慢性间质性肾炎等。

（3）磷酸盐结晶：包括非晶型磷酸盐、磷酸铵镁、磷酸钙等，常可在碱性或近中性尿液中见到。但如果长期在尿液中见到大量磷酸钙结晶，则应排除甲状旁腺功能亢进、肾小管性酸中毒，或因长期卧床引起的骨质脱钙等。感染引起结石时，尿液中常出现磷酸铵镁结晶。

（4）尿酸铵结晶：是碱性尿液中唯一的尿酸盐结晶，常见于陈旧尿液中，一般无临床意义。如在新鲜尿液中大量出现，提示膀胱有细菌感染。

2. 病理性结晶：尿液中出现病理性结晶，与各种疾病因素和某些药物在体内代谢异常有关。

（1）胆红素结晶：多见于阻塞性黄疸、急性肝坏死、肝硬化、肝癌、急性磷中毒等。

（2）胱氨酸结晶：正常尿液中少见，大量出现多为肾或膀胱结石的征兆。

（3）亮氨酸与酪氨酸结晶：由蛋白质分解而来，病理情况下可见于组织大量坏死的疾病，如急性肝坏死、急性磷中毒、肝硬化等。

（4）胆固醇结晶：病理情况下可见于肾淀粉样变、脂肪变性，或膀胱炎、肾盂肾炎等。

微课视频 3-4 尿液结晶

拓展知识 3-1　尿液人绒毛膜促性腺激素

人绒毛膜促性腺激素（human chorionic gonadotropin，hCG）是由胎盘滋养层细胞分泌产生、具有促进性腺发育功能的一种糖蛋白激素，其对促性腺激素受体具有高度亲和性。hCG 存在于孕妇的血液、尿液、羊水和初乳中。受精后第 6 天受精卵滋养层形成时，滋养层细胞开始分泌微量的 hCG。hCG 的主要功能包括：①作用于月经黄体，使黄体增大成妊娠黄体，提高甾体激素的分泌以维持妊娠；②促进卵泡成熟、促甲状腺素及睾丸间质细胞的活性；③促进雄激素转化为雌激素，刺激孕酮的形成；④抑制淋巴细胞的免疫性，保护滋养层不受母体的免疫攻击；⑤刺激胎儿睾丸分泌睾酮，促进男性性分化。

在妊娠早期 hCG 分泌量增加很快，妊娠 1 周后血液 hCG 为 5～50 U/L，至妊娠第 8～10 周时达到峰值（50 000～100 000 U/L），持续 1～2 周后迅速减低，至妊娠晚期仅为峰值的 1/10，持续至分娩。分娩后若无胎盘残留，hCG 约于产后 2 周内消失。hCG 分泌后直接进入母血，几乎不进入胎儿血液循环，可通过孕妇血液循环而排泄到尿液中，血清 hCG 浓度略高于尿液，且呈平行关系。

hCG 由两个独立非共价键相连的肽链组成（α 亚基和 β 亚基），单个肽链不具有生物学活性，当其连接成完整的化合物时才具有活性。hCG 的 α 亚基氨基酸数量及排列顺序与黄体生成素、卵泡刺激素及促甲状腺素的 α 亚基几乎相同，因此抗 hCG α 亚基抗体能与以上激素发生交叉反应。hCG β 亚基羧基端 28～32 个氨基酸为 hCG 特有，决定了其生物学活性及免疫学的高度特异性。故临床上通常采用抗 hCG β 单克隆抗体检测 hCG β 亚基以反映 hCG 的变化。

【参考区间】　定性：阴性；定量：<25 U/L。

【解读要点】

1. 早期妊娠诊断：通常妊娠 7～10 天后尿液 hCG 即呈阳性，60～70 天出现高峰。正常妊娠期间，尿液 hCG 定性检查持续阳性，一般分娩 5～6 天后变为阴性。

2. 流产诊断和监测：先兆流产尿 hCG 仍维持在高水平，一般不会发生难免流产；如逐渐减低，则有流产或死胎的可能。在保胎治疗过程中，如 hCG 不断增高，说明保胎成功；反之，如果 hCG 持续减低，说明保胎无效。不完全流产时，子宫腔内尚有残留胎盘组织，尿 hCG 仍可呈阳性；完全流产或死胎时，hCG 则由阳性转为阴性。

3. 异位妊娠诊断：异位妊娠时尿 hCG 增高不如正常妊娠，且只有 60%～80% 的患者 hCG 呈阳性。若 hCG 不是每 2 天成倍增长，同时影像学检查无子宫内妊娠征象，应高度怀疑异位妊娠。

4. 妊娠滋养层细胞疾病的诊断与监测：葡萄胎、侵蚀性葡萄胎、绒毛膜癌等滋养细胞高度增生，产生大量 hCG，血清及尿液 hCG 明显高于正常妊娠月份值。葡萄胎清除后，hCG 转为阴性；若 hCG 减低缓慢或又上升，则提示有妊娠滋养细胞肿瘤的可能。妊娠滋养细胞肿瘤患者术后 3 周，hCG 应低于 50 U/L，8～12 周后呈阴性；如 hCG 不减低，提示可能有残留病灶，具有复发的可能性。

5. 肿瘤标志物：男性尿液 hCG 升高可见于精原细胞瘤、睾丸畸胎瘤等。此外，肝癌、肺癌、胃癌、宫颈癌及卵巢癌等患者血液和尿液 hCG 也明显增高。当 hCG 作为肿瘤标志物时，应结合临床表现和其他检查结果综合分析才有意义。

本章小结

尿液理学检验主要包括尿量、颜色和透明度、相对密度等。尿量的多少主要取决于肾生成尿液的能力和肾的浓缩与稀释功能。尿液颜色和透明度变化主要反映血尿、血红蛋白尿、肌红蛋白尿、胆红素尿、脓尿、乳糜尿等病理变化。尿相对密度是尿液中所含溶质浓度的指标，可粗略反映肾的浓缩与稀释功能。

尿液化学检验中，尿酸碱度是反映肾调节机体内环境酸碱平衡能力的重要指标之一；尿液蛋白质检查主要应用于肾疾病的诊断、疗效及预后评估；尿糖检查主要作为糖尿病的筛检和病情判断的检测指标；尿酮体检查主要用于糖代谢障碍和脂肪不完全氧化疾病或状态的诊断；尿液胆红素和尿胆素原检测主要用于黄疸的诊断和鉴别诊断；尿液亚硝酸盐检测是用于尿路细菌感染的快速筛检试验。

尿液有形成分包括细胞、管型、病原体及结晶等。尿液中红细胞增多即为疾病征象；尿液白细胞检查主要用于泌尿系统及邻近组织器官感染性或炎症性疾病的诊断；泌尿系统不同部位病变时，可出现不同种类的上皮细胞；尿液中出现管型往往提示有肾实质性损害；尿液中结晶可分为生理性结晶和病理性结晶，大量结晶的出现是尿路结石的征兆，病理性结晶对相应疾病的诊断具有重要参考价值。

案例导引解读

该患者尿常规检验报告单显示尿液较混浊，蛋白质（+），亚硝酸盐（2+），潜血（+）（显微镜下显示红细胞略多），白细胞（4+），尿液管型增高（显微镜下显示为白细胞管型），上皮细胞增多（显微镜下显示为尾形上皮细胞），其他指标基本正常。

根据以上尿常规检验结果，结合患者的临床表现及血常规检查结果，该患者可能诊断为慢性肾盂肾炎急性发作期。其诊断依据有：该患者出现尿频、尿急、尿痛、腰痛和发热 25 年，发病时间较长。2 天前症状加重，尿常规显示尿液混浊，以白细胞增多为主，同时出现白细胞管型，亚硝酸盐阳性，蛋白质、红细胞略增高，提示泌尿系统存在感染性炎症，伴有少量出血，可能与"下尿路狭窄"有关。并且尿液中尾形上皮细胞增多，表明病变部位主要来自肾盂，因此可以诊断为慢性肾盂肾炎急性发作。同时血常规检查显示血液中白细胞及中性粒细胞显著增高，进一步支持患者存在感染性炎症病变。

◆ 临床案例分析 3-1

某患儿，男性，10 岁，连续 1 周每日尿量 350 mL，伴有眼睑水肿、乏力、腰痛。血压 188/107 mmHg。入院前无腹泻、呕吐、大面积烧伤、失血、重症肝病、创伤等肾前性疾病及尿路梗阻等肾后性疾病，既往无肾病史。

尿常规检查：呈明显血尿，混浊，尿蛋白（4+），显微镜下观察：红细胞（4+）。

1. 根据以上资料，请做出初步诊断，并简述诊断依据。

2. 结合所学知识，如果要明确诊断，你认为应该进一步做哪些检查？

（彭克军）

◆ 数字课程学习

📹 微课视频　　🅿 教学PPT　　📖 临床案例分析及参考答案　　👤 自测题

第四章

粪便常规检验报告单解读

学习目标

掌握：粪便理学检验、显微镜检验项目的临床意义，粪便隐血试验的临床意义。

熟悉：粪便标本采集与处理，粪便病原生物、结晶的临床意义。

了解：粪便化学检验（胆色素、脂肪）的临床意义。

案例导引

患儿，男性，2岁，发热、呕吐、腹泻2天。2天前开始发热，体温38.6℃。每日呕吐3~5次，非喷射性。大便每日10余次，黄色稀水便，无黏液、脓血及特殊臭味。发病后食欲差，2天来尿少。

查体：面色发灰，精神委靡，烦躁，全身皮肤无黄染，未见皮疹，腹稍胀，肝肋下1cm，肠鸣音存在。眼窝明显凹陷，肢端凉，呼吸深，急促，口唇樱桃红。

实验室检查：粪便镜检：白细胞0~2/HP，红细胞未见；隐血试验阴性；轮状病毒阳性。

XX医院检验报告单

姓名：XXX	病区：儿科	标本种类：粪便	样本编号：XXXXX
性别：女	科别：儿科	标本性状：	病人类别：住院
年龄：2岁	床号：XX	接收人员：XXX	条形码号：XXXXX
病员号：XXXXX	送检医生：XXX	送检单位：儿科	临床初诊：腹泻

采集时间：2021-10-13 12:25　　　　　　接收时间：2021-10-13 12:45

备　注：

No	项目	结果	参考区间	单位
1	颜色	黄色	黄/棕色	
2	形状	软便	软便	
3	黏液	无	无	
4	血液	无	无	
5	脓液	无	无	
6	红细胞	无	无	/HP

续表

No	项目	结果	参考区间	单位
7	白细胞	0 ~ 2	0 ~ 1	/HP
8	脓细胞	未查见	无	/HP
9	吞噬细胞	未查见	无	/HP
10	真菌	未查见	未查见	/HP
11	脂肪小滴	未查见	未查见	/HP
12	寄生虫	未查见	未查见	/LP
13	隐血	阴性	阴性	
14	轮状病毒	阳性	阴性	

检验日期：2021-10-13　　　报告时间：2021-10-13 12：55　　　检验：XXX　　　审核：XXX
注：此检验报告仅对本次标本负责。

问题：1. 如何解读该患者的检验报告单？
　　　2. 根据以上检验结果并结合患者的临床表现，该患者可能的诊断是什么？诊断依据有哪些？

粪便（feces）是食物在体内被消化吸收营养成分后剩余的产物。粪便主要成分有：①未被消化的食物残渣，如淀粉颗粒、肉类纤维、植物细胞、纤维等。②已经被消化但未被吸收的食糜。③消化道分泌物，如酶、胆色素、黏液和无机盐等。④食物分解产物，如靛基质、粪臭素等。⑤肠道脱落的上皮细胞。⑥细菌等。

粪便标本的采集会直接影响检验结果的准确性，采集时应根据不同的检验项目分别采取不同的采集方法。

1. 采集容器：应使用一次性无吸水性、无渗漏、有盖且无污染物的干净容器，容器大小应适宜；细菌培养标本容器应无菌；容器上标志要明显。

2. 常规标本：一般常规检查包括外观和显微镜检查，应取新鲜标本，选择含有异常成分的粪便，如黏液或脓血等病理成分；外观无异常的粪便必须从表面、深处及粪端多处取材，取 3 ~ 5 g 粪便送检。

3. 寄生虫检查标本：送检时间一般不宜超过 24 h，如检查肠道原虫滋养体，应立即检查。寄生虫检查采集粪便标本的要求见表 4-1。

表 4-1　寄生虫检查粪便标本采集要求

项目	采集要求
阿米巴滋养体	从粪便脓血和稀软部分取材，立即送检；运送及检查时均需保温，保持滋养体活力以利检出
血吸虫孵化毛蚴	标本至少 30 g，必要时取全份标本送检；如查寄生虫虫体及做虫卵计数时，应采集 24 h 粪便
蛲虫卵	用浸泡生理盐水棉签或透明薄膜拭子于晨排便前，自肛门皱襞处拭取粪便送检
连续送检	原虫和某些蠕虫有周期性排卵现象，未查到寄生虫和虫卵时，应连续送检 3 天，以免漏诊

4. 化学法隐血试验：应于试验前 3 天禁食肉类、动物血和某些蔬菜等食物，并禁服铁剂及维生素 C 等可干扰试验的药物。

5. 脂肪定量试验：先定量服食脂肪膳食，每天 50 ~ 150 g，连续 6 天，从第 3 天开始收集 72 h 内的粪便，将收集的标本混合称量，从中取出 60 g 左右送检。如用简易法，可在正常膳食情况下收集 24 h 标本，混合后称量，从中取出 60 g 粪便送检。

6. 粪胆素原定量：应连续收集 3 天粪便，每天混匀称重，取约 20 g 送检。

7. 无粪便排出而又必须检验时，可经直肠指诊或采便管拭取标本。

粪便标本检验结果是否准确与标本采集直接相关，因此检验前一定要告知受检者如何准确留取标本。采集前应该与受检者进行充分沟通，让受检者了解粪便采集的注意事项。

粪便检验包括理学、化学和显微镜检查。粪便检验对下消化道炎症、寄生虫感染、肿瘤筛查、胃肠道吸收与消化功能和黄疸、出血的鉴别都有重要价值。

🎥 **微课视频 4-1**　粪便标本的采集

第一节　粪便理学检验

粪便理学检验主要包括粪便的量、颜色、性状、气味和寄生虫等。其中寄生虫检验主要是指粪便中如存在虫体较大的肠道寄生虫，如蛔虫、蛲虫、绦虫等或其片段时，肉眼即可分辨；钩虫虫体，须将粪便筛洗后方能见到。但随着人们生活条件的提高和卫生情况的改善，粪便中寄生虫的检出率越来越低，检出即有临床意义。

一、量

健康人的粪便量与进食食物种类、食量及消化器官的功能状态有关。进食细粮及肉食者，粪便细腻而量少；进食粗粮或多食蔬菜者，因粪便纤维含量高而粪便量多。

【参考区间】　一般健康成人排便次数可隔天 1 次至每天 2 次，多数为每天 1 次，每次排便量为 100 ~ 250 g（干重 25 ~ 50 g）。当胃肠、胰腺有炎症或功能紊乱时，粪便量和排便次数均有不同程度增加。

【解读要点】　粪便量与次数的影响因素较多。在实际生活中，人们对粪便次数比较关注，很多人认为次数多了就不正常，这不能一概而论，存在个体差异。若一直次数较多，不一定不正常。更多应关注次数的改变，若次数突然增加应予以关注，并行进一步检查。

二、颜色

粪便的颜色受饮食因素影响很大，要特别注意区分是饮食造成还是病理原因导致。

【参考区间】　健康成人粪便因含粪胆素而呈黄褐色。婴儿粪便因含胆绿素未转变成胆红素而呈黄绿色或金黄色糊状。

【解读要点】　实际生活中要随时注意观察粪便颜色的变化，特别是红色或黑色这些常见的颜色变化务必要进一步检验。近年来，结直肠癌的发病率较高，人们常在发现便血时未引起重视，到就医时往往已是癌症晚期。结直肠癌出血，红色血液往往裹挟在粪便中；肛裂、痔疮出血，红色新鲜血液则位于成形粪便表面。

粪便颜色变化可能的原因见表 4-2。

表 4-2 粪便颜色变化可能原因

颜色	可能原因
淡黄色	乳儿便，服用大黄、山道年
绿色	食大量绿色蔬菜；氯化亚汞，乳儿肠炎，胆绿素
白色、灰白色	服用硫酸钡、金霉素，胆道阻塞、阻塞性黄疸、胰腺病
红色	食番茄、西瓜等，直肠癌、肛裂、痔疮出血
果酱色	食用大量咖啡、巧克力，阿米巴痢疾、肠套叠
黑色（柏油色）	上消化道大量出血

三、性状

病理情况下粪便的性状可发生变化，粪便性状、硬度常与进食的食物种类有关。

【参考区间】 健康成人的粪便为成形便，条带状。

【解读要点】 粪便的性状变化人们也比较关注，人们经常说拉肚子，就是有粪便性状变化。实际生活中很多人的粪便并不成形，肠镜检查也未见异常，可能为个体差异或其他非器质性原因造成，也可能与进食相关，并不用担心。但性状的突然持续改变则要引起重视，若出现要及时作进一步检查。粪便性状变化可能的病因见表 4-3。

表 4-3 粪便性状变化可能原因

性状	可能病因
细条状、扁片状	结肠紧张亢进，直肠和肛门狭窄或有肿物
粗棒状或球状便	便秘，进食矿物油，幼儿可能为巨结肠症
白色黏液便	肠壁受刺激、直肠炎、肠痉挛
脓血便	细菌性痢疾、阿米巴痢疾、急性血吸虫病、结肠癌、慢性溃疡性结肠炎、肠结核等
鲜血便	结肠癌、直肠息肉、肛裂及痔疮等
溏便	消化不良、慢性胃炎、胃窦潴留等
胨状便	过敏性肠炎及慢性细菌性痢疾
糊状稀汁样便	假膜性肠炎，隐孢子虫感染
米泔样便	霍乱、副霍乱
乳凝块	脂肪或酪蛋白消化不全，婴儿消化不良、婴儿腹泻

📹 **微课视频 4-2** 粪便理学检验

第二节　粪便免疫与化学检验

粪便的化学检验有酸碱度反应、隐血试验、胆色素和脂肪检查等，其中粪便隐血试验最具有临床应用价值。

一、粪便隐血试验

上消化道出血量 < 5 mL，粪便中无可见的血液，且红细胞破坏，显微镜检查也未见红细胞，而需用化学法或免疫法等才能证实的出血称为隐血。检查粪便隐血的试验称为粪便隐血试验（fecal occult blood test，FOBT）。FOBT 主要用于消化道出血、消化道肿瘤的筛检和鉴别。

【参考区间】 阴性。

【解读要点】

1. 见于消化道出血：药物致胃黏膜损伤［如服用阿司匹林、吲哚美辛（消炎痛）、糖皮质激素等］、肠结核、Crohn 病、胃病（胃溃疡、各种胃炎）、溃疡性结肠炎、结肠息肉、钩虫病、消化道恶性肿瘤等。

2. 消化性溃疡与肿瘤出血的鉴别：FOBT 对消化道溃疡的阳性诊断率为 40% ~ 70%，呈间断性阳性；治疗后，当粪便外观正常时，FOBT 阳性仍可持续 5 ~ 7 天，如出血完全停止，FOBT 即可转为阴性。消化道恶性肿瘤阳性率早期为 20%，晚期可达 95%，且呈持续性阳性。

3. 对消化道肿瘤（胃癌、大肠癌）早期检查仍缺乏较好的手段，但消化道肿瘤患者 FOBT 阳性率平均为 87%，所以 FOBT 检查具有十分重要的意义。强烈建议对 50 岁以上人群，进行每年 1 次或 2 年 1 次 FOBT 筛检，因为 FOBT 简便、价廉，对患者无危害，可减少 15% ~ 33% 的结直肠癌病死率（注意，FOBT 不能降低结直肠癌发病率）。

二、粪便脂肪检查

粪便脂肪检查可作为了解胃肠道消化功能和吸收功能的参考指标。

【参考区间】 成人粪便总脂量（以总脂肪酸计算）：2 ~ 5 g/24 h，或为干粪便的 7.3% ~ 27.6%；成人进食脂肪 50 ~ 150 g/24 h，排出量 < 7 g，脂肪吸收率 > 95%。

【解读要点】

1. 粪便脂肪主要来自食物，少部分来自胃肠道分泌、细胞脱落和细菌代谢。粪便脂肪包括结合脂肪酸、游离脂肪酸和中性脂肪。

2. 病理情况下，因脂肪消化吸收能力减退，粪便总脂量大量增加，若 24 h 粪便总脂量超过 6 g，称为脂肪泻（steatorrhea）。

3. 粪便脂肪增加可见于：

（1）胰腺疾病：慢性胰腺炎、胰腺癌、胰腺纤维囊性变等。

（2）肝胆疾病：胆汁淤积性黄疸、胆汁分泌不足、病毒性肝炎、肝硬化等。

（3）小肠病变：乳糜泻、Whipple 病、蛋白性肠病等。

（4）其他：胃、十二指肠瘘，消化性溃疡等。

第三节　粪便显微镜检验

粪便显微镜检验主要是检查粪便中有无病理成分，如各种细胞增多、寄生虫虫卵、异常细菌、真菌、原虫等。

一、细胞

粪便中的常见细胞为白细胞、红细胞，检查时应挑取含黏液、脓血部分的粪便或从成形便表面、深处及多处取材。

【参考区间】 无或偶见白细胞，无红细胞。

【解读要点】

1. 白细胞（脓细胞）：粪便中常见中性粒细胞，形态完整者与血液中的粒细胞无差别。病理情况下，中性粒细胞（脓细胞）常成堆出现。

正常粪便无或偶见白细胞。病理情况下，白细胞数量与炎症轻重及部位有关。肠炎时，白细胞增多不明显，一般 < 15 个 /HP，常分散存在；细菌性痢疾、溃疡性结肠炎时，可见大量白细胞或成堆出现的脓细胞，以及吞噬异物的小吞噬细胞；肠易激综合征、肠道寄生虫病（尤其是钩虫病及阿米巴痢疾）时，粪便经涂片、染色，可见较多的嗜酸性粒细胞，可伴有夏科 - 莱登结晶。

2. 红细胞：粪便中红细胞呈草绿色、略有折光性的圆盘状，有时可因粪便 pH 影响，而呈皱缩状。

正常粪便无红细胞。上消化道出血时，由于胃液的消化作用，红细胞已被破坏，粪便中也难见到；下消化道炎症或出血时可出现数量不等的红细胞，如痢疾、溃疡性结肠炎、结肠癌、直肠息肉、痔疮、急性血吸虫病等。消化道疾病时由于炎症损伤出血，白细胞、红细胞可同时存在，细菌性痢疾时红细胞多分散存在且形态正常，数量少于白细胞；阿米巴痢疾者红细胞多粘连成堆并有残碎现象，数量多于白细胞。

3. 巨噬细胞（大吞噬细胞）：来自血液循环中的单核细胞。正常粪便无巨噬细胞。粪便中出现巨噬细胞，见于急性细菌性痢疾、急性出血性肠炎，偶见于溃疡性肠炎。

4. 上皮细胞：粪便中上皮细胞为肠黏膜上皮细胞。除直肠段被覆复层鳞状上皮外，整个小肠、大肠黏膜上皮细胞均为柱状上皮。正常粪便很少见到柱状上皮细胞（少量脱落柱状上皮细胞已破坏）。柱状上皮细胞增多，见于结肠炎症、假膜性肠炎。

二、食物残渣和结晶

在正常粪便中，食物残渣均系已充分消化后的无定形细小颗粒。实际生活中常因进食难以消化的富含纤维素的蔬菜、水果等，而致粪便中含大量食物残渣，若咀嚼不充分，甚至可见完整的残渣，无病理意义，无需担心。

【参考区间】 可见少量食物残渣及多种少量结晶。

【解读要点】

1. 食物残渣：常见的未经充分消化的食物残渣有以下几种。

（1）脂肪：粪便中脂肪用苏丹Ⅲ染色后可分为中性脂肪、游离脂肪酸和结合脂肪酸。

（2）淀粉颗粒（starch granule）：外形为圆形、椭圆形或多角形颗粒，大小不等。

（3）肌纤维：为淡黄色条状、片状，有纤细的横纹。

（4）植物细胞及植物纤维：呈螺旋小管或蜂窝状，可见形态繁多的植物细胞。

正常情况下，食物经充分消化粪便中极少见食物残渣。当消化道发生病变时，消化功能减退，缺乏脂肪酶或胃蛋白酶，造成消化不良和吸收障碍，因而使脂肪水解不全，出现肌纤维、植物细胞及植物纤维等食物残渣增多。常见于各种原因引起的脂肪泻、腹泻、慢性胰腺炎、肠蠕动亢进等。

2. 结晶：粪便内可见多种少量结晶，如磷酸盐、草酸钙、碳酸钙结晶，一般无临床意义。但如出现夏科－莱登结晶、血红素结晶，则是消化道出血的依据。主要见于胃肠道出血、阿米巴痢疾、钩虫病及过敏性肠炎（还可见嗜酸性粒细胞）。

三、病原学检查

粪便病原学检查主要包括寄生虫虫卵、肠道原虫、异常细菌、真菌等。

【参考区间】 无寄生虫卵、肠道原虫、异常细菌、真菌等。

【解读要点】

1. 寄生虫虫卵：粪便检验是诊断肠道寄生虫感染最直接和最可靠的方法。粪便涂片中可见到蛔虫卵、鞭虫卵、钩虫卵、蛲虫卵、血吸虫卵、肺吸虫卵、肝吸虫卵和姜片虫卵等。检测时要注意虫卵的大小、色泽、形状、卵壳厚薄及内部结构等多方面特点，认真观察后予以鉴别。

2. 肠道原虫

（1）溶组织内阿米巴（*Entamoeba histolytica*）：取新鲜粪便的脓血、黏液部分进行粪便镜检可见到滋养体，并可找到包囊。

（2）蓝氏贾第鞭毛虫（*Giardia lamblia*）：滋养体的形态如纵切的半个去核的梨。

（3）隐孢子虫（*Cryptosporidium parvum*）：除粪便常规检验外，常用改良抗酸染色法、金胺－酚－改良抗酸染色法等方法来提高阳性检出率。

（4）人芽孢子虫（*Blastocystis hominis*）：与白细胞及原虫包囊形态十分相似，这时可借助破坏试验来进行鉴别，即用水代替生理盐水迅速做显微镜检验，人芽孢子虫遇水被破坏而消失，白细胞与原虫则因不易破坏而仍可看见。

3. 细菌：健康人粪便中可见较多正常菌群，其菌量和菌谱处于相对稳定状态，保持着细菌与宿主间的生态平衡。但在某些病理情况下，如长期应用抗生素或免疫抑制剂，其菌量和菌谱发生改变而造成菌群失调，即粪便中革兰氏阳性球菌与革兰氏阴性杆菌比例大于1∶10，正常菌群减少甚至消失，而葡萄球菌或真菌等明显增多，临床上称为肠道菌群失调症。某些情况下粪便中仍可检查到一些病原微生物，但不能仅用粪便涂片检查，还需要通过细菌培养等检查方法进一步检查。

（1）正常菌群：以大肠埃希菌、厌氧杆菌、肠球菌等为主，约占80%；产气杆菌、变形杆菌、铜绿假单胞菌等为过路菌，不超过10%。婴儿粪便中主要为双歧杆菌、拟杆菌、葡萄球菌和肠杆菌等。

（2）霍乱弧菌：检查霍乱弧菌的标本主要以患者的粪便为主，其次为呕吐物。

（3）幽门螺杆菌（*Helicobacter pylori*，*Hp*）：详见拓展知识4-1 粪便的其他检验指标。

4. 真菌：分为单细胞（酵母菌）和多细胞（丝状菌或霉菌）两类。正常粪便中极少见。粪便中真菌可见普通酵母菌、假丝酵母菌。假丝酵母菌以白假丝酵母菌最为多见，在排除标本污染的前提下，常见于长期使用广谱抗生素、激素、免疫抑制剂和放射、化学治疗之后及各种慢性消耗性疾病的患者粪便。

5. 病毒：详见拓展知识4-1 粪便的其他检验指标。

◆ 拓展知识 4-1 粪便的其他检验指标

一、转铁蛋白

转铁蛋白又称运铁蛋白，是血浆中主要的含铁蛋白质，负责运载由消化管吸收的铁和红细胞降解释放的铁。当消化道出血时，粪便中出现大量的转铁蛋白，其稳定性高于血红蛋白。故临床上常与血红蛋白联合检测，作为上消化道出血的诊断指标。转铁蛋白阳性时说明有上消化道出血，转铁蛋白与血红蛋白联合检测可辅助鉴别上、下消化道出血，具有较高临床价值。

转铁蛋白与血红蛋白联合检测可以起到优势互补，提高血红蛋白检测范围的作用，从而提高临床阳性检出率，可靠地辅助诊断消化道出血。

二、轮状病毒

轮状病毒是引起腹泻的主要病原体之一，其主要感染小肠上皮细胞，从而造成细胞损伤，引起腹泻。轮状病毒根据其蛋白抗原不同分为 A、B、C 三组，其中 A 组最常见，主要引起婴幼儿腹泻，B 组可引起成人腹泻，而 C 组则引起散发性腹泻。目前多采用酶联免疫吸附试验（ELISA）法检测患儿粪便中轮状病毒抗原。

临床检测意义：轮状病毒每年在夏秋冬季流行，感染途径为粪—口途径，临床表现为急性胃肠炎，呈渗透性腹泻。病程一般为 7 天，发热持续 3 天，呕吐 2~3 天，腹泻 5 天，严重者出现脱水症状。全世界每年因轮状病毒感染导致的婴幼儿死亡人数大约为 900 000 人，轮状病毒感染大多数发生在发展中国家。在我国，0~2 岁的婴幼儿总人数约为 4 000 万人（含新生儿），每年大约有 1 000 万婴幼儿患轮状病毒感染性胃肠炎，占婴幼儿人数的 1/4，是引起婴幼儿严重腹泻的最主要病原。准确地检测轮状病毒可以明确诊断，针对病原体进行治疗。对于预防和控制该疾病的发生发展有重要的意义。

三、腺病毒

腺病毒对呼吸道、胃肠道、尿道和膀胱、眼、肝等均可造成感染，是一种常见的致病病毒。腺病毒感染可有许多不同的临床表现，有时临床症状很独特，可以做出明确的诊断；然而大多数的病例，其临床症状很难与其他病原体引起的感染相鉴别。腺病毒最常造成呼吸道及胃肠道的感染。肠道的腺病毒通常可以在腹泻开始的 8 天内，从患者的粪便中找到，有些甚至可以持续 2~3 个月之久。检测大便中腺病毒的存在可以明确诊断病原体，指导临床针对性用药，具有很大的临床应用价值。

四、幽门螺杆菌

幽门螺杆菌是引起慢性胃炎的病原体。检查幽门螺杆菌除金标准——$^{13}C_2$ 尿素呼气试验和血清抗幽门螺杆菌抗体检查外，也可采用酶联免疫法检查粪便幽门螺杆菌抗原，或聚合酶链反应（PCR）扩增法检测粪便幽门螺杆菌基因。

幽门螺杆菌感染是慢性活动性胃炎、消化性溃疡、胃黏膜相关淋巴组织淋巴瘤和胃癌的主要致病因素，Ⅰ类致癌原。幽门螺杆菌是引发慢性胃病的元凶和罪魁祸首，目前临床上治疗胃部疾病的首要明确诊断就是检测幽门螺杆菌。慢性胃部疾病治疗后反复发作的主要原因就是依然有幽门螺杆菌感染，临床治疗主要进行针对性的联合用药杀灭幽门螺杆菌，准确简便的幽门螺杆菌检测可以指导临床评估治疗效果，达到真正意义上的根治疾病的目的。

五、钙防卫蛋白

钙防卫蛋白是来源于中性粒细胞和巨噬细胞的含钙蛋白，可以作为体内急性炎症细胞活化的重要标志。钙防卫蛋白可以存在于粪便中，粪便钙防卫蛋白检查可以用于鉴别炎症感染性疾病和非感染性疾病，临床上可以用于鉴别溃疡性结肠炎和肠易激综合征等。如果是肠道的感染性疾病，就要在医生的指导下服用抗生素进行对症治疗；如果是非感染性疾病，就不需要服用抗生素治疗。钙防卫蛋白含量在炎症性肠病患者粪便中特异性升高并能长期保持稳定，在常温下可以保存1周。其与肠镜相关性较好，具有取样方便，敏感性及特异性高，可短期内重复检测，易于被无症状人群接受等优点，特别是在判断疾病活动及复发方面具有指导意义，可为炎症性肠病的诊断、鉴别及随访提供可靠依据，值得在临床推广应用。

六、乳铁蛋白

乳铁蛋白是辅助诊断炎症性肠病的一种新标志物，对于鉴别炎症性肠病与肠易激综合征的敏感性和特异性均较好。乳铁蛋白的敏感性较钙防卫蛋白低但特异性更高，因此联合钙防卫蛋白应用于炎症性肠病的检测和评价，可以代替目前有创的检测手段，临床实用性强。

本章小结

粪便检验在消化道疾病的诊断与鉴别诊断中有重要的价值，粪便检验包括理学、化学和显微镜检查等。显微镜检查对寄生虫病的诊断具有重要作用。隐血试验对于消化道出血的诊断与消化道肿瘤的筛查具有重要意义。

隐血试验的方法有化学法和免疫法等。其中化学法是利用色原被氧化后形成发色基团而呈色，呈色深浅可反映血红蛋白（出血量）的多少，其灵敏度高但特异性较差，易受食物与药物等因素的影响。免疫法是采用抗人血红蛋白的单克隆抗体检测粪便隐血，目前国内外多采用单克隆胶体金法，其特异性和灵敏度均较好。良性病变时粪便隐血试验多为间断阳性，而消化道恶性肿瘤时则多为持续阳性。

案例导引解读

该患者轮状病毒检测阳性，并结合临床症状，诊断为轮状病毒感染。

主要诊断依据：婴幼儿感染轮状病毒后，经过1~3天发病。轻者常先有上呼吸道感染症状，继之腹泻，一天内大便3~6次，大便黄绿色，水分较多，或呈蛋花汤样，没有失水表现，精神尚好，偶尔有恶心、呕吐，粪便显微镜检查仅有少许白细胞和脂肪滴。重者腹泻每天可达10次以上，水样便或蛋花样便，呈花绿色或乳白色，可有少量黏液，无脓血，无腥臭味，可引起失水症状，同时有酸中毒的表现。多数患儿可伴有发热，体温多在38~40℃。

⚡ 临床案例分析 4-1

患者，男性，92岁，因"鼻咽拭子新型冠状病毒核酸检测阳性，转阴2天"入院。16天前鼻咽拭子新型冠状病毒核酸检测阳性，无咳嗽、咳痰，无畏寒、发热，无头晕、头痛，无恶心、呕吐，无气促、呼吸困难，无腹痛、腹泻，无胸闷、心悸等，收住XX医院。11天前因患者嗜睡，反应迟钝，四肢乏力，不能行走，经ICU会诊后转入ICU进一步治疗，后又转入普通病房，行抗生素等治疗，胃管见咖啡样胃内容物。

转入普通病房后体检：体重：86 kg，T：37.8℃，R：38 次 /min，BP：94/58 mmHg，HR：98 次 /min。

转入普通病房后行实验室检查：粪常规：稀便，真菌：少量，隐血试验：阳性。

问题：根据以上检验结果并结合患者的临床表现，对临床诊治有哪些提示？

（王厚照）

◆ **数字课程学习**

🎥 微课视频　　　🅿 教学PPT　　　📄 临床案例分析及参考答案　　　👤 自测题

阴道分泌物检验报告单解读

掌握：阴道分泌物形态学检验报告内容、参考区间及临床意义，阴道感染性疾病及引起阴道感染性疾病的常见病原体。

熟悉：阴道分泌物功能学检验指标。

了解：阴道微生态及阴道微生态检验。

患者，女性，26 岁，因"外阴瘙痒"就诊于妇科门诊。患者自述已婚未育，末次月经 10 月 7 日，平素月经周期 30 天，月经规律。近 1 周来白带增多有臭味，近 2 日来外阴瘙痒加重，瘙痒部位主要为阴道口及外阴，偶有灼热和疼痛感，近 1 周内未同房。

体检：T：36.2 ℃，R：18 次 /min，BP：130/85 mmHg，身高：165 cm，体重：52 kg，BMI：19.2 kg/m^2，HR：80 次 /min，律齐，余未见异常。

妇科检查：阴道黏膜充血，有散在的出血斑点，后穹隆有多量白带，灰黄色泡沫状，有异味。

实验室阴道分泌物常规检查结果如下。

XX 医院检验报告单

姓名：XXX　　　　病区：　　　　　　标本种类：白带　　　　样本编号：XXXXX

性别：女　　　　　科别：妇科　　　　标本性状：　　　　　病人类别：门诊

年龄：26 岁　　　　床号：　　　　　　接收人员：XXX　　　　条形码号：XXXXX

病员号：XXXXX　　送检医生：XXX　　送检单位：　　　　　临床初诊：外阴瘙痒

采集时间：2021-11-04 07：10　　　　接收时间：2021-11-04 07：35

备　注：

No	检验项目	结果		参考区间	单位
1	pH	>4.5	↑	3.8 ~ 4.5	
2	清洁度	Ⅳ	↑	Ⅰ ~ Ⅱ	度
3	滴虫	阳性		阴性	
4	真菌孢子	未检到		阴性	

No	检验项目	结果	参考区间	单位
5	真菌菌丝	未检到	阴性	
6	线索细胞	阳性	阴性	
6	过氧化氢	< 2	≥2	μmol/L
7	唾液酸苷酶	阳性	阴性	
8	白细胞酯酶	阳性	阴性	
9	乙酰葡糖胺糖苷酶	阴性	阴性	
9	β 葡糖醛酸糖苷酶	阴性	阴性	

检验日期：2021–11–04　　　报告时间：2021–11–04 8：20　　　检验：XXX　　　审核：XXX
注：此检验报告仅对本次标本负责。

问题： 1. 如何解读该患者的检验报告单？
　　　 2. 根据以上检验结果并结合患者的临床表现，该患者可能的诊断是什么？诊断依据有哪些？

女性生殖系统炎症是妇产科常见病，各年龄组均可发病。感染可发生于下生殖道，如外阴炎、阴道炎及宫颈炎；也可侵袭上生殖道即内生殖器，发生于子宫及其周围结缔组织、输卵管、卵巢及盆腔腹膜，上生殖道炎症又称为盆腔炎。女性生殖系统炎症可局限于一个部位，也可同时累及几个部位，如外阴炎及阴道炎可单独存在，也可两者同时存在。生育期妇女性活动较频繁，外阴、阴道与尿道、肛门毗邻，局部潮湿易受污染，且外阴、阴道是分娩、宫腔操作的必经之道，容易受到损伤及外界病原体的感染。绝经后妇女及婴幼儿雌激素水平低，局部抵抗力下降，也易发生感染。值得注意的是，生殖道病毒感染如人乳头瘤病毒（human papilloma virus，HPV）感染及性传播疾病（sexually transmitted disease，STD）近年来呈上升趋势，危害妇女及母婴健康。

阴道分泌物（vaginal discharge）是女性生殖系统分泌的液体，主要由阴道黏膜、宫颈腺体、前庭大腺及子宫内膜的分泌物混合而成，俗称白带（leukorrhea）。

阴道分泌物的检查常用于女性生殖系统感染性疾病及 STD 的辅助诊断。阴道分泌物由妇产科医师采集，通常采用妇科检查膀胱截石位，用一次性无菌女性拭子自阴道深部或阴道后穹隆、宫颈管口等处取材。

阴道分泌物常规检验一般包括形态学检验和功能学检验两部分。

第一节　阴道分泌物形态学检验

阴道分泌物形态学检验即显微镜检查，分不染色直接涂片（湿片显微镜检查）和涂片染色后显微镜检查，临床实验室传统的阴道分泌物常规检验常用湿片显微镜检查法。阴道分泌物形态学检验项目主要包括阴道清洁度、阴道毛滴虫、真菌孢子、真菌菌丝和线索细胞等。

一、阴道清洁度

阴道清洁度（vaginal clearing degree）是指阴道清洁的等级程度。阴道清洁度是根据阴道分泌物的白细胞与上皮细胞和乳酸杆菌与杂菌的数量对比进行分级的，通过阴道清洁度检查，可了解有无炎症病变。正常育龄妇女阴道内有 200 多种微生物，可分离到的约 50 多种，以细菌为主，其中约 95% 为原籍菌即阴道乳酸杆菌，还有少量的过路菌及条件致病菌如棒状菌、肠球菌、非溶血性链球菌、表皮葡萄球菌、大肠埃希菌、加德纳菌、类杆菌、支原体等。乳酸杆菌产生的乳酸使阴道维持酸性环境，产生的 H_2O_2 又可抑制其他条件致病菌的增殖，同时在阴道黏膜表面可形成一层保护性的菌膜，防止入侵微生物在阴道黏膜定植，从而形成阴道内环境的平衡状态。当机体抵抗力下降、内分泌水平改变、病原生物感染等破坏这种平衡时，过路菌及条件致病菌增多，并出现大量白细胞和脓细胞，导致阴道清洁度下降。

阴道清洁度检查通常采用湿片显微镜检查法，低倍镜观察整个涂片细胞等有形成分的分布情况，再用高倍镜检查。根据阴道分泌物涂片的白细胞与上皮细胞和乳酸杆菌与杂菌的数量对比进行分级，正常情况下，阴道清洁度参考区间为Ⅰ～Ⅱ度。该方法简便易行，但容易漏检，重复性较差。其分级判断标准见表 5-1。

表 5-1 阴道清洁度分级判断标准

清洁度分级	杆菌	球菌	白细胞或脓细胞（个/HP）	上皮细胞
Ⅰ	多（4+）	–	0～5	满视野（4+）
Ⅱ	中（2+）	–或少许	5～15	1/2 视野（2+）
Ⅲ	–或少许	多（2+）	15～30	–或少许
Ⅳ	–	大量（4+）	>30	–

【参考区间】 Ⅰ～Ⅱ度。

【解读要点】

1. 阴道清洁度与女性激素的生理周期性变化有关：排卵前期，雌激素逐渐增高，阴道上皮增生，糖原增多，优势菌乳酸杆菌处于主导地位，pH 下降，杂菌消失，阴道清洁度好，表现为Ⅰ～Ⅱ度。

2. 当机体抵抗力下降或卵巢功能不足时，阴道菌群平衡状态被打破，其他杂菌增殖取代乳酸杆菌的优势地位，导致清洁度下降，病原体乘虚而入。清洁度Ⅲ度提示炎症可能，如阴道炎、宫颈炎等。清洁度Ⅳ度多见于较为严重的阴道炎，如滴虫阴道炎、外阴阴道假丝酵母菌病、淋菌性阴道炎及混合感染等。但在细菌性阴道病及细胞溶解性阴道病时，镜下前者仅表现为乳酸杆菌减少、杂菌增多，白细胞增多并不明显；而后者表现为乳酸杆菌过度生长造成乳酸产生过量，阴道鳞状上皮细胞溶解破裂，是阴道微生态失衡的另一种表现。

3. 随着近几年阴道微生态概念的提出，不能仅用阴道清洁度作为判断是否存在感染的唯一标准，除了需结合形态学和功能学检验综合评价阴道菌群状况，还应根据患者的临床表现、不同疾病的诊断标准和检查结果进行综合分析。

微课视频 5-1　阴道清洁度

二、阴道毛滴虫

阴道毛滴虫（*Trichomonas vaginalis*，TV）简称滴虫，属鞭毛虫纲，是一种寄生于阴道的致病性厌氧寄生原虫。滴虫颈宽尾端尖呈倒置梨形，大小为白细胞的 2~3 倍，虫体顶端有鞭毛 4 根，后端有鞭毛 1 根，体侧有波动膜，前后鞭毛和波动膜均为其运动器官。其生长的最适宜 pH 为 5.5~6.0，适宜温度为 25~42℃。隐藏在腺体及阴道皱襞中的滴虫于月经前后常可得以繁殖，引起炎症的发作。它能消耗或吞噬阴道上皮细胞中的糖原，使乳酸生成减少，改变阴道的酸碱度，破坏防御机制，促进继发性的细菌感染。滴虫能通过性接触或污染的物品传播，引起滴虫阴道炎（trichomonal vaginitis，TV）。

TV 的主要症状是稀薄的泡沫状白带增多及外阴瘙痒，若有其他细菌混合感染则分泌物为脓性，可有臭味。瘙痒部位主要为阴道口及外阴，间或有灼热、疼痛、性交痛等；若尿道口有感染，可有尿频、尿痛，有时可见血尿。

检查滴虫最简便的方法是直接涂片悬滴法显微镜镜检，可见其呈波状运动，亦可见到周围的白细胞被推动移位，若能在阴道分泌物中找到滴虫即可诊断，有症状的患者中，其阳性率可达 90% 左右。滴虫检验标本送检必须及时，冬天要注意保温，否则滴虫活动力减低造成辨认困难，可疑患者湿片镜检阴性亦可采用瑞氏或革兰氏染色后油镜镜检，也可采用培养法或免疫学方法检测。

【参考区间】　阴性。

【解读要点】

1. 因 TV 常于月经后复发，故治疗后检查滴虫阴性时，最初感染 3 个月内需要追踪复查。

2. TV 需与需氧菌性阴道炎（aerobic vaginitis，AV）相鉴别，两者阴道分泌物性状相似，稀薄、泡沫状有异味。主要通过实验室检查鉴别。TV 实验室检查可见滴虫；而 AV 常见的病原菌为 B 族链球菌、葡萄球菌、大肠埃希菌及肠球菌等需氧菌，镜下可见大量白细胞和大量杂菌，乳酸杆菌减少或消失。

3. 近年来，随着生活水平及卫生条件的提高，TV 发病率已明显下降。

三、真菌

真菌（fungus）呈卵圆形革兰氏阳性孢子或与出芽细胞相连接的假菌丝，呈链状及分枝状菌丝。常见的外阴阴道真菌感染早些年 80%~90% 为白假丝酵母菌（白色念珠菌），近几年近平滑假丝酵母菌、热带假丝酵母菌的占比有所上升。外阴阴道假丝酵母菌病（vulvovaginal candidiasis，VVC）曾称念珠菌性阴道炎，俗称真菌性阴道炎。据统计，大约 10% 的非孕女性及 30% 的孕妇阴道中有此菌寄生。当阴道内糖原增多，酸度增高时，最适合于假丝酵母菌繁殖引起炎症，故感染多见于孕妇、糖尿病患者、接受雌激素治疗者等。若长期使用抗生素及机体抵抗力下降，改变了阴道内微生物的动态平衡，也容易使假丝酵母菌得以繁殖引起感染，并可通过性交传播。国外资料显示，约 75% 的女性一生中至少得过一次 VVC，45% 的女性经历过 2 次或 2 次以上的发病。假丝酵母菌作为机会致病菌，主要为内源性传染。除阴道外，假丝酵母菌还可寄生于人的口腔和肠道，这三个部位的假丝酵母菌可相互传染，也可通过性接触直接传染。

【参考区间】　真菌菌丝：阴性；真菌孢子：阴性。

【解读要点】

1. VVC 主要表现为外阴瘙痒、灼痛。症状严重时坐卧不安，痛苦异常。还可有尿频、尿急及性交痛。急性期白带增多，典型的白带呈白色厚豆腐渣样。妇科检查时可见小阴唇内侧及阴道黏膜上附着白色膜状物，擦除后露出红肿黏膜面。急性期还可见到白色膜状物覆盖下有受损的糜烂面及浅溃疡。

2. 假丝酵母菌检查可用阴道分泌物直接涂片悬滴法显微镜镜检，若在镜下找到芽孢和菌丝，即可确诊。若有症状而多次检查阴性，可采用培养法。反复感染复发的顽固病例，需详细询问病史，了解有无用大量甾体激素或长期使用抗生素的病史。

3. VVC 合并细菌性阴道病、滴虫阴道炎是常见的阴道混合感染的类型，实验室检查可见到两种或以上致病微生物。

4. VVC 症状及分泌物性状与细胞溶解性阴道病（cytolytic vaginosis，CV）相似，应注意鉴别。两者主要通过显微镜检查鉴别，VVC 镜下可见芽生孢子和假菌丝，而 CV 可见大量乳酸杆菌和上皮溶解后细胞的裸核。

四、加德纳菌与线索细胞

阴道加德纳菌（*Gardnerella vaginalis*，GV）为革兰氏阴性或染色不定（有时呈革兰氏阳性）的小杆菌，正常情况下阴道内不见或少见。阴道 GV 可与各种厌氧菌、支原体等引起混合感染，共同引起细菌性阴道病（bacterial vaginosis，BV）。

线索细胞（clue cell）为阴道鳞状上皮细胞黏附大量阴道 GV 及其他短小杆菌而形成的细胞团。其主要特征为：生理盐水涂片高倍镜下可见该细胞边缘呈锯齿状，细胞已有溶解，核模糊不清，其上覆盖有大量 GV 及厌氧菌，使细胞表面毛糙，出现斑点和大量细小颗粒。涂片革兰氏染色后，显微镜下显示黏附于上皮细胞内的细菌为革兰氏阴性或染色不定的球杆菌。在阴道分泌物中发现线索细胞是诊断 BV 的重要指标之一。

BV 主要表现为阴道分泌物增多，稀薄有鱼腥臭味，可伴有轻度外阴瘙痒或烧灼感。白带呈灰白色，均匀一致，黏度很低。有时可见泡沫，系厌氧菌代谢所产生的气体所致。妇科检查阴道黏膜无明显充血的炎症表现，但白带增多。

BV 的临床诊断标准为：①阴道分泌物稀薄均匀；②分泌物 pH > 4.5；③胺试验阳性；④线索细胞阳性。凡线索细胞阳性再加上其他 2 条，BV 的诊断即成立。

BV 还可用 Nugent 革兰氏染色评分，根据阴道分泌物的各种细菌密集度和多样性进行诊断。目前研究显示大部分患者唾液酸苷酶阳性，唾液酸苷酶有助于 BV 的辅助诊断。

【参考区间】　GV：未见或少许；线索细胞：阴性。

【解读要点】

1. 检查乳酸杆菌和阴道 GV 可作为 BV 诊断的参考。

（1）正常情况：乳酸杆菌为 6 ~ 30 个 / 油镜视野。

（2）非细菌性阴道病：乳酸杆菌 > 5 个 / 油镜视野，仅见少许阴道 GV。

（3）细菌性阴道病：乳酸杆菌 < 5 个 / 油镜视野，或无乳酸杆菌，但阴道 GV、其他细小的革兰氏阳性或阴性细菌大量增多。

2. 在阴道分泌物中发现线索细胞是诊断 BV 的重要指标。

◆ ● 拓展知识 5-1 淋病奈瑟菌

淋病奈瑟菌俗称淋球菌（gonococcus），为革兰阴性双球菌，直径 0.6~0.8 μm，肾形或卵圆形，常成对凹面相对排列，无芽孢、无鞭毛，有夹膜和菌毛。淋病奈瑟菌的检查方法有：①涂片革兰氏染色法：方法简便，但阴道分泌物涂片染色镜检发现多形核白细胞内"革兰氏阴性双球菌"敏感性为 40%~70%。②培养法：对于阴道分泌物涂片检查可疑的患者，临床诊断淋病应采取分离培养的方法进行鉴定。③分子生物学检测方法：聚合酶链反应（PCR）法，利用淋球菌 DNA、RNA 探针等。淋球菌培养要求高，检测周期长，涂片法及 PCR 法常与培养法联合使用。

淋病奈瑟菌引起生殖道感染称为淋病，是一种性传播疾病，主要表现为泌尿生殖系统黏膜的化脓性炎症，男性最常见的表现是尿道炎，女性为宫颈炎。目前淋球菌培养仍为淋病的确诊试验，适用于男、女性及除尿液外其他所有临床标本的淋球菌检查。

第二节 阴道分泌物功能学检验

应用形态学检查方法诊断阴道感染，直接检测病原体，相对直观，是传统的诊断阴道感染的方法，目前是诊断阴道感染性疾病的金标准。阴道分泌物功能学检验作为重要的补充信息，可用以评价阴道感染的严重程度及是否存在混合感染，当出现形态学检验结果与功能学检验结果有差异时，仍以形态学检验结果为主要参考指标。

一、酸碱度

在生理状态下，女性青春期后因雌激素的影响，阴道上皮由单层变为复层。上皮细胞除内底层外，均含有不同程度的糖原，同时受卵巢功能的影响，有周期性的变化及脱落。脱落后细胞破坏释放出糖原，经阴道乳酸杆菌的作用，将糖原转化为乳酸，使阴道内 pH 保持在 3.8~4.5，在此酸性环境中只有阴道乳酸杆菌得以生存。

【参考区间】 3.8~4.5。

【解读要点】

1. 在健康女性，阴道本身具有自净作用，形成自然防疫功能。所以正常阴道分泌物呈酸性，阴道乳酸杆菌较多，脱落的阴道鳞状上皮细胞也较多，而白细胞或脓细胞较少，球菌则更少见到。如自然防疫功能遭到破坏，则病原菌易于侵袭，导致阴道炎症。

2. 幼女及绝经后妇女因缺乏雌激素作用，阴道鳞状上皮细胞菲薄，细胞内不含糖原及阴道内乳酸杆菌较少或缺如，通常 pH > 4.5，故阴道抵抗力低，较易受病原微生物的侵袭。

二、生物化学指标

阴道分泌物功能学检验除了酸碱度（pH）之外，还进行多种生物化学指标检验。阴道中不同的微生物可产生不同的代谢产物及不同的酶，因此，根据不同微生物的代谢产物及酶的活性可设立不同的标志物。阴道分泌物生物化学指标检验是形态学检验的补充手段。

临床常用的生物化学指标报告项目有过氧化氢浓度、白细胞酯酶（leukocyte esterase，LE）、唾液酸酶（sialidase）、β葡糖醛酸糖苷酶（β-glucuronidase）和乙酰葡糖胺糖苷酶（acetylglucosaminidase）等。

【参考区间】①过氧化氢浓度：≥2 μmol/L；②白细胞酯酶：阴性；③唾液酸酶：阴性；④β葡糖醛酸糖苷酶：阴性；⑤乙酰葡糖胺糖苷酶：阴性。

【解读要点】

1. 乳酸杆菌功能标志物：乳酸杆菌的代谢产物包括乳酸菌素、过氧化氢、乳酸。过氧化氢浓度与产过氧化氢的乳酸杆菌的数量呈正相关，可根据过氧化氢浓度判定乳酸杆菌功能是否正常。故过氧化氢浓度可反映乳酸杆菌的功能。

2. 机体炎症反应标志物：白细胞酯酶与被破坏的白细胞数量成正比，能间接反映致病微生物的增殖水平。白细胞酯酶阳性提示阴道分泌物中有大量多核白细胞被破坏从而释放该酶，阴道黏膜受损，存在炎症反应。

3. 其他微生物代谢产物及酶活性标志物：

（1）厌氧菌：大多数唾液酸酶阳性。

（2）需氧菌：部分β葡糖醛酸糖苷酶及凝固酶阳性。

（3）白假丝酵母菌：部分天冬酰胺蛋白酶及乙酰葡糖胺糖苷酶阳性。

📹 **微课视频 5-2**　阴道分泌物功能学检查

◆ 🌐 **拓展知识 5-2　女性阴道微生态及阴道微生态检测**

微生态学是一门新兴学科，是研究人类、动物和植物与自身定居的正常微生物菌群相互依赖、相互制约的客观关系的科学。近年来随着科技的迅猛发展，医学微生态已经成为一门独立的学科，并且日益受到重视。在人体体表和与外界相通的腔道中寄居着对人体无损害作用的微生物，通常称为正常微生物或正常菌群。人体微生态学研究表明，在人体生存的益生菌不仅对其所栖息的腔隙表面起到生物保护作用，而且参与人体三大主要物质（糖类、脂质、蛋白质）的代谢。在长期进化过程中，通过物种之间的相互适应、自然选择，正常菌群不同种类之间，正常菌群与宿主之间，正常菌群、宿主与环境之间始终处于动态平衡状态，形成一个相互依存、相互制约的微生态系统。

女性下生殖道为对外开放性腔道，是人体内重要的微生态区。正常情况下，阴道微生态是由正常阴道解剖结构、周期性的内分泌变化、阴道局部免疫系统、阴道各种菌群四大部分组成的。阴道微生物菌群种类繁多，包括：①革兰氏阳性需氧菌和兼性厌氧菌：乳酸杆菌、棒状杆菌、非溶血性链球菌、肠球菌及表皮葡萄球菌；②革兰氏阴性需氧菌及兼性厌氧菌：加德纳菌、大肠埃希菌及摩根菌；③专性厌氧菌：消化球菌、消化链球菌、类杆菌、动弯杆菌、梭杆菌及普雷沃菌；④其他：包括支原体、假丝酵母菌等。微生物菌群相互共生和拮抗，受到体内外各种因素的影响，参与形成结构复杂的微生态系统。女性阴道内的正常菌群在周期性的性激素影响下，通过阴道鳞状上皮细胞内的糖原营养，使之成长、繁殖并分泌各种细菌素和细胞因子，保持阴道的酸性环境，抵御各种致病菌的入侵。各种微生物之间互相影响，共同发挥作用，形成阴道微生态的动态平衡。

现有的阴道微生态系统检验主要包括形态学检验和功能学检验。与阴道分泌物常规检验相比较，微生态形态学检验需同时进行阴道分泌物湿片检查及涂片、干燥、固定后革兰氏染色，油镜下检查阴道菌群情况，包括菌群密集度、菌群多样性、优势菌、病原微生物、菌群抑制及菌群增殖过度、各项疾病评分（细菌性阴道病及 Nugent 评分，需氧菌性阴道炎及 Donders 评分，阴道分泌物的白细胞计数等形态学指标）。功能学检验包括需氧菌、厌氧菌、真菌、滴虫等的代谢产物、酶的活性及 pH 等。形态学和功能学检验互为补充，从而综合评价阴道微生态情况。正常阴道微生态的定义为：阴道菌群的密集度为Ⅱ～Ⅲ级，多样性为Ⅱ～Ⅲ级，优势菌为乳酸杆菌，阴道 pH 为 3.8～4.5，乳酸杆菌功能正常（H_2O_2 分泌正常），白细胞酯酶等阴性。当阴道菌群的密集度、多样性、优势菌、阴道分泌物白细胞计数等炎症反应指标、pH 和乳酸杆菌功能任何 1 项出现异常，即诊断为微生态失调状态。目前研究认为，微生态失调状态大部分是暂时性的，机体抵抗力好转即可恢复正常；当外来病原微生物增加或机体抵抗力下降时，可导致疾病的出现，如 BV、VVC、TV 等。

阴道微生态评价有利于准确诊断各种单纯性阴道感染，并及时发现各种混合性阴道感染。阴道微生态的检测评价系统不仅能够诊断临床常见类型的阴道感染，还能够对目前临床上仅存在"外阴瘙痒、白带增多"等症状、传统阴道分泌物常规检验未发现特殊病原微生物、难以诊断的阴道感染患者进行微生态评价，从而提高临床诊断率；同时，不仅能够诊断单纯的阴道感染，还能够一次性发现混合性阴道感染，从而能够指导临床对因治疗。全面评价阴道微生态环境，在诊断明确的基础上，实施促进阴道微生态平衡的疗法。对于阴道感染，除按照诊治指南进行针对病原微生物的药物治疗外，还应该通过应用各种黏膜修复剂帮助修复阴道黏膜，应用阴道微生态制剂恢复以有功能的乳酸杆菌为主的弱酸性环境，促进阴道微生态的平衡和免疫调节，减少阴道感染的反复发作。

本章小结

女性生殖道感染是妇产科常见病，临床常见的感染病原体有滴虫、真菌、细菌、支原体、衣原体等。近年来，生殖道感染病原体的检测正经历着从传统显微镜形态学检查到生化免疫学检测、分子生物学检测甚至宏基因组测序的重大变革。各类检测技术各有优缺点，应根据病原体的特性及感染的特点结合患者的临床症状选择合适的方法或联合检测的策略。通过采集阴道分泌物标本直接涂片镜检或涂片后染色镜检的形态学检测操作简便，快捷经济，依然是重要的检测手段。阴道分泌物的正确取材是保证检验结果可靠的关键环节，包括正确的采集前准备、采集部位、采集手法、采集量及标本的及时送检等。随着阴道微生态观念的逐渐深入，阴道分泌物常规检验将从单一的明确是否存在感染病原体逐步过渡到对阴道正常菌群微环境的整体分析，并逐渐演变成形态学和功能学检验指标相结合的对阴道微生态的综合评价，阴道分泌物常规检验报告也逐渐从简单的几个文字、数字过渡到图文结合的分析报告。掌握阴道分泌物检验的常见报告内容、报告方式及临床意义，掌握常见的女性生殖道感染性疾病类型及相关病原体的特性及实验室检查，了解阴道微生态及微生态检验，有助于较为客观系统地认识阴道分泌物检查的基本概况。

案例导引解读

　　根据患者的临床表现并结合实验室检验结果，该患者可能的诊断为滴虫阴道炎和细菌性阴道病的混合感染。

　　诊断依据主要有：该患者阴道分泌物显微镜检查真菌孢子、真菌菌丝未检到，可基本排除生殖道真菌感染相关疾病；清洁度Ⅳ度，滴虫阳性，不难诊断存在滴虫阴道炎；线索细胞阳性，唾液酸酶阳性，过氧化氢 < 2 μmol/L，阴道分泌物 pH > 4.5，结合患者的临床表现，提示患者存在细菌性阴道病；白细胞酯酶阳性进一步补充佐证存在局部炎性反应。

💡 临床案例分析 5-1

　　患者，女性，35 岁，自觉阴道分泌物有腥臭味，影响日常生活而非常苦恼，自用多种外用洗剂和阴道栓剂后，异味可消失一段时间，但不久后又会再次出现。近几日来，自觉外阴瘙痒难忍，来妇科门诊就诊。

　　经阴道分泌物常规检查：清洁度Ⅳ度；pH > 4.5；滴虫：阴性；真菌菌丝：阳性；真菌孢子：阴性；线索细胞：阳性；过氧化氢：< 2 μmol/L；唾液酸酶：阳性；白细胞酯酶：阳性。

　　问题 1. 该患者最可能的诊断是什么？诊断依据有哪些？

　　该患者接受抗真菌治疗一个疗程后，外阴瘙痒明显减轻，复诊时给予阴道微生态检查，发现真菌菌丝消失，但阴道分泌物染色镜检发现优势菌为革兰氏阴性小杆菌。

　　问题 2. 此时考虑有哪些可能？

（沈　强）

◆ 数字课程学习

📹 微课视频　　🅿 教学PPT　　📖 临床案例分析及参考答案　　👤 自测题

血栓与止血检验报告单解读

掌握：血栓与止血基本指标：血浆凝血酶原时间与国际正常化比值、活化部分凝血活酶时间、纤维蛋白原、凝血酶时间的参考区间和临床意义；血浆 D- 二聚体、纤维蛋白（原）降解产物等指标的参考区间和临床意义。

熟悉：血小板相关检测指标的临床意义。

了解：出血性疾病的实验室检查选用原则及实验诊断步骤。

案例导引

患者，男性，60 岁，2 年前无明显诱因出现腹胀、腹围增大，食欲缺乏，排不成形黑便，伴腹痛、胀痛为主，进食后加重。入院治疗，有乙型肝炎后肝硬化失代偿期病史 3 年余。

体检：胸部可见蜘蛛痣；腹部膨隆，软，无压痛及反跳痛，未触及腹部包块，移动性浊音阳性，双下肢水肿，BP：127/74 mmHg，HR：78 次 /min，律齐，余未见异常。

实验室检查结果如下：

XX 医院检验报告单

姓名：XXX　　　　病区：消化科　　　标本种类：血浆　　　样本编号：XXXXX

性别：男　　　　　科别：消化科　　　标本性状：　　　　　病人类别：住院

年龄：60 岁　　　　床号：XX　　　　　接收人员：XXX　　　条形码号：XXXXX

病员号：XXXXX　　送检医生：XXX　　送检单位：　　　　　临床初诊：乙型肝炎后肝硬化失代偿期

采集时间：2021-12-02 07：25　　　　　　接收时间：2021-12-02 08：13

备　注：

No	项目	结果		参考区间	单位
1	凝血酶原时间	17.40	↑	9 ~ 13	s
2	国际正常化比值（INR）	1.56	↑	0.80 ~ 1.22	
3	活化部分凝血活酶时间	38.44	↑	22 ~ 33	s
4	纤维蛋白原	0.55	↓	2.00 ~ 6.00	mg/L
5	凝血酶时间	25.66	↑	14 ~ 21	s

检验日期：2021-12-02　　报告时间：2021-12-02 10：00　　检验：XXX　　审核：XXX

注：此检验报告仅对本次标本负责。

问题：1. 如何解读该患者的检验报告单？

　　　　2. 根据以上检验结果并结合患者的临床表现，可能的诊断是什么？诊断依据有哪些？

正常止血机制有赖于血管壁、血小板、凝血因子、抗凝血因子、纤维蛋白溶解（纤溶）系统的完整性，以及它们之间的生理性平衡和调节。出血、血栓性疾患的发病机制可概括为：① 血管壁的结构或功能异常；② 血小板量的减少、增多或质的异常；③ 凝血因子含量减低、增高或分子结构异常；④ 抗凝机制或纤溶机制减弱。

第一节　血管壁功能检验

血管壁尤其是血管内皮细胞能合成或分泌多种促凝物质（如血管性血友病因子等）和抗凝物质（如凝血酶调节蛋白等），参与初期止血过程。血管壁功能相关检验项目有出血时间测定、血浆内皮素 –1 测定。

一、出血时间

出血时间（bleeding time，BT）测定是指将皮肤毛细血管刺破后，出血自然停止所需的时间（初期止血时间）。BT 长短主要受血小板质和量，以及血管壁完整性、收缩力的影响；其次与凝血因子Ⅷ和血管性血友病因子（von Willebrand factor，vWF）有关。

该项目操作烦琐，且有创伤，临床实际应用较少。

【参考区间】　测定器法：（6.9 ± 2.1）min，超过 9 min 为异常。

【解读要点】　BT 异常主要见于下列情况：

1. 血小板显著减少：如原发性及继发性血小板减少性紫癜。

2. 血小板功能不良：如血小板无力症、巨大血小板综合征。

3. 毛细血管壁异常：如维生素 C 缺乏症、遗传性出血性毛细血管扩张症。

4. 某些凝血因子严重缺乏：如血管性血友病、弥散性血管内凝血（disseminated intravascular coagulation，DIC）

二、内皮素 –1

内皮素（endothelin，ET）是日本学者柳泽正史等从培养的猪主动脉内皮细胞中分离纯化出的一种由 21 个氨基酸残基组成的活性多肽。ET 不仅存在于血管内皮，也广泛存在于各种组织和细胞中，是调节心血管功能的重要因子，对维持基础血管张力与心血管系统稳态起着重要作用。内皮素系统包括 3 个肽配体（ET–1、ET–2、ET–3）和 2 个 G 蛋白的偶联受体。内皮素 –1（ET–1）具有强烈的缩血管活性，是血栓形成的易患因素之一。

【参考区间】　< 5 ng/L（酶联免疫吸附法）。

【解读要点】　内皮素 –1 增高：见于心肌梗死、心绞痛、高血压、动脉硬化、缺血性脑血管疾病和肾衰竭等。

第二节　血小板功能检验

血小板相关检验项目包括血小板量的减少、增多或质的异常的检测，其中血小板计数、血小板平均体积和血小板分布宽度指标的解读见第二章第三节。

一、血小板相关免疫球蛋白

血小板相关免疫球蛋白（platelet-associated immunoglobulin，PA Ig）包括 PA IgG、PA IgM 和 PA IgA。临床实验室用 ELISA 法测定。

【参考区间】　PA IgG：$0 \sim 78.8$ ng/10^7 血小板；

PA IgM：$0 \sim 7.0$ ng/10^7 血小板；

PA IgA：$0 \sim 2.0$ ng/10^7 血小板。

【解读要点】

1. PA Ig 增高是免疫性血小板减少的共同特征，见于原发性血小板减少性紫癜、输血后紫癜、新生儿免疫性血小板减少症、药物免疫性血小板减少性紫癜及系统性红斑狼疮（systemic lupus erythematosus，SLE）、淋巴瘤、慢性活动性肝炎等。

2. 原发性血小板减少性紫癜经有效治疗后 PA Ig 水平下降；复发后，则又可升高。

二、血小板黏附试验

生理情况下，血小板具有黏着于异物表面的功能，称血小板黏附功能。测定血小板黏附功能的方法称血小板黏附试验（platelet adhesion test，PAdT）。PAdT 是指受检查血液以一定速度通过含一定量玻璃珠柱前、后血液中血小板数的差，该差数为黏附于玻璃珠和塑料管的血小板数，由此可计算出占血小板总数的百分比，即为血小板黏附率（platelet adhesion rate）（%）。

【参考区间】　血小板黏附率：$62.5\% \pm 8.61\%$。

【解读要点】

1. 血小板黏附率增高：见于血栓前状态和血栓性疾病，如心肌梗死、心绞痛、脑血管病变、糖尿病、动脉粥样硬化等。

2. 血小板黏附率减低：见于血管性血友病、血小板无力症、尿毒症、骨髓增生异常综合征、急性白血病和 SLE 等。

三、血小板聚集试验

人体血液循环中的血小板呈分散状，血小板相互间黏附的特性称为血小板聚集性。血管破损出血后，可出现血小板聚集，在破损部位黏附形成血小板血栓，是止血过程的最早反应。

血小板聚集试验（platelet aggregation test，PAgT）是在富含血小板的血浆中加入致聚剂，血小板发生聚集，悬液的浊度随之下降，透光度增加。将此透光度变化记录于图纸上，形成血小板聚集曲线。根据此透光度变化可了解血小板的聚集反应。

【参考区间】　各实验室有自己的参考区间。

【解读要点】

1. 血小板聚集功能增高：见于血栓前状态和血栓性疾病，如心肌梗死、心绞痛、糖尿病、脑血管病变、高脂血症等。

2. 血小板聚集功能减低：见于血小板无力症、血管性血友病、尿毒症、骨髓增生性疾病、急性白血病和原发性血小板减少性紫癜等。

四、血块收缩试验

血块收缩试验（clot retraction test，CRT）是在富含血小板血浆中加入 Ca^{2+} 和凝血酶，使血浆凝固形成凝块，随之血小板释放出血栓收缩蛋白（主要是肌动球蛋白），使纤维蛋白网收缩，挤出血清。本试验是反映血小板功能的筛选试验。

【参考区间】 55% ~ 77%（血凝后 0.5 ~ 1 h 开始收缩，18 ~ 24 h 达到完全收缩）。

【解读要点】 血块收缩不良见于：①血小板减少症；②血小板功能异常：血小板无力症、原发性血小板增多症；③凝血因子严重减少：如纤维蛋白原、凝血酶原等减少；④红细胞增多症；⑤异常蛋白血症：多发性骨髓瘤、原发性巨球蛋白血症。

五、β 血小板球蛋白和血小板第 4 因子

血浆 β 血小板球蛋白（β-thromboglobulin，β-TG）和血小板第 4 因子（platelet factor 4，PF4）均来自血小板的 α 颗粒，是血小板特异蛋白质。血浆中两者的浓度高低取决于血小板合成和释放量，也与肾的排泄和体内的清除率有关。

【参考区间】 β-TG：（16.4 ± 9.8）μg/L（ELISA 法）；

PF4：（3.2 ± 2.3）μg/L（ELISA 法）。

【解读要点】 β-TG 和 PF4 临床意义相同。

1. 增高：反映血小板被激活及其释放反应亢进，见于血栓前状态和血栓性疾病，如心肌梗死、脑血管病变、尿毒症、糖尿病、妊娠高血压综合征、恶性肿瘤和 DIC 等。

2. 减低：见于先天性或获得性贮存池病（血小板 α 颗粒缺陷症）。

第三节 凝血因子检验

凝血因子相关检验项目包括凝血因子含量减低、增高或分子结构异常的检测，具体如下。

一、凝血酶原时间

在受检血浆中加入过量的组织凝血活酶和 Ca^{2+}，使凝血酶原变为凝血酶，后者使纤维蛋白原转变成纤维蛋白，观察血浆凝固所需时间，即凝血酶原时间（prothrombin time，PT）。PT 是反映血浆中凝血因子 Ⅰ、Ⅱ、Ⅴ、Ⅶ、Ⅹ 活性的指标，PT 测定是检查机体外源性凝血系统功能有无障碍的过筛试验，也是临床抗凝治疗的重要监测指标。

【参考区间】 不同方法、不同试剂检测的结果有较大差异。本试验需设正常对照值，测定值超过正常对照值 3 s 为异常。

国际正常化比值（international normalize ratio，INR）INR = PTR^{ISI}，其参考值随国际灵敏度指数（international sensitivity index，ISI）不同而异，ISI 越小，组织凝血活酶的灵敏度

越高。PT 检测时必须使用标有 ISI 值的组织凝血活酶试剂。

【解读要点】

1. PT 延长：先天性凝血因子 Ⅰ（纤维蛋白原）、Ⅱ（凝血酶原）、Ⅴ、Ⅶ、Ⅹ 缺乏；获得性凝血因子缺乏，如严重肝病、维生素 K 缺乏、纤溶亢进、DIC、使用抗凝药物（如口服抗凝剂）和异常抗凝血物质等。

2. PT 缩短：血液高凝状态，如 DIC 早期、心肌梗死、脑血栓形成、深静脉血栓形成、多发性骨髓瘤等，但灵敏度和特异度差。

3. INR：是 WHO 推荐监测口服抗凝剂的首选指标，中国人的 INR 以 2.0 ~ 2.5 为宜，一般不 > 3.0，< 1.5 提示抗凝无效。

🎥 **微课视频 6-1**　*血浆凝血酶原时间*

二、活化部分凝血活酶时间

在受检血浆中，加入白陶土以激活因子Ⅻ和Ⅺ，加入脑磷脂（部分凝血活酶）以代替血小板，观察缺乏血小板血浆凝固所需的时间，即活化部分凝血活酶时间（activated partial thromboplastin time，APTT）。APTT 反映内源性凝血因子是否异常和血液中是否存在抗凝物质，是内源性凝血系统较敏感和常用的筛选试验。

【参考区间】　不同方法、不同试剂检测的结果有较大差异，本试验需设正常对照值，测定值与正常对照值比较，延长超过 10 s 为异常。

【解读要点】

1. APTT 延长：见于因子Ⅻ、Ⅺ、Ⅸ、Ⅷ、Ⅹ、Ⅴ、Ⅱ、PK、HMWK 和纤维蛋白原缺乏，尤其用于因子Ⅷ、Ⅸ、Ⅺ缺乏及它们的抗凝物质增多；此外，APTT 是监测普通肝素和诊断狼疮抗凝物的常用试验。普通肝素治疗首选 APTT 作为监测指标，APTT 测定值维持在正常对照的 1.5 ~ 2.5 倍。

2. APTT 缩短：血栓性疾病和血栓前状态，但灵敏度和特异度差。

三、凝血酶时间

在受检血浆中加入"标准化"凝血酶溶液，使血浆中纤维蛋白原形成纤维蛋白，观察血浆凝固所需的时间，为凝血酶时间（thrombin time，TT）。如果血浆中存在纤维蛋白原的量或质的异常，或存在循环抗凝血酶类抗凝物质，则 TT 延长。

【参考区间】　14 ~ 21 s。本试验需设正常对照值，受检者 TT 值延长超过正常对照值 3 s 为延长。

【解读要点】

1. TT 延长：见于低（无）纤维蛋白原血症，血中纤维蛋白（原）降解产物增高，血中有肝素或类肝素物质存在。

2. 溶血栓治疗时，建议 TT 测定值维持在正常对照值的 1.5 ~ 2.5 倍。

四、纤维蛋白原

纤维蛋白原（fibrinogen，Fg）由肝合成，是血浆中浓度最高的凝血因子。Fg 浓度或功能异常均可导致凝血障碍。因此，Fg 是出血性疾病与血栓性疾病诊治中常用的筛检指标之一。

血浆 Fg 测定是在受检血浆中加入一定凝血酶，后者使血浆中的 Fg 转变为纤维蛋白，通过比浊法测定 Fg 的含量。

【参考区间】 WHO 推荐用 Clauss 法，Fg：2～6 g/L（凝血酶比浊法）。

【解读要点】

1. Fg 增高：见于糖尿病、急性心肌梗死、急性肾小球肾炎、大面积灼伤、多发性骨髓瘤、大手术后、急性感染、恶性肿瘤及血栓前状态等。

2. Fg 减低：见于 DIC、原发性纤溶症、重症肝炎和低（无）纤维蛋白原血症。溶栓治疗时，建议 Fg 维持在 1.2～1.5 g/L。

五、凝血时间

凝血时间（clotting time，CT）是指血液离开血管，在体外发生凝固的时间。血浆 CT 测定是将静脉血放在玻璃试管中，观察自采血开始至血凝所需要的时间，即凝血时间。CT 主要反映内源性凝血过程第一期有无异常，与Ⅷ、Ⅸ、Ⅺ因子关系最大。

该项目操作烦琐，临床实际应用少。

【参考区间】 4～12 min（试管法）。

【解读要点】

1. CT 延长：见于血浆Ⅷ、Ⅸ、Ⅺ因子严重减少，凝血酶原严重减少，Fg 严重减少，DIC 后期。

2. CT 缩短：见于血液呈高凝状态时，如 DIC 早期、脑血栓形成或心肌梗死。

六、凝血因子促凝活性

血浆凝血因子促凝活性（coagulation factor procoagulant activity）测定包括凝血因子Ⅷ、Ⅸ、Ⅺ、Ⅻ及Ⅱ、Ⅴ、Ⅶ、Ⅹ促凝活性测定。

（一）血浆凝血因子Ⅷ、Ⅸ、Ⅺ、Ⅻ促凝活性

【参考区间】 FⅧ：C：103%±25.7%（一期法）；

FⅨ：C：98.1%±30.4%（一期法）；

FⅪ：C：100%±18.4%（一期法）；

FⅫ：C：92.4%±20.7%（一期法）。

【解读要点】

1. 增高：见于血栓前状态和血栓性疾病，如静脉血栓形成、肺栓塞、肝疾病等。

2. 减低：

（1）FⅧ：C 减低：见于血友病 A、血管性血友病、血中存在因子Ⅷ抗体、DIC 等。

（2）FⅨ：C 减低：见于血友病 B、肝疾病、维生素 K 缺乏症、DIC、口服抗凝药物等。

（3）FⅪ：C 减低：见于因子Ⅺ缺乏症、肝疾病、DIC 等。

（4）FⅫ：C 减低：见于先天性因子Ⅻ缺乏症、肝疾病、DIC 等。

（二）血浆凝血因子Ⅱ、Ⅴ、Ⅶ、Ⅹ促凝活性

【参考区间】 FⅡ：C：97.7%±16.7%（一期法）；

FⅤ：C：102.4%±30.9%（一期法）；

F Ⅶ：C：103.0% ± 17.3%（一期法）；

F Ⅹ：C：103.0% ± 19.0%（一期法）。

【解读要点】

1. 增高：见于血栓前状态和血栓性疾病，尤其见于静脉系统血栓。

2. 减低：分别见于先天性因子Ⅱ、Ⅴ、Ⅶ和Ⅹ缺乏症，获得性见于肝疾病、DIC、口服抗凝剂、维生素 K 缺乏症、肠道灭菌和吸收不良综合征等。

第四节　抗凝系统检验

抗凝系统相关检验项目包括临床上常用的病理性抗凝物质检测和生理性抗凝因子检测两部分，后者也是凝血系统的调节因子。

一、狼疮抗凝物

狼疮抗凝物（lupus anticoagulant，LA）可以使依赖磷脂的凝血时间如 APTT 延长。在检测系统中加入磷脂，用对狼疮抗凝物敏感的 APTT 试剂检测，可以发现若待测血浆中存在狼疮抗凝物，可以使原先延长的 APTT 明显缩短或恢复正常，根据两者的差值，可以确定狼疮抗凝物的存在。

【参考区间】　阴性。

【解读要点】　本试验阳性见于有狼疮抗凝物存在的患者，如 SLE、某些血栓性疾病、自发性流产及抗磷脂抗体综合征等。

二、抗凝血酶 Ⅲ

血浆抗凝血酶（antithrombin，AT）活性测定主要是了解生理性抗凝因子的活性，其中主要是血浆抗凝血酶Ⅲ活性（AT-Ⅲ：A）。

【参考区间】　AT-Ⅲ：A：105.5% ~ 111.5%（发色底物法）。

【解读要点】

1. 增高：见于血友病、白血病和再生障碍性贫血等的急性出血期，也见于口服抗凝药治疗中。

2. 减低：见于先天性和获得性抗凝血酶缺陷症，后者见于血栓前状态、血栓性疾病、DIC 和肝疾病等。

三、蛋白 C 活性

蛋白 C（protein C，PC）是一种依赖维生素 K 的生理性抗凝蛋白，调节凝血因子Ⅴ、Ⅷ的活性。

【参考区间】　70% ~ 140%（发色底物法）。

【解读要点】　蛋白 C 活性减低见于遗传性和获得性疾病，获得性疾病主要见于 DIC、肝病、口服抗凝剂、急性呼吸窘迫综合征和手术后等。

四、蛋白 S 活性

蛋白 S（protein S，PS）是一种维生素 K 依赖的血浆蛋白，是活化蛋白 C（activated

protein C，APC）的辅因子。它通过 APC 使凝血因子Ⅴa、Ⅷa 水解失活，从而发挥抑制凝血的功能。血浆中蛋白 S 既可作为一种游离状态的、具有活性的蛋白质，又可与 C4b 结合蛋白（C4bBP）相结合，以非活化形式存在。蛋白 S 活性降低增加了血栓形成的危险性。

【参考区间】 男性：75%～130%（凝固法）。

未服用避孕药的女性：59%～118%（凝固法）；

服用避孕药的女性：52%～118%（凝固法）。

【解读要点】 蛋白 S 活性降低见于先天性和获得性蛋白 S 缺陷症，后者见于肝病、口服抗凝剂和 DIC 等。

第五节 纤溶系统检验

纤维蛋白溶酶（纤溶酶）可将已形成的血凝块加以溶解，产生纤维蛋白（原）的降解产物，从而反映纤溶活性。纤溶活性增强可致出血，纤溶活性减低可致血栓。纤维蛋白（原）降解产物测定和血浆 D- 二聚体测定是最常用的反映纤溶亢进的筛选试验。血浆硫酸鱼精蛋白副凝固试验常用于 DIC 的筛查，特异性强，但敏感性不理想。

一、纤维蛋白（原）降解产物

纤维蛋白降解产物（fibrin degradation product，FDP）是纤维蛋白原和纤维蛋白被血浆素分解后产生的降解产物。FDP 含量的高低可反映体内纤溶活性的强度，是诊断 DIC 的敏感和可靠的指标之一。

【参考区间】 ＜5 mg/L。

【解读要点】

1. FDP 阳性或增高：见于原发性纤溶亢进和继发性纤溶亢进，后者如 DIC、恶性肿瘤、急性早幼粒细胞白血病、肺血栓栓塞、深静脉血栓形成、肝疾病、肾疾病、器官移植的排斥反应、溶血栓治疗等。

2. 溶栓治疗时，血浆 FDP 的浓度建议维持在 300～400 mg/L 最为适宜。

二、D- 二聚体

D- 二聚体（D-dimer，DD）来源于纤溶酶溶解的交联纤维蛋白凝块，是纤维蛋白单体经活化因子Ⅷ交联后，再经纤溶酶水解所产生的一种特异性降解产物，主要反映纤维蛋白溶解功能。DD 可反映继发性纤溶亢进。

【参考区间】 ＜1 mg/L。

【解读要点】

1. DD 正常：DD 是诊断深静脉血栓和肺栓塞的主要筛检指标之一，临床上疑似深静脉血栓和肺栓塞，当 DD 阴性时，可予排除。

2. DD 增高：见于 DIC、恶性肿瘤、急性早幼粒细胞白血病、肺血栓栓塞、深静脉血栓形成等。凡有血块形成的出血，本试验均可阳性；但在陈旧性血块时，本试验又呈阴性。故其特异性低，敏感性高。

三、血浆硫酸鱼精蛋白副凝试验

血浆硫酸鱼精蛋白副凝（plasma protamine sulfate paracoagulation，3P）试验又称 3P 试验，是检测纤维蛋白降解产物的一个较为古老的试验。硫酸鱼精蛋白可使纤维蛋白单体和纤维蛋白降解产物的可溶性复合物中的纤维蛋白单体再解离，纤维蛋白降解产物又自行聚合成肉眼可见的纤维状、絮状或胶冻状物，这种不需要加凝血酶使血浆发生的凝固称为副凝固，反映了纤维蛋白降解产物的存在。

根据发生纤溶类型的不同，本试验可以得出不同的结果。处于高凝状态并有继发纤溶时，可使血液中的纤维蛋白单体及早期的纤维蛋白降解产物增多，而出现阳性。因此，3P 试验是鉴别原发性纤溶症和继发性纤溶症的试验之一。但是，由于 3P 试验受溶血、脂血、黄疸等标本因素的影响，近年来有被血浆 D- 二聚体试验取代的趋势。

【参考区间】　阴性。

【解读要点】

1. 阳性：见于 DIC 的早、中期。但在恶性肿瘤、上消化道出血、外科大手术后、败血症、肾小球疾病、人工流产、分娩等也可出现假阳性。

2. 阴性：见于正常人、DIC 的晚期和原发性纤溶症等。

◆ ● 拓展知识 6-1　血栓与止血项目的选择和应用

血栓与止血的检测主要用于血小板量与质异常、凝血障碍、血栓前状态和血栓性疾病的临床诊断、鉴别诊断、病情观察、疗效评价和预后判断，也用于抗血栓治疗的监测。血栓与止血检查方法繁多，可先选择简单易行的筛选试验，再逐步做确诊试验。

一、一期止血缺陷的选择

一期止血缺陷指血管壁和血小板异常所致的出血性疾病。

1. 筛选试验：PLT 和 BT。

（1）PLT 和 BT 都正常：多见于血管壁异常所致的出血性疾病，如过敏性紫癜、单纯性紫癜、遗传性出血性毛细胞血管扩张症和其他血管性紫癜。

（2）PLT 减少，BT 延长：多数为血小板减少性紫癜，包括原发性或继发性。

（3）PLT 增多，BT 延长：多数为血小板增多症，包括原发性或继发性。

（4）PLT 正常，BT 延长：见于：①血小板功能异常：如血小板无力症、PF3 缺乏症、贮存池病；②某些凝血因子缺乏：如低（无）纤维蛋白原症、血管性血友病。

2. 诊断试验

（1）血小板减少：骨髓穿刺涂片、骨髓活检、血小板寿命测定、血小板相关免疫球蛋白测定等。

（2）血小板功能异常：血小板黏附试验、血小板聚集试验、血块收缩时间、血浆 β 血小板球蛋白、血小板第 4 因子和血小板第 3 因子有效性测定等。

二、二期止血缺陷的选择

二期止血缺陷指凝血因子缺乏和抗凝物质所致的出血性疾病。

1. 筛选试验：APTT 和 PT。

（1）APTT 和 PT 都正常：除正常人外，仅见于先天性和获得性因子ⅩⅢ缺乏症。

（2）APTT 延长，PT 正常：多数见于内源性凝血途径中 1 个或几个凝血因子缺乏。

（3）APTT 正常，PT 延长：多数见于外源性凝血途径缺陷。

（4）APTT 和 PT 都延长：共同凝血途径缺陷，以及肝疾病、应用肝素等。

2. 诊断试验：凝血因子缺乏可选用纠正试验、凝血因子促凝活性等测定。

三、纤维蛋白溶解综合征

纤维蛋白溶解（简称纤溶）综合征包括原发性纤溶和继发性纤溶两种。

1. 筛选试验：FDP 和 DD 测定。

（1）FDP 和 DD 均正常：表示纤溶活性正常，临床出血与纤溶无关。

（2）FDP 阳性，DD 阴性：多数为原发性纤溶症或 FDP 假阳性，如肝病、术后大出血、重症 DIC、纤溶初期等。

（3）FDP 阴性，DD 阳性：多数为继发性纤溶症或 FDP 假阴性，如 DIC、血栓形成和溶栓治疗等。

（4）FDP 和 DD 均阳性：见于继发性纤溶，如 DIC 和溶栓治疗等。

2. 诊断试验：包括优球蛋白溶解时间、血浆纤溶酶原活性、血浆纤溶酶原激活抑制物 -1 活性、血浆 α_2- 纤溶酶抑制物活性、血浆凝血酶时间、血浆纤溶酶 - 抗纤溶酶复合物测定。

3. DIC 检查法：DIC 是一种发生在感染、外科手术或创伤、恶性肿瘤、产科意外等许多疾病基础上，由致病因素激活凝血系统，导致全身微血栓形成，凝血因子被大量消耗并继发纤溶亢进，引起全身出血的综合征。发病早期凝血系统功能亢进，高凝状态 / 血小板聚集和血栓形成，其后消耗大量凝血因子和继发性纤溶亢进。临床表现为出血、栓塞、微循环障碍及溶血等。诊断根据患者的临床资料和实验室检查综合判断。

（1）筛选试验：有下列 3 项或以上异常：①血小板 $<100\times10^9$/L 或进行性下降（但肝病、白血病则要求血小板 $<50\times10^9$/L）。②血浆纤维蛋白原含量 <1.5 g/L（但白血病及其他恶性肿瘤 <1.8 g/L，肝病 <1.0 g/L），或进行性下降，或 >4 g/L。③3P 试验阳性或血浆 FDP >20 mg/L（肝病时 FDP >60 mg/L），或 D- 二聚体水平升高或阳性。④PT 缩短或延长 3 s 以上（肝病时延长 5 s 以上），APTT 缩短或延长 10 s 以上，或呈动态性变化。

（2）疑难病例应有下列 1 项以上异常：①纤溶酶原含量及活性降低；②抗凝血酶Ⅲ含量、活性及 vWF 水平降低（不适用于肝病）；③因子Ⅷ：C 活性 $<50\%$；④凝血酶 - 抗凝血酶复合物浓度升高或血浆凝血酶原碎片 1+2 水平升高；⑤纤溶酶 - 纤溶酶抑制物复合物浓度升高；⑥纤维蛋白肽 A 水平增高。

四、血栓前状态

1. 基础疾病：有心、脑血管疾病，静脉血栓形成，妊娠高血压综合征、肾病综合征、SLE、糖尿病、严重创伤、大手术、恶性肿瘤和器官移植等。

2. 筛选试验：血小板增多、血小板聚集功能增强，APTT 和 PT 缩短，纤维蛋白含量增多，全血和血浆黏度增高等。

3. 特异指标：对诊断血栓前状态更有价值，常选用血浆 β 血小板球蛋白、血小板第 4 因子、组织因子、抗凝血酶Ⅲ活性、蛋白 C 活性、蛋白 S 活性、血浆纤溶酶原活性、纤溶酶原激活抑制物 -1 活性测定等。

微课视频 6-2　出血性疾病如何选择筛检试验

本章小结

凝血过程一般分为内源性凝血途径和外源性凝血途径（其中包括凝血共同途径），内、外源性凝血途径的主要区别在于启动方式及参与的凝血因子不同，结果形成了两条不同的因子X激活通路。生理条件下，凝血因子一般处于无活性状态，只有在血管损伤、内皮下组织暴露后，则立刻从内源和外源两条途径启动凝血，最后进入共同途径完成血液凝固过程。

外源性凝血途径是指从因子Ⅲ的释放到因子X被激活的过程，参与的凝血因子包括因子Ⅲ、Ⅶ和 Ca^{2+}。这是体内凝血的主要途径。

内源性凝血途径是指由因子Ⅻ被激活至因子Xa形成的过程，参与的凝血因子包括因子Ⅻ、Ⅺ、Ⅸ、Ⅷ、Ca^{2+}、PK、HMWK。这一途径在体内不是主要的凝血途径。

共同凝血途径是指从因子X的激活至纤维蛋白形成的过程，它是内、外源性凝血途径要经历的一个共同凝血阶段，包括凝血活酶的生成、凝血酶的生成及纤维蛋白的形成三个阶段。

目前一般临床凝血功能检验项目有：PT、APTT、Fg、TT 4 个基本指标。PT 是外源性凝血系统较为灵敏和最为常用的筛选试验，APTT 是内源性凝血系统较为灵敏和最为常用的筛选试验，Fg 反映血浆纤维蛋白原的含量，TT 用于了解纤维蛋白原的量或质的异常或存在循环抗凝血酶类抗凝物质。

案例导引解读

患者有凝血功能障碍。

主要诊断依据：患者凝血分析结果提示 PT 17.40 s，APTT 38.44 s，Fg 0.55 mg/L，TT 25.66 s，结合患者有乙型肝炎后肝硬化失代偿期的病史，胸部可见蜘蛛痣，有腹水、双下肢水肿、食欲缺乏、解不成形黑便等临床表现，可以诊断。

肝硬化失代偿期的主要临床表现为肝功能减退和门静脉高压所致的症状和体征，因肝功能减退影响凝血酶原和其他凝血因子的合成，故出现凝血功能障碍。

临床案例分析 6-1

患者，男性，60 岁，受凉感冒后出现咳嗽、咳痰，痰量多，为黄色痰，随后出现呼吸困难，呼吸频率加快，张口呼吸，夜间不能平卧，伴极度乏力、厌油、食欲缺乏，双下肢水肿。双肺呼吸音粗，可闻及大量干湿啰音，心率 112 次 /min，第一心音强弱不一，心律绝对不齐。肝功能提示低蛋白血症，谷丙转氨酶（ALT）4806 U/L，谷草转氨酶（AST）9109 U/L。临床以"心力衰竭　心功能Ⅳ级，肺部感染，肝功能不全，多脏器衰竭？"收治入院。

实验室检查结果如下：

XX 医院检验报告单

姓名：XXX　　　　病区：呼吸科　　　标本种类：血浆　　　样本编号：XXXXX

性别：男　　　　　科别：呼吸科　　　标本性状：　　　　病人类别：住院

年龄：60 岁　　　床号：XX　　　　　接收人员：XXX　　　条形码号：XXXXX

病员号：XXXXX　　送检医生：XXX　　送检单位：　　　　临床初诊：DIC

采集时间：2021-12-02 07：25　　　　接收时间：2021-12-02 08：13

备　注：

No	项目	结果		参考区间	单位
1	凝血酶原时间	35.90	↑	9 ~ 13	s
2	国际正常化比值（INR）	3.20	↑	0.80 ~ 1.22	
3	活化部分凝血活酶时间	33.40	↑	22 ~ 33	s
4	纤维蛋白原	1.03	↓	2.00 ~ 6.00	mg/L
5	凝血酶时间	21.66	↑	14 ~ 21	s
6	D- 二聚体	58.05	↑	< 1	mg/L
7	纤维蛋白（原）降解产物	100.2	↑	< 5	mg/L
8	3P 试验	阳性		阴性	

检验日期：2021-12-02　　　报告时间：2021-12-02 10：00　　　检验：XXX　　　审核：XXX

注：此检验报告仅对本次标本负责。

问题：该患者最可能的诊断是什么？诊断依据主要有哪些？

（江丽霞）

◆ 数字课程学习

📹 微课视频　　　📄 教学PPT　　　📖 临床案例分析及参考答案　　　👤 自测题

第七章

糖代谢检验报告单解读

学习目标

掌握：空腹血糖、餐后 2 h 血糖、糖化血红蛋白等指标的参考区间和临床意义。

熟悉：葡萄糖耐量试验、胰岛功能测定试验等指标的参考区间和临床意义。

了解：糖尿病的诊断标准，糖尿病自身抗体检测指标的临床意义。

案例导引

患者，男性，53 岁，因"多食、多饮、消瘦 2 个月，加重 1 周"入院。患者 2 个月前无诱因出现食量逐渐增加，而体重逐渐下降，同时出现烦渴多饮，伴尿量增多，未予重视。近 1 周上述症状加重，烦渴多饮，饮水量达每日 3 000 mL 左右，伴明显乏力。

既往史：既往体健，无药物过敏史。家族史：其哥哥有糖尿病。

体检：身高：175 cm，体重：78 kg，BMI：25.5 kg/m^2；T：36.2 ℃，R：18 次 /min，BP：130/85 mmHg；HR：80 次 /min，律齐，余未见异常。

实验室检查：空腹血糖：15.4 mmol/L；餐后 2 h 血糖：20.4 mmol/L；糖化血红蛋白：8.6%；空腹血清胰岛素：22 μU/mL（正常 1.9 ~ 23.0 μU/mL），空腹血清 C 肽：2.2 ng/mL（正常 0.3 ~ 3.7 ng/mL）；胰岛素抗体、胰岛细胞抗体、谷氨酸脱羧酶抗体均为阴性。尿常规：尿糖（++），尿酮体（－），尿蛋白（－）；尿 24 h 总蛋白、白蛋白、白蛋白 / 肌酐比值正常。

XX 医院检验报告单

姓名：XXX	病区：内分泌科	标本种类：血清	样本编号：XXXXX
性别：男	科别：内分泌科	标本性状：	病人类别：住院
年龄：53 岁	床号：XX	接收人员：XXX	条形码号：XXXXX
病员号：XXXXX	送检医生：XXX	送检单位：	临床初诊：2 型糖尿病

采集时间：2020–11–04 07：10　　　　　　接收时间：2020–11–04 07：35

备　注：

No	项目	结果		参考区间	单位
1	空腹血糖	15.4	↑	3.9 ~ 6.1	mmol/L

检验日期：2020–11–04　　报告时间：2020–11–04 9：35　　检验：XXX　　审核：XXX　　打印：

注：此检验报告仅对本次标本负责。

XX 医院检验报告单

姓名：XXX　　　　病区：内分泌科　　标本种类：血清　　样本编号：XXXXX

性别：男　　　　　科别：内分泌科　　标本性状：　　　　病人类别：住院

年龄：53 岁　　　床号：XX　　　　接收人员：XXX　　条形码号：XXXXX

病员号：XXXXX　　送检医生：XXX　　送检单位：　　　　临床初诊：2 型糖尿病

采集时间：2020-11-04 09：10　　　　接收时间：2020-11-04 09：35

备　注：

No	项目	结果		参考区间	单位
1	餐后 2 h 血糖	20.4	↑	3.9 ~ 7.8	mmol/L

检验日期：2020-11-04　　报告时间：2020-11-04 10：35　　检验：XXX　　审核：XXX　　打印：

注：此检验报告仅对本次标本负责。

XX 医院检验报告单

姓名：XXX　　　　病区：内分泌科　　标本种类：血清　　样本编号：XXXXX

性别：男　　　　　科别：内分泌科　　标本性状：　　　　病人类别：住院

年龄：53 岁　　　床号：XX　　　　接收人员：XXX　　条形码号：XXXXX

病员号：XXXXX　　送检医生：XXX　　送检单位：　　　　临床初诊：2 型糖尿病

采集时间：2020-11-04 07：10　　　　接收时间：2020-11-04 07：35

备　注：

No	项目	结果		参考区间	单位
1	糖化血红蛋白 – A_{1c}	8.6	↑	4.0 ~ 6.0	%

检验日期：2020-11-04　　报告时间：2020-11-04 9：40　　检验：XXX　　审核：XXX　　打印：

注：此检验报告仅对本次标本负责。

　　问题：1. 如何解读该患者的检验报告单？

　　　　　2. 根据以上检验结果并结合患者的临床表现，该患者可能的诊断是什么？诊断依据有哪些？

　　血糖（blood glucose）是指血液中的葡萄糖。葡萄糖的主要功能是提供其分解代谢产生的能量用于机体的生命活动，对于某些器官（如大脑），葡萄糖几乎是唯一的能量来源。同时，葡萄糖代谢过程中的一些中间产物是合成蛋白质、脂质和核酸的原料。在体内多种因素的调节下，血糖浓度相对恒定。糖尿病（diabetes mellitus）是最常见和最重要的糖代谢紊乱临床疾病。

　　目前，全世界糖尿病的发病率越来越高，据统计，在我国平均每 65 个人就有 1 名糖尿病患者，糖尿病已经成为继肿瘤、心脑血管疾病之后的第三大严重威胁人类健康的慢性疾病。

　　糖尿病是一组由于胰岛素分泌相对或绝对不足所引起的糖代谢紊乱疾病，由于葡萄糖的利用减少而导致高血糖症。糖尿病的典型症状为"三多一少"，即多食、多饮、多尿和体重减轻。一些患者会出现酮症酸中毒或高渗性昏迷等急性并发症。随着病情的进展，患者发生慢性并发症的危险性加大，这些并发症包括视网膜病变（导致失明）、肾衰竭、神经病变、动脉粥样硬化（导致卒中、坏疽、冠状动脉疾病等）。

糖尿病的诊断主要取决于生物化学检验结果，中国 2 型糖尿病防治指南（2020 年版）将空腹血糖、随机血糖或口服葡萄糖耐量试验（OGTT）2 h 血糖作为诊断糖尿病的主要依据；没有糖尿病典型临床症状时，必须重复检测以确认诊断；在有严格质量控制的实验室，采用标准化检测方法测定的糖化血红蛋白（HbA_{1c}）可以作为糖尿病的补充诊断标准（表 7-1）。

表 7-1 糖尿病的诊断标准

诊断标准	静脉血浆葡萄糖或 HbA_{1c} 水平
典型糖尿病症状	
加上随机血糖	≥11.1 mmol/L
或加上空腹血糖	≥7.0 mmol/L
或加上 OGTT 2 h 血糖	≥11.1 mmol/L
或加上 HbA_{1c}	≥6.5%
无糖尿病典型症状者，需改日复查确认	

注：OGTT 为口服葡萄糖耐量试验；HbA_{1c} 为糖化血红蛋白。典型糖尿病症状包括烦渴多饮、多尿、多食、不明原因体重下降；随机血糖指不考虑上次用餐时间，一天中任意时间的血糖，不能用来诊断空腹血糖受损或糖耐量异常；空腹状态指至少 8 h 没有进食热量。

与糖代谢有关的生物化学检验指标对糖尿病的诊断、分型、病情监控、疗效评估及并发症的诊断和鉴别诊断具有重要意义。

🎥 **微课视频 7-1** 糖尿病的诊断标准及分型

🎥 **微课视频 7-2** 糖尿病检验套餐

第一节 血 糖

人体生命活动离不开能量，血糖是机体最重要的能量。血糖的主要来源是食物及糖原分解，去路是组织器官氧化分解供能、合成糖原、转化为脂肪或其他糖类物质。正常情况下，成人空腹血糖浓度相对恒定在 3.89 ~ 6.11 mmol/L 范围内，这是在多种因素（主要是激素）的调节下，血糖的来源和去路保持动态平衡的结果。降低血糖的激素主要有胰岛素（insulin）和胰岛素样生长因子（insulin-like growth factor，IGF），升高血糖的激素有胰高血糖素（glucagon）、肾上腺素（epinephrine）、皮质醇（cortisol）和生长激素（growth hormone）等，甲状腺素等激素也能影响糖的代谢，从而影响血糖水平。除激素外，血糖浓度也会受到其他各种生理因素（如饮食、运动、睡眠、月经周期、妊娠及药物等）的影响。

血糖浓度是反映机体糖代谢状况的一项重要指标，临床用于糖尿病诊断的项目主要有空腹血糖、餐后 2 h 血糖和口服葡萄糖耐量试验等。

一、空腹血糖

空腹血糖（fasting blood glucose，FBG）是指隔夜空腹（至少 8～10 h 未摄入任何食物，饮水除外），于早餐前抽静脉血所测定的葡萄糖浓度。FBG 是糖尿病最常用的检测指标，反映胰岛 β 细胞功能，代表基础胰岛素的分泌功能。注意，检测 FBG 最好在清晨 6：00—8：00 取血，而且采血前不服用降糖药、不运动。如果空腹抽血的时间太晚，所测得血糖值很难真实反映患者的治疗效果，其结果可能偏高或偏低。随机血糖（random blood glucose，RBG）则是指任意时间抽取血液作为样本所测得的葡萄糖浓度。

FBG 是诊断糖尿病的最主要依据，按照糖尿病诊断标准，如果两次重复测定 FBG 都 ≥7.0 mmol/L，即可确诊为糖尿病，大多数糖尿病患者根据这一标准进行诊断。

如 FBG 在 6.12～7.00 mmol/L 称为空腹血糖受损。空腹血糖受损是指血糖介于正常人血糖值和糖尿病血糖值之间的一种中间状态，这部分人虽然还不够"糖尿病"诊断标准，但其中约 70% 的人会转变为 2 型糖尿病。此时，他们如果能控制饮食，加强锻炼，并在医生的指导下进行干预，患糖尿病的时间有可能延缓 3～5 年甚至更长。

床旁检查（point of care test，POCT）或患者对血糖的自我监控（self-monitoring of blood glucose，SMBG）用的是便携式血糖计，采用毛细血管全血标本测定；而大多数实验室都采用血浆或血清作为样本来检测葡萄糖浓度。由于葡萄糖可自由透过红细胞膜，使红细胞水相中葡萄糖浓度与血浆中葡萄糖浓度相同，但血浆含水量（93%）比全血含水量高 11% 左右，对正常血细胞比容的患者而言，空腹全血葡萄糖浓度比空腹血浆葡萄糖浓度低 10%～12%。

【参考区间】 3.89～6.11 mmol/L。

在 30～60 岁，血糖浓度随年龄增长而升高，FBG 每 10 年增高约 0.11 mmol/L，餐后血糖每 10 年增高约 0.22 mmol/L，60 岁以后 FBG 水平不会显著升高。

【解读要点】 血糖浓度受神经系统和激素的调节而保持相对稳定，当这些调节失去原有的平衡时，则出现高血糖症或低血糖症。

1. 高血糖症（hyperglycemia）：FBG≥7.0 mmol/L。如果血糖浓度高于肾糖阈值 9.0 mmol/L，则出现糖尿。

（1）生理性高血糖：血糖升高并不都是糖尿病，如餐后 1～2 h、高糖饮食或情绪紧张使肾上腺素分泌增加时，血糖可暂时升高。

（2）病理性高血糖：临床上最常见的病理性高血糖症是糖尿病，主要见于 1 型、2 型糖尿病和妊娠期糖尿病。肾疾病如慢性肾炎、肾病综合征等，都可以影响血糖的生成及代谢，从而使血糖增高，并引起糖尿。另外，内分泌功能障碍，如甲状腺功能亢进症、肾上腺皮质功能及肾上腺髓质功能亢进症，可引起各种对抗胰岛素的激素分泌过多，也会出现高血糖。但应注意的是，升高血糖的激素增多引起的高血糖，现在已经归入特殊类型的糖尿病。

（3）应激性高血糖：颅内出血、颅脑外伤、脑膜炎等可导致颅内压增高，刺激血糖中枢而使血糖升高。

（4）药物及其他：长期使用肾上腺皮质激素、噻嗪类利尿药、咖啡因、苯丙胺类等药物，也可以影响血糖的生成和代谢，从而使血糖升高。呕吐、腹泻、高热等导致脱水使血液浓缩，也可使血糖轻度升高。

2. 低血糖：血糖低于 2.8 mmol/L，临床将产生相应的症状称为低血糖症（hypoglycemia）。引起低血糖的原因复杂，主要有以下几个方面。

（1）生理性或暂时性低血糖：如饥饿或剧烈运动后。

（2）病理性低血糖：可见于胰岛素分泌过多及对抗胰岛素的激素分泌不足，如垂体前叶功能减退、肾上腺皮质功能减退、甲状腺功能减退等；严重肝病血糖降低，如肝储存的糖原不足及糖异生功能下降，导致肝不能有效调节血糖。

（3）反应性低血糖：① 功能性饮食性低血糖；② 胃切除术后饮食性反应性低血糖；③ 2 型糖尿病或糖耐量受损出现晚期低血糖。

（4）药物：降糖药、致毒量阿司匹林、乙醇、胍乙啶、普萘洛尔等。

🎬 **微课视频 7-3** 空腹血糖

二、餐后 2 h 血糖

正常情况下血糖是相对恒定的，进食后大多在一定范围内波动，但仍可维持在动态平衡的状态。人体由于进餐引起血糖浓度增高后，胰岛素分泌增多，从而加速组织摄取利用葡萄糖，使增高的血糖得以下降，餐后 2 h 血糖（2 h postprandial glucose，2 h-PG）应恢复到空腹水平。因此需要测定餐后血糖才能真正了解病情。再者，糖尿病的血糖控制是全时间的，也就是不但 FBG 要达标，而且餐后血糖亦应降至一定水平。有医学专家将 FBG 和 2 h-PG 的控制标准编了一句顺口溜："5、6 不过 7，7、8 不离 10"。即 FBG 在 5 ~ 6 mmol/L，不超过 7 mmol/L；2 h-PG 在 7 ~ 8 mmol/L 为理想标准，不超过 10 mmol/L 为一般标准。

2 h-PG 是在口服 75 g 葡萄糖或 100 g 馒头餐后，从进食第一口的时间开始计算，抽取 2 h 后的血液作为样本进行血糖浓度测定，了解胰岛的储备功能。2 h-PG 是诊断糖尿病的另一种重要方法。临床上有不少患者，FBG 不高，但 2 h-PG 明显增高。尤其是许多 2 型糖尿病患者，如果只测 FBG 很容易漏诊；当 2 h-PG ＞11.1 mmol/L 时，诊断的敏感性更高，漏诊率更低。所以，测定 2 h-PG 有两方面的意义，一是用于诊断（初筛）；二是观察糖耐量的恢复情况，借以反映胰岛的功能状态。

2 h-PG 实际上是一种简化的葡萄糖耐量试验，但由于这种方法较口服葡萄糖耐量试验抽血次数少，简单易行，容易被患者接受，所以是临床上用于筛查和发现 FBG 低于糖尿病诊断界值的最常用方法。

影响餐后血糖的因素有很多，包括：餐后胰岛素第一时相的分泌、胰高血糖素的分泌、肌肉和肝组织对胰岛素的敏感性、餐前血糖水平、进食的种类和时间、胃肠道的消化和吸收功能、餐后运动、情绪等。2 h-PG 反映的只是餐后 2 h 这个时间点的血糖，这个点正常，其他时间不一定都正常。另外，有些糖尿病患者服糖后血糖高峰不在 2 h，而是在 1 h 后，到 2 h 的时候血糖高峰已经下降，这样的患者容易被漏诊。所以，对 2 h-PG 可疑升高患者，最好在餐后 1 h 和 2 h 各抽血一次，或者直接做葡萄糖耐量试验。

【参考区间】 ≤7.8 mmol/L。

【解读要点】

1. 对于糖尿病患者，2 h-PG 是一个非常有价值的监测指标。首先，它能反映胰岛 β 细胞的储备功能，也就是进食后胰岛 β 细胞分泌胰岛素的能力。如果胰岛 β 细胞的储备功能良好，周围组织对胰岛素的作用敏感，则 2 h-PG 值应降到 7.8 mmol/L 以下。通俗地讲，糖尿病患者如果经过一段时间治疗，FBG 已经恢复正常，而 2 h-PG 仍高，常提示患者耐糖功能不好，胰岛素的分泌尚属延迟。如果 FBG 正常，2 h-PG 也正常，说明患者耐糖功能较好，胰岛功能好转。

2. 2 h-PG 是临床医生确定糖尿病治疗方案的重要依据。若 2 h-PG 浓度在 7.8～11.1 mmol/L 之间，为糖耐量减低；若 FBG 正常而 2 h-PG 高于 11.1 mmol/L，可诊断为糖尿病。2 h-PG 能较好地反映进食量及使用的降糖药是否合适，这是仅查 FBG 不能替代的，而且更有助于对隐匿型糖尿病及糖尿病患者胃肠道吸收情况的了解。

3. 如果 2 h-PG ＞11.1 mmol/L，则容易发生糖尿病性眼、肾、神经等慢性并发症。对于中年以下和病情不重者，要严格控制 2 h-PG 值在 7.8 mmol/L 以下；对于老年糖尿病患者或并发症较重者，2 h-PG 可适当放宽至 7.8～11.1 mmol/L。

4. 2 h-PG 升高是心血管疾病死亡的独立危险因素。当 2 h-PG 值在 7.8～11.1 mmol/L 时已经存在大血管病变，血糖值越高，病变的危险性越大。近年来的研究发现，2 h-PG 值是糖化血红蛋白（HbA_{1c}）的主要决定者，而且两者高度相关。因此，严格控制餐后血糖将更有利于 HbA_{1c} 控制达标，使血管内皮细胞的结构和功能得到更好的保护，降低心血管并发症的病死率。

微课视频 7-4 *餐后 2 h 血糖*

三、口服葡萄糖耐量试验

正常人体内有一套完善的调节血糖浓度的机制，即使一次摄入大量的葡萄糖，血糖浓度也仅暂时升高（一般不超过 9 mmol/L），而且在 2 h 内恢复到正常血糖水平，不出现糖尿，这称为耐糖现象。如果调节功能失调，如神经或内分泌紊乱引起糖代谢失调，口服或静脉注射一定量的葡萄糖后，则血糖急剧升高，而且持久不能恢复到原有水平，这种现象称为糖耐量减低；反之，给予大量葡萄糖后，血糖升高不明显，或缓慢地轻度上升，称糖耐量增加。

葡萄糖耐量试验是经口服或静脉给予受试者一定负荷量的葡萄糖后，通过测定不同时间的血糖浓度，了解受试者的血糖调节能力，包括口服葡萄糖耐量试验和静脉葡萄糖耐量试验，临床上常用口服葡萄糖耐量试验。

口服葡萄糖耐量试验（oral glucose tolerance test，OGTT）是一种糖负荷试验，即经口服给予受试者一定量的葡萄糖后，通过测定不同时间段的血糖浓度，以评价机体对血糖调节能力的标准方法。

（一）OGTT 适应证

1. 对于症状不明显或有糖尿病症状，但 FBG 水平在临界值（6.0～7.0 mmol/L）的可疑糖尿病患者，可以通过该项试验早期发现或排除糖尿病。

2. 空腹或餐后血糖浓度正常，但有可能发展为糖尿病的人群，如肥胖个体、高血压患者等。

3. 以往糖耐量试验异常的危险人群。

4. 妊娠糖尿病的诊断。

5. 临床上出现肾病、神经病变和视网膜病而又无法做出合理解释者，其随机血糖 < 7.8 mmol/L，可用 OGTT 评价。但即使 OGTT 结果异常，并不代表有肯定的因果关系，还应排除其他疾病。

6. 人群筛查，以获取流行病学数据。

（二）试验方法

WHO 推荐的标准化 OGTT：葡萄糖负荷量为 75 g，对于小儿，按 1.75 g/kg 体重计算，但最多不超过 75 g。试验前 3 天受试者每日食物中糖含量不低于 150 g，维持正常活动，影响试验的药物应在 3 天前停用。

1. 采集空腹静脉血：坐位采集空腹 10～16 h 的静脉血 2 mL 左右，迅速分离血清或血浆后用于测定血糖浓度，并在相同时间收集尿液标本测定尿糖。

2. 口服葡萄糖及标本采集：5 min 内饮入 250 mL 含 75 g（妊娠妇女用量为 100 g）无水葡萄糖的糖水。从服第一口开始计时，每隔 30 min 取血 1 次，共 4 次，历时 2 h，分别测定血糖浓度。同时，每间隔 1 h 收集尿液 1 次，做尿糖定性试验。整个试验过程中不可吸烟、饮咖啡、喝茶或进食。

3. 绘制糖耐量曲线：以标本采集时间为横坐标（空腹时间为 0），5 次血糖测定值为纵坐标，绘制糖耐量曲线。不同人群的 OGTT 曲线见图 7-1。

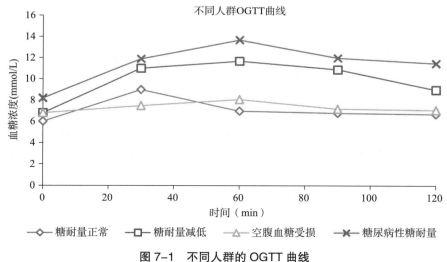

图 7-1　不同人群的 OGTT 曲线

（三）注意事项

1. OGTT 是一种负荷试验，在明确诊断后不宜再用。

2. OGTT 可反映近期体内糖代谢的状况，但受许多因素（如年龄、饮食、运动、应激、药物、胃肠功能、标本采集等）影响。

3. 虽然 OGTT 对个体血糖调节能力的评价比 FBG 更为灵敏，但应该注意：①因为其重复性较差，不能单凭 1 次 OGTT 结果判断糖耐量异常。②大多数糖尿病患者会出现 FBG 水平升高，因此，临床糖尿病诊断首推 FBG，OGTT 并非必需，不应作为常规项目。如果

FBG < 5.6 mmol/L 或随机血糖 < 7.8 mmol/L 足以排除糖尿病及相关状态，无需做 OGTT。

4. 胃肠手术等不能口服者，可采用静脉葡萄糖耐量试验，但一般情况下不建议做此试验。50 岁以上对葡萄糖的耐受力有下降的趋势，不宜做此试验。

（四）结果判断

OGTT 结合 FBG 结果可协助糖尿病的诊断及相关状态的判定。

1. 糖耐量正常（normal glucose tolerance，NGT）：FBG < 6.1 mmol/L，2 h–PG < 7.8 mmol/L。

2. 空腹血糖受损（impaired fasting glucose，IFG）：FBG 6.1 ~ 7.0 mmol/L，2 h–PG < 7.8 mmol/L。

3. 糖耐量减低（impaired glucose tolerance，IGT）：FBG < 7.0 mmol/L，2 h–PG 在 7.8 ~ 11.1 mmol/L 之间，临床上称为亚临床或无症状性糖尿病。

4. 糖尿病性糖耐量（diabetic glucose tolerance，DGT）：FBG ≥ 7.0 mmol/L，服糖后 30 ~ 60 min 血糖急剧升高，峰值超过 10 mmol/L，并出现尿糖；以后血糖浓度恢复缓慢，2 h 后仍高于空腹水平，通常 2 h–PG ≥ 11.1 mmol/L。

这里有两个概念：IFG 反映了基础状态下糖代谢稳态的轻度异常，而 IGT 是反映负荷状态下机体对葡萄糖处理能力的减弱。这两者都是糖尿病的前期阶段，统称为糖调节受损（impaired glucose regulation，IGR），它们可以单独或合并存在。这些人几年后可能有 1/3 恢复正常（经适当干预），1/3 仍为 IGR，1/3 则转为糖尿病。

【参考区间】 健康成年人正常糖耐量：FBG < 6.1 mmol/L；服糖后 30 ~ 60 min 血糖升高达峰值，但一般 < 10 mmol/L；2 h–PG < 7.8 mmol/L；同时测定上述各时段的尿糖均为阴性。

【解读要点】

1. 用于糖尿病诊断：糖尿病的重要判断指标是口服葡萄糖后 2 h 的血糖水平，糖尿病患者耐糖曲线的最大特征是曲线延迟恢复到空腹水平。

2. 糖耐量增高：常见于甲状腺功能减退、肾上腺皮质功能减退、腺垂体功能减退等。此外，使用胍乙啶和二甲双胍等药物也可导致糖耐量升高。

3. 糖耐量减低：常见于糖尿病、肝疾病、甲状腺功能亢进、腺垂体及肾上腺皮质功能亢进，以及口服避孕药或咖啡因等。

4. 糖耐量曲线呈平坦型耐糖曲线：当胃排空延迟、小肠吸收不良、内分泌疾病所致的升糖激素分泌减少或胰岛素分泌过多时，由于糖异生作用降低，组织对糖的氧化利用加强而表现为糖耐量增加，因此，糖耐量试验各次血糖值都降低，呈平坦型耐糖曲线。其曲线特征是 FBG 水平正常，糖负荷后不出现血糖高峰，曲线表现为低平，较短时间内（一般在 1 h 以内）血糖即可恢复原值。

5. 糖耐量曲线呈延迟型耐糖曲线：胃切除患者肠道吸收葡萄糖加快，严重肝损害患者肝不能迅速摄取和处理葡萄糖而使血糖升高，引起反应性胰岛素分泌增多，肝外组织利用葡萄糖加快。此时出现储存延迟型耐糖曲线。曲线特点是服糖后血糖水平急剧升高，峰值出现早而且超过 11.1 mmol/L，但 2 h–PG 低于空腹血糖水平。

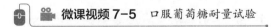
微课视频 7-5　口服葡萄糖耐量试验

第二节　糖 化 蛋 白

血液中的葡萄糖通过非酶促反应将糖基加到体内多种蛋白质的氨基酸基团上，形成糖化蛋白（glycated protein），这一过程不需要酶的参与，合成的速率与血糖的浓度成正比，直到蛋白质降解后才释放，所以，能持续存在于该蛋白质的整个生命中。由于糖基化过程进行缓慢，所以糖化蛋白反映测定前一段时间内血糖的总体水平，不能反映血糖浓度的急性或瞬间变化，与血糖测定配合应用，可以更好地评价患者的糖代谢状况。

血红蛋白、白蛋白、晶状体蛋白、胶原蛋白等都能够发生糖基化反应，糖化后的蛋白可变性，是引起糖尿病慢性并发症的原因之一。由于不同蛋白质的半寿期不同，因此通过测定不同的糖化蛋白可以了解糖尿病患者治疗过程中的血糖水平，主要用于评估血糖的控制效果。对血糖和尿糖波动较大的患者来说，采用糖化蛋白来诊断或追踪病情的发展有其独特的临床意义。

一、糖化血红蛋白

糖化血红蛋白（glycosylated hemoglobin，GHb）是在长时间、高浓度血糖存在的条件下，血红蛋白与葡萄糖进行非酶促反应的产物。GHb 的生成是一个缓慢、不可逆的过程，其浓度与红细胞寿命和该时期内血糖的平均浓度有关，不受患者每天葡萄糖波动的影响，也不受运动或食物的影响。

成人红细胞中的血红蛋白（hemoglobin，Hb）主要包含三类：① HbA 大约占 97%；② HbA_2 占 2.5%；③ HbF 占 0.5%，它主要在胎儿期合成，出生后的 1 年内迅速下降。HbA 由 4 条肽链组成，包括 2 条 α 链和 2 条 β 链。如果对 HbA 进行色谱分析，还可以发现几种次要的 Hb，即 $Hb\ A_{1a}$、HbA_{1b} 和 HbA_{1c}，这三者统称为 HbA_1，其主要成分 HbA_{1c} 占 70% ~ 90%。

GHb 由葡萄糖醛基与 HbA 的 β 链氨基末端的缬氨酸残基缩合而成，先形成一种不稳定的醛亚胺（即 Schiff 碱），称为 $Pre-HbA_{1c}$，这一步反应迅速可逆；然后，Schiff 碱解离或分子重排形成稳定的酮胺化合物即 HbA_{1c}，这一步反应缓慢不可逆。HbA_1 的主要成分是 HbA_{1c}，占 70% ~ 90%，而且浓度相对稳定。因此，HbA_{1c} 是真正的葡萄糖化血红蛋白，临床上测定 HbA_{1c} 能更好地反映血糖水平。

【参考区间】　HbA_{1c}：4.0% ~ 6.0%（HPLC 法）。

【解读要点】

1. 评估糖尿病患者的血糖控制情况：红细胞平均寿命为 90 ~ 120 天，GHb 的半寿期为 60 天，所以 HbA_{1c} 反映的是测定前 6 ~ 8 周的平均血糖水平，可作为糖尿病长期控制的金标准。目前我国糖尿病患者 HbA_{1c} 的控制标准为：

（1）HbA_{1c} 4.0% ~ 6.0%：血糖控制正常。

（2）HbA_{1c} 6.0% ~ 7.0%：血糖控制比较理想。多数非妊娠成人合理的控制目标为 <7.0%，无明显低血糖或其他不良反应的患者，建议更严格的控制目标，如 <6.5%。

（3）HbA_{1c} 7.0% ~ 8.0%：血糖控制一般。

（4）HbA_{1c} 8.0% ~ 9.0%：血糖控制较差，需注意饮食结构及运动，在医生指导下调整治疗方案。

（5）$HbA_{1c} > 9.0\%$：血糖控制很差，是慢性并发症发生发展的危险因素，可能引发糖尿病肾病、动脉硬化、白内障等并发症，并有可能出现酮症酸中毒等急性并发症。

2. 鉴别糖尿病性高血糖及应激性高血糖：前者 HbA_{1c} 水平增高，后者正常。急性感染、创伤或其他应激情况下可出现暂时性血糖升高，不能以此时的血糖值诊断糖尿病，须在应激消除后复查，再确定糖代谢状态。在上述情况下检测 HbA_{1c} 有助于鉴别应激性高血糖和糖尿病。

3. 协助判断糖尿病预后：GHb 与氧亲和力强，易造成晶状体、视网膜、肾、周围神经和血管等组织缺氧。长期高血糖时，这些组织细胞的 GHb 增加，会造成组织缺氧，引起糖尿病并发症。因此，HbA_{1c} 可用于监测糖尿病微小血管并发症、慢性并发症的发生和发展。糖尿病合并视网膜病变者，若 HbA_{1c} 为 $8.0\% \sim 10.0\%$，提示病变为中等程度；如 $HbA_{1c} > 10.0\%$ 为严重病损，预后较差。一些研究提示，HbA_{1c} 为糖尿病患者心血管事件的独立预测危险因素，HbA_{1c} 水平每增高 1%，1 型糖尿病患者发生冠状动脉粥样硬化性心脏病（简称冠心病）的相对危险度增加 32%，2 型糖尿病患者的危险度则增加 18%。

4. 影响 HbA_{1c} 检测结果的因素：

（1）血红蛋白更新速度的影响：任何可以引起红细胞平均寿命增加的因素都会增加 HbA_{1c} 的浓度且不依赖于血糖水平，如脾切除后红细胞清除率下降。任何可能缩短红细胞寿命的因素可降低 HbA_{1c}，如溶血性贫血，因为未成熟红细胞中的血红蛋白和周围葡萄糖结合少，活动性出血会使网织红细胞的生成增加，从而减少红细胞的平均寿命；接受透析治疗的尿毒症患者红细胞寿命缩短。

（2）药物：维生素 C、维生素 E、大剂量的水杨酸盐、促红细胞生成素、抗逆转录病毒的药物、利巴韦林及氨苯砜可使测定结果降低。

（3）某些疾病状态：严重的高甘油三酯血症和高胆红素血症可升高 HbA_{1c} 水平，而慢性肝病可降低 HbA_{1c} 水平。

（4）妊娠：妊娠中期女性 HbA_{1c} 水平略降低，而妊娠晚期略升高。

📹 **微课视频 7-6** 糖化血红蛋白

二、糖化血清蛋白

对于某些糖尿病患者（如妊娠糖尿病或治疗方法改变者），需要一种比 GHb 更敏感的指标来监测血糖水平的短期变化。除了血红蛋白，葡萄糖也可通过非酶促糖基化反应与其他蛋白质（如白蛋白、膜蛋白、晶状体）结合生成酮胺（ketoamine）。

血清蛋白分子的氨基末端与葡萄糖通过非酶促糖基化反应形成高分子酮胺化合物，其结构类似果糖胺（fructosamine），总称为糖化血清蛋白（glycosylated serum protein，GSP）。因 90% 以上糖化血清蛋白是糖化白蛋白（glycated albumin，GA），即葡萄糖与血清白蛋白链内第 189 位赖氨酸残基上的 $\varepsilon -$ 氨基结合生成，因此，GA 可以反映糖化血清蛋白的总体水平。

GA 也是自我血糖监测和长期血糖监测指标 HbA_{1c} 的有效补充，不受血红蛋白代谢异常的影响。由于测定 GA 是观察短期血糖浓度的改变，因此应与 HbA_{1c} 结合应用，而不是替代之。

【参考区间】 GA：$11.0\% \sim 17.0\%$，中国 2 型糖尿病防治指南（2020 年版）。

【解读要点】

1. 用于评价短期血糖控制情况：血清白蛋白在体内的半衰期较短（约20天），而且白蛋白与葡萄糖结合的速度比血红蛋白快。通常认为，GA测定可反映患者近2~3周内的平均血糖水平，是评价患者短期糖代谢控制情况的良好指标，尤其是对于糖尿病患者治疗方案调整后疗效的评价，如短期住院治疗的糖尿病患者，GA可能比HbA_{1c}更具有临床参考价值。

2. 筛查糖尿病：GA同样适用于糖尿病的筛查，GA≥17.1%时可以筛查出大部分未经诊断的糖尿病患者。GA异常是提示糖尿病高危人群需行OGTT检查的重要指征，尤其对于空腹血糖正常者其意义更为明显。当然，GA能否作为糖尿病筛查指标仍需进一步的前瞻性流行病学研究。

3. 辅助鉴别应激性高血糖：急性应激如外伤、感染及心脑血管事件等发生时，非糖尿病会出现高血糖，与糖尿病难以区分。GA与HbA_{1c}联合检测有助于判断高血糖的持续时间，可作为既往糖尿病史的辅助诊断。

4. GA与糖尿病并发症：已有证据表明，GA作为一种重要的糖基化产物，与糖尿病肾病、视网膜病变及动脉粥样硬化等慢性并发症具有良好的相关性。

5. 影响GA检测结果的因素

（1）血白蛋白的更新速度：血白蛋白的更新速度影响GA水平。同样的血糖水平，血白蛋白更新速度加快的个体GA水平较低。因此，当白蛋白浓度和半衰期发生明显变化时，如肾病综合征、肝硬化、急性时相反应之后的患者，会对GA产生很大影响。

（2）体脂含量：体质指数（body mass index，BMI）是影响GA水平的重要因素，与之呈负性影响，其原因尚不明确，可能与肥胖者白蛋白更新速度、分解代谢速度加快及炎症等因素有关。因此，在体脂含量增多或中心型肥胖的人群中，GA可能低估其实际血糖水平。

（3）甲状腺激素：能够促进白蛋白的分解，从而影响血清GA水平。甲状腺功能亢进症可使测定结果降低，甲状腺功能减退症则使测定结果升高。

第三节　胰岛功能测定试验

胰岛总数有100万~200万个，是密布在胰腺腺泡之间的细胞群，因形态似岛而得名。胰岛素（insulin）是由胰岛β细胞所分泌的激素，在体内对糖、脂肪、蛋白质的合成与贮存起重要作用。它可以促进葡萄糖的氧化和糖原的生成，抑制糖异生，从而维持血糖的恒定。胰岛功能测定试验主要用于了解胰岛β细胞的功能状态，协助判断糖尿病类型并确定治疗方案。

一、胰岛素与胰岛素释放试验

健康人在葡萄糖刺激下，胰岛素呈二时相脉冲式分泌。静脉注射葡萄糖后的1~2 min内是第一时相，10 min内结束。这一时相呈尖而高的分泌峰，代表贮存胰岛素的快速释放。第二时相继第一时相，持续60~120 min，直到血糖水平恢复正常，代表了胰岛素的合成和持续释放能力。因此，胰岛素测定是反映胰岛细胞贮存和分泌功能的重要指标，也是进行糖尿病早期诊断和糖尿病分型的最可靠方法。

胰岛素释放试验（insulin releasing test）是诊断和治疗糖尿病的主要试验之一，它可反映胰岛 β 细胞的储备能力，标本采集方法及注意事项和口服葡萄糖耐量试验方法相同，通常与口服葡萄糖耐量试验同时进行。即在空腹及服糖后 30 min、60 min、120 min 和 180 min 采血分别测定胰岛素水平。

【参考区间】 空腹胰岛素：4.0 ~ 15.6 μIU/mL（CLIA 法）；服糖后 0.5 ~ 1 h 胰岛素分泌达到峰值，是空腹胰岛素的 5 ~ 10 倍；达到峰值后的胰岛素下降很快，180 min 回落至接近空腹水平。

【解读要点】

1. 胰岛素降低：常见于 1 型糖尿病。1 型糖尿病患者由于胰岛素分泌严重缺乏，餐后胰岛素分泌也没有明显增加，所以空腹值低，常 <5 μIU/mL，服糖后仍无反应或反应低下，呈不反应型，胰岛素曲线低平。2 型糖尿病患者晚期胰岛 β 细胞功能趋于衰竭，其胰岛素分泌曲线可与 1 型糖尿病相似，也呈不反应型。胰腺炎、胰腺外伤、β 细胞功能遗传性缺陷的患者，服用噻嗪类药、β 受体阻断剂者胰岛素可降低。另外，营养不良、胆囊纤维化、腺垂体功能减退和饥饿状态时胰岛素降低，但没有诊断价值。

2. 胰岛素升高：可见于 2 型糖尿病，患者血糖水平正常或略高，胰岛素释放曲线峰出现晚，在 120 ~ 180 min 出现。胰岛素持续升高，而血糖持续低平则见于胰岛 β 细胞瘤。肥胖、肝肾衰竭或排泄受阻时，也可引起血清胰岛素浓度增高。另外，胰岛素自身免疫综合征、脑垂体功能减退症、甲状腺功能减退症及妊娠妇女，应激状态下如外伤、电击和烧伤患者胰岛素也升高。

3. 指导用药：如果胰岛素分泌量不低，说明主要问题是胰岛素抵抗，治疗上应控制饮食、加强锻炼、减肥，选择改善胰岛素抵抗的药物，如双胍类或噻唑烷二酮类药物等；如果胰岛素分泌严重缺乏，则应及时加用胰岛素治疗。

二、C 肽与 C 肽释放试验

糖尿病患者胰岛素水平相对或绝对不足的原因比较复杂，所以胰岛素水平既可以表现为升高，也可表现为降低。患者接受胰岛素治疗 6 周后往往可产生胰岛素抗体，此时测定血清胰岛素常不能反映患者体内胰岛素的真实水平。

C 肽是胰岛 β 细胞的分泌产物，它与胰岛素有一个共同的前体——胰岛素原。1 分子的胰岛素原在蛋白水解酶的作用下，裂解成等分子的 C 肽和胰岛素，因此 C 肽测定意义与胰岛素相同，可以间接反映自身胰岛素的分泌情况。

C 肽相对分子质量为 3.6×10^3，没有生物活性，但对保证胰岛素的正常结构是必需的。由于 C 肽半衰期比胰岛素长，在禁食后 C 肽浓度比胰岛素高 5 ~ 10 倍，而且不被肝破坏，只在肾降解和代谢。C 肽不受外源性胰岛素干扰，不与胰岛素抗体反应，所以与血清胰岛素浓度相比，测定血清 C 肽水平更能准确反映胰岛 β 细胞合成与释放胰岛素的功能。

C 肽释放试验（C peptide release test）的标本采集方法与胰岛素释放试验基本相同。

【参考区间】 C 肽（ECLIA 法）：250.0 ~ 600.0 pmol/L；服糖后 0.5 ~ 1 h C 肽分泌达到峰值，为空腹值的 5 ~ 6 倍。

【解读要点】

1. C 肽降低：常见于 1 型糖尿病，曲线低平。

2. C 肽升高：常见于 2 型糖尿病，患者血糖水平升高，C 肽空腹水平正常或略高，服糖后高峰延迟或呈高反应。

3. 评估空腹低血糖：某些胰岛 β 细胞瘤患者，特别是间歇性胰岛素分泌过多时，胰岛素正常，但 C 肽浓度都升高。

4. 评估胰岛 β 细胞功能：基础或刺激性 C 肽水平可以评价患者胰岛 β 细胞分泌能力和分泌速度，可指导是否需要胰岛素治疗。

5. 监测胰腺手术效果：在全胰腺切除术后检测不到血清 C 肽，而在胰腺或胰岛细胞移植成功后血清 C 肽水平升高。胰腺癌切除术后，如果血液中还能测到 C 肽，提示有胰腺组织残留；如果仍然持续高水平，提示肿瘤复发或转移。

微课视频 7-7 胰岛功能测定试验

⬤ 拓展知识 7-1 胰岛自身抗体

1 型糖尿病是遗传易感个体通过自身抗原介导引起免疫反应后，导致胰岛 β 细胞破坏产生的自身免疫病。多个自身抗体已用于临床诊断和筛查。

1. 胰岛细胞抗体（islet cell antibody，ICA）：是针对胰岛细胞内多种抗原的一组抗体，又称胰岛细胞胞质抗体（islet cell cytoplasmic autoantibody），对所有胰岛内分泌细胞的胞质成分都有作用，其主要靶抗原是胞质中谷氨酸脱羧酶（glutamic acid decarboxylase，GAD）和蛋白酪氨酸磷酸酶 -2（protein tyrosine phosphatase，PTP-2）。

GAD 是人及动物体内神经递质 γ-氨基丁酸的合成酶，被认为是糖尿病自身免疫反应的始动靶抗原，有 GAD65 和 GAD67 两种形式。1 型糖尿病患者血清中的谷氨酸脱羧酶抗体（glutamic acid decarboxylase antibody，GADA），绝大部分为抗 GAD65 抗体，它和蛋白酪氨酸磷酸酶 -2 抗体（protein tyrosine phosphatase 2 antibody，PTP-2A）是 ICA 的主要成分。GADA 可在发病前 10 年被检出，呈持续高滴度状态，可作为普查指标，用于筛查和发现 1 型糖尿病的高危人群和个体。

2. 抗胰岛素抗体（anti-insulin antibody，AIA）：主要为 IgG，有两种：一种在糖尿病发病前就存在，与糖尿病发生有关，属于自身抗体；另一种是外源性胰岛素治疗后诱导产生的抗体。

胰岛自身抗体的检测对 1 型糖尿病的预测、鉴别诊断和胰岛素治疗效果监测有重要的参考价值。

【参考区间】 胰岛自身抗体为阴性。

【解读要点】

1. ICA 阳性

（1）预示胰岛 β 细胞的自身免疫性损害，早于 1 型糖尿病发病 8 年前可被检出，是糖尿病的高危指标。

（2）新发现的 1 型糖尿病患者中 70%~90% 可被检出，高滴度的 ICA 预示疾病进展的高危险性。

（3）大部分 1 型糖尿病患者的 ICA 在发病 2 年后消失，ICA 持续阳性超过 2~3 年者，仅占 1 型糖尿病的 10%。

2. GADA 阳性

（1）预测 1 型糖尿病，新发现的 1 型糖尿病患者其阳性率可达 70%~80%。

（2）新发现的 1 型糖尿病患者 PTP-2A 阳性率为 55%~75%，且阳性率受多种因素的影响，但 PTP-2A 特异性强，较少存在于不伴有 1 型糖尿病的自身免疫病患者血清中。

3. AIA 阳性

（1）AIA 水平与 1 型糖尿病发生的速度相关，高滴度者发病快。

（2）AIA 的产生与胰岛素制剂的免疫原性有关，也与患者的个体差异相关。接受胰岛素治疗后，AIA 一般在 3~6 个月出现，9~12 个月达高峰。该抗体的产生可导致患者对胰岛素不敏感。因此，该指标可为改进糖尿病治疗方案提供重要依据。

（3）该指标可用于评价药用胰岛素的质量（免疫原性和纯度）。

（4）在未曾使用过外源性胰岛素的患者体内检出更有意义。

因此，对成年 1 型糖尿病患者应动态监测 AIA、ICA 和 GADA 这三项指标，特别是后者，对诊断和治疗有非常重要的意义，应强调定期监测。对高危儿童随访监测，如 ICA 和 GADA 阳性，提示发生 1 型糖尿病的可能性是 67%；如两者均为阴性，则不可能发生 1 型糖尿病。以上自身抗体的检测重点应放在 1 型糖尿病一级亲属和糖尿病患者人群，并根据具体情况，如家族史、发病年龄、治疗情况以及其他检查结果等进行综合分析。

本章小结

糖尿病是一组由胰岛素分泌不足和（或）胰岛素作用低下引起的代谢性疾病，高血糖是其主要特征。血糖是指血液中的葡萄糖，它是反映机体糖代谢状况的一项重要指标。

空腹血糖（FBG）是指隔夜空腹（至少 8~10 h 未摄入任何食物，饮水除外），于早餐前抽静脉血所测定的葡萄糖浓度。FBG 是反映胰岛 β 细胞基础胰岛素的分泌功能，是诊断糖尿病的最主要依据。餐后 2 h 血糖是诊断糖尿病的另一种重要方法，反映胰岛 β 细胞的储备功能。OGTT 是一种葡萄糖负荷试验，用于了解机体对葡萄糖的调节能力，主要用于筛查糖尿病或早期（隐匿性）糖尿病的诊断。

糖化蛋白主要用于评价血糖控制效果，HbA_{1c} 反映的是测定前 6~8 周的平均血糖水平，可作为糖尿病长期控制的良好指标，控制的理想目标是 <6.5%。在有严格质量控制的实验室，采用标准化检测方法测定的 HbA_{1c} 可以作为糖尿病的补充诊断标准。GA 可用于评价短期血糖控制情况，反映患者过去 2~3 周内平均血糖水平。血胰岛素与胰岛素释放试验、C 肽与 C 肽释放试验主要用于了解机体自身的胰岛素分泌状态，对糖尿病的病因查找及分类有重要参考价值。

案例导引解读

根据检验结果并结合患者的临床表现，该患者最可能的诊断是 2 型糖尿病。

主要诊断依据：①2 型糖尿病临床上出现"三多一少"症状，该患者"多食、多饮、消瘦 2 个月，加重 1 周"症状与此相符；该患者为中老年人，有糖尿病家族史，急性发作期无酮症，提示为 2 型糖尿病。② 2 型糖尿病实验室检查多表现为 FBG > 7.0 mmol/L、2 h–PG > 11.1 mmol/L，该患者实验室检查结果与此相符，结合其临床症状，应首先考虑 2 型糖尿病的诊断。③该患者 HbA$_{1c}$ 为 8.6%，提示近 2 ~ 3 个月血糖水平较高。空腹血清胰岛素及 C 肽浓度正常，相关自身抗体均为阴性，提示胰岛细胞功能尚正常，该患者糖尿病的发生可能与胰岛素抵抗有关。④糖尿病肾病是糖尿病常见的慢性并发症。糖尿病肾损害及糖尿病肾病早期诊断指标是尿液微量白蛋白及其他微量蛋白质（α$_1$– 微球蛋白、β$_2$– 微球蛋白、视黄醇结合蛋白）检测。该患者尿 24 h 总蛋白及白蛋白排泄量正常，可基本排除糖尿病肾病。

临床案例分析 7-1

患者，女性，59 岁，因食欲亢进易饥，伴心慌、多汗 2 月余就诊。

查体：明显肥胖，情绪较急躁，皮肤略潮湿，甲状腺无明显肿大，双手无震颤。HR：125 次 /min，BP：138/75 mmHg。

经进一步检查发现，甲状腺功能正常，FBG：13.8 mmol/L，HbA$_{1c}$：8.7%，空腹胰岛素：22 μIU/mL（正常 5 ~ 20 μIU/mL）。

问题 1. 该患者最可能的诊断是什么？诊断依据有哪些?

问题 2. 推测该患者血糖水平持续增高至少多长时间？

患者出院后，一直采取皮下注射胰岛素治疗糖尿病。半年后，因进食不洁食物出现呕吐、腹泻，伴发热 38.2℃、嗜睡 1 天就诊。

问题 3. 此时考虑有哪些可能？

问题 4. 为进一步确诊，需要急查的项目有哪些？

（褚美芬　梅传忠）

◆ 数字课程学习

▦ 微课视频　　　Ｐ 教学PPT　　　▤ 临床案例分析及参考答案　　　👤 自测题

脂代谢检验报告单解读

掌握：血脂基本指标：总胆固醇、甘油三酯、高密度脂蛋白胆固醇、低密度脂蛋白胆固醇的参考区间和临床意义。

熟悉：载脂蛋白、游离脂肪酸、脂蛋白（a）等指标的参考区间和临床意义。

了解：血脂检查前的注意事项，血脂测定项目的合理选择，高脂蛋白血症分型及生化诊断要点。

案例导引

患者，女性，54 岁，2 天前因胸骨后疼痛就诊。

既往史：10 年前发现皮肤黄色斑块，胸闷 2 年，反复发作胸痛 1 年。其父亲有高血压，母亲有冠心病，兄弟姐妹中有 1 人胆固醇增高。

体检：身高：158 cm，体重：62 kg，BMI：24.84 kg/m^2，BP：140/90 mmHg，HR：74 次 /min，律齐，无心脏杂音。双侧上眼睑有扁平黄色瘤，手指、足跟肌腱处见结节状黄色瘤。心电图检查示心肌缺血。

实验室检查：血脂检验结果如下。

XX 医院检验报告单

姓名：XXX　　　　病区：　　　　　　标本种类：血清　　　　样本编号：XXXXX

性别：女　　　　　科别：心血管科　　标本性状：　　　　　　病人类别：门诊

年龄：60 岁　　　　床号：　　　　　　接收人员：XXX　　　　条形码：XXXXX

病员号：XXXXX　　送检医生：XXX　　送检单位：　　　　　　临床初诊：冠心病

采集时间：2020-12-02 07：25　　　　接收时间：2020-12-02 08：13

备　注：

No	项目	结果		参考区间	单位
1	总胆固醇	11.38	↑	3.11 ~ 5.20	mmol/L
2	甘油三酯	1.13		0.34 ~ 1.69	mmol/L
3	高密度脂蛋白胆固醇	1.09		1.04 ~ 2.05	mmol/L
4	低密度脂蛋白胆固醇	7.99	↑	2.10 ~ 3.10	mmol/L

续表

No	项目	结果		参考区间	单位
5	载脂蛋白 A I	1.12		1.10 ~ 1.76	g/L
6	载脂蛋白 B	2.59	↑	0.63 ~ 1.14	g/L
7	游离脂肪酸	461		129 ~ 769	μmol/L
8	脂蛋白（a）	5.0		0 ~ 300	mg/L

检验日期：2020–12–02　　报告时间：2020–12–02 9：20　　　检验：XXX　　审核：XXX
注：此检验报告仅对本次标本负责。

问题：1. 如何解读该患者的检验报告单？
　　　2. 该患者可能的诊断是哪一型高脂血症？诊断依据有哪些？

脂质是机体能量的来源和组织结构的重要成分，体内脂代谢状况可通过血脂变化反映出来，血脂代谢异常不仅与动脉粥样硬化（atherosclerosis，AS）的发生和发展有密切的关系，而且对冠心病事件（如不稳定型心绞痛、急性心肌梗死等）的发生起重要作用。血脂检测为血脂异常的诊断提供量化依据，同时在代谢性疾病的三级预防中发挥重要作用。因此，血脂、血浆脂蛋白及载脂蛋白分析已成为动脉粥样硬化和心、脑血管疾病诊断、治疗和预防的重要实验室依据，广泛应用于糖尿病、肾疾病及绝经期后妇女内分泌改变等临床相关疾病的研究中。

第一节　血　　脂

血脂是血浆中脂质的总称。血脂组成十分复杂，主要包括甘油、游离胆固醇、胆固醇酯、磷脂和游离脂肪酸等。血浆中最多的脂质有胆固醇、磷脂和甘油三酯，其中胆固醇包括游离胆固醇和胆固醇酯，两者合称为总胆固醇。血浆脂质总量为 4.0 ~ 7.0 g/L。由于脂质不溶于水，因此无论是外源性或内源性脂质，均以溶解度较大的脂蛋白复合体形式在血液循环中运输。

血脂测定应力求做到标准化，准确测定应从分析前的准备开始，包括受试者的准备、标本采集、合格的试剂、校准物的选用和检测方法选择。血脂分析前变异主要包括以下几个方面：①生物因素，如年龄、性别、种族等因素；②生活方式，包括饮食习惯、吸烟、运动及应激等；③临床因素，包括疾病继发（内分泌或代谢性疾病、肾疾病、肝胆疾病及其他）、药物诱导（抗高血压药、免疫抑制剂及雌激素等）；④样本收集与处理方面，如禁食状态、血液浓缩、抗凝剂与防腐剂、毛细血管与静脉血、样本储存等。减少分析前变异可采取以下措施：

1. 采血前　①采血前数天或数周，受试者最好停用影响血脂的药物，如血脂调节剂、避孕药、某些抗高血压药和激素等，否则应记录用药情况。②至少 2 周内保持一般饮食习惯和体重稳定，使机体处于稳定代谢状态。③ 3 天内避免高脂饮食。④ 24 h 内不饮酒，不进行剧烈运动。⑤要求患者禁食 12 h 以上采取静脉血，采血时患者可取坐位或半卧位。

2. 复查：因为血脂检查受许多因素的影响，因此，如果检验结果接近或超过血脂异常判断值，在受试者作进一步处理前，应间隔 1 ~ 2 周，在同一家医院的实验室再次禁食

12～14 h 抽血复查，尽量减少或避免由于实验误差或个体生理变异造成的假象。如果检测的结果都不正常，而且两次所得数值相差不超过 10%（以总胆固醇为例），就可以据此判断是否存在高脂血症或决定是否采取防治措施。

🎥 **微课视频 8-1**　"知脂"其一，不知其二——浅谈血脂

一、总胆固醇

胆固醇是人体重要的脂质成分，具有重要的生理功能，如合成类固醇激素、维生素 D_3 和胆汁酸，并构成细胞膜成分。人体内大部分胆固醇靠自身合成。肝是合成胆固醇的主要部位，合成原料主要来自糖（淀粉）的分解，其次来源于食物脂肪和体内脂肪的分解。

总胆固醇（total cholesterol，TC）是指血液中各脂蛋白所含胆固醇的总和，包括胆固醇酯（cholesterol ester，CE）和游离型胆固醇（free cholesterol，FC），其中 CE 占 60%～70%，FC 占 30%～40%，两种类型的比例在个体内和个体间是基本恒定的。血清胆固醇在低密度脂蛋白中最多，其次是高密度脂蛋白和极低密度脂蛋白，乳糜微粒最少。

TC 测定指测定血清（浆）中 FC 和 CE 的总量。胆固醇与动脉粥样硬化关系密切，故血清 TC 测定是临床最常用的血脂检测项目之一。

注意：TC 除了作为高胆固醇血症的诊断指标外，不能作为其他任何疾病的诊断指标。对于动脉粥样硬化和冠心病而言，TC 是一个明确的危险因子，与冠心病的发病率呈正相关。由于 TC 主要由低密度脂蛋白和高密度脂蛋白两种脂蛋白转运，而两者在脂类疾病发病机制中的作用相反，所以，血清 TC 并非越低越好。另外，TC 检测的是血液中各脂蛋白所含胆固醇的总和，代表总体水平，只能反映人体内胆固醇的总体趋势，临床中需要结合其他检验项目进行评估。

【参考区间】　人群血脂水平主要取决于生活因素，各地区参考值高低不一，国际上目前以显著增加冠心病风险的 TC 水平（医学决定水平）作为划分界限；本教材参考 2016 年《中国成人血脂异常防治指南》提出的国人血脂水平分层标准：＜5.2 mmol/L 为合适水平，5.2～6.2 mmol/L 为边缘升高，≥6.2 mmol/L 为升高。

【解读要点】

1. 影响 TC 水平的主要因素：

（1）年龄与性别：新生儿 TC 很低，哺乳后很快接近成人水平，之后随年龄增长而上升，但到 70 岁后不再上升或略有下降。女性中青年期稍低于男性，绝经后女性 TC 水平较同龄男性高。

（2）饮食习惯：长期高胆固醇、高饱和脂肪酸摄入可造成 TC 升高。

（3）遗传因素：脂蛋白代谢相关酶或受体基因发生突变，是引起 TC 显著升高的主要原因。

2. 血清 TC 增高：血清 TC＞5.7 mmol/L 即可考虑高胆固醇血症，而高胆固醇血症容易引起动脉粥样硬化，继而造成梗死性心脑血管疾病。

血清 TC 增高可见于：肾病综合征、糖尿病、甲状腺功能减退、饮酒过量、胆总管阻塞、急性失血、家族性高胆固醇血症及摄入维生素 A、维生素 D、口服避孕药等药物。

3. 血清 TC 降低：主要见于低胆固醇血症、贫血、败血症、肺结核和晚期癌症、肝

病、严重感染和营养不良，以及摄入对氨基水杨酸、卡那霉素、肝素、维生素 C 等药物。

🖱 📹 **微课视频 8-2**　总胆固醇

二、甘油三酯

体内甘油三酯（triglyceride，TG）在肝和脂肪组织合成，主要功能是为人体提供能量，提供人体所需总热量的 20%~30%。血液中的 TG，一部分来自消化道的吸收，成为外源性 TG；另一部分来源于体内游离脂肪酸水解，成为内源性 TG。血清 TG 约占总脂质的 25%，是乳糜微粒和极低密度脂蛋白的主要成分，直接参与胆固醇和胆固醇酯的合成。

临床上测定的 TG 是血浆中各脂蛋白所含 TG 的总和。TG 是一组化合物，而不是分子组成和结构固定的单一化合物。由于其甘油骨架上分别结合了 3 分子脂肪酸、2 分子脂肪酸或 1 分子脂肪酸，所以分别存在有 TG 90%~95%，甘油二酯（diglyceride，DG）和甘油单酯（monoglyceride，MG）5%~10%。

TG 水平受环境与遗传等多种因素的影响，人血清 TG 的个体内生物学变异在 30% 左右，个体间生物学变异达到 50% 左右，因此需要长期监测。TG 水平划分方案应根据流行病学资料和经验制订。多项研究结果发现，TG 水平与胰岛素抵抗有关，是糖尿病的独立危险因素。

【参考区间】　0.56~1.70 mmol/L。《中国成人血脂异常防治指南（2016）》提出的国人血脂水平分层标准：<1.70 mmol/L 为合适水平，1.70~2.30 mmol/L 为边缘升高，≥2.30 mmol/L 为升高。

【解读要点】

1. 影响 TG 水平的主要因素：

（1）饮食：高脂饮食后 TG 升高，一般餐后 2~4 h 达高峰，8 h 后基本恢复至空腹水平。

（2）年龄：儿童 TG 水平低于成人，30 岁以后 TG 可随年龄增长稍有升高，60 岁以后有下降趋势。

（3）运动不足、肥胖：可使 TG 升高。

2. 血清 TG 增高：常见于动脉粥样硬化，多数动脉粥样硬化和冠心病患者均升高，两者有相互促进的作用，但并无固定的因果关系。TG 明显升高还可使血液凝固性增强，并抑制纤维蛋白溶解，促进血栓形成，是冠心病诱发心肌梗死的危险因素，约有 80% 的心肌梗死患者 TG 升高。TG 增高同时伴有 TC、低密度脂蛋白胆固醇增高，高密度脂蛋白胆固醇减低，对动脉粥样硬化和冠心病诊断更有意义。

3. 继发性高 TG 血症：见于糖尿病、糖原贮积症、肾病综合征、甲状腺功能减退、皮质醇增多症、胰腺炎，各种肝病时血清 TG 往往升高。

4. 低 TG 血症：TG < 0.56 mmol/L。①原发性 TG 减低：见于遗传性原发性无 β 脂蛋白或低 β 脂蛋白血症。②继发性 TG 减低：见于内分泌紊乱（如甲状腺功能亢进症、肾上腺皮质功能减退症、垂体功能减退症）、营养不良状态（如吸收不良综合征）等。

🖱 📹 **微课视频 8-3**　甘油三酯

三、游离脂肪酸

游离脂肪酸（free fatty acid，FFA）是指血清中未与甘油、胆固醇等酯化的脂肪酸，主要是长链脂肪酸，又称为非酯化脂肪酸（non-esterified fatty acid，NEFA）。正常情况下，FFA 在血浆中与清蛋白结合，含量极微，占总脂肪酸含量的 5%～10%。FFA 主要由存储于脂肪组织中的 TG 分解释放入血，在末梢组织以能源形式被利用。它是血中能直接参加代谢的脂质，可作为能量来源，在糖类供能不足时补充供能。FFA 在生命活动中是一个非常重要的角色，如参与细胞增殖、炎症反应、激素调控等，也是一种具有多种生理功能的信号分子。

血中 FFA 水平目前在临床上仅作为一些疾病评估的风险因素，受饥饿、运动、内分泌功能等多种因素的影响而变动，个体内变异相当大，因此不能凭一次检测结果做出诊断，应对 FFA 水平做连续的动态观测。

目前系列研究发现，糖尿病、肥胖、动脉粥样硬化、心脑血管疾病等都与 FFA 的浓度变化有密切关系。近年来还发现，FFA 对于某些肾疾病、胎儿的发育，乃至癌症均有影响。

【参考区间】 0.4～0.9 mmol/L（建议建立实验室参考区间）。

【解读要点】

1. 生理性改变：饮食、运动、应激情况均可发生 FFA 水平变化。

2. 病理性增高：见于甲状腺功能亢进、糖尿病、重症肝炎、嗜铬细胞瘤、糖原贮积症、急性胰腺炎等。任何使体内激素（甲状腺素、肾上腺素、去甲肾上腺素、生长激素等）水平升高的疾病，药物如咖啡因、氨磺丁脲、肝素、烟酸、避孕药等。

3. 病理性降低：见于垂体功能减退、艾迪生病、甲状腺功能减退、胰岛素瘤等，某些药物如阿司匹林、氯贝丁酯和普萘洛尔等。

第二节　血浆脂蛋白

由于脂质的亲水性比较弱，所以血浆中的脂质无论是甘油三酯、胆固醇、胆固醇酯，还是磷脂和脂肪酸，都不溶于水或微溶于水，需要与特殊的蛋白质即载脂蛋白相结合，才能形成溶解度较大的复合体，从而方便这些脂质在血液中被运输到各个器官组织进行代谢，这种复合体称为脂蛋白（lipoprotein，LP）。LP 根据密度不同分为 4 种类型，按密度由低到高依次为：乳糜微粒（chylomicron，CM）、极低密度脂蛋白（very low density lipoprotein，VLDL）、低密度脂蛋白（low density lipoprotein，LDL）和高密度脂蛋白（high density lipoprotein，HDL）。这 4 类 LP 的密度依次增加，而颗粒则依次变小。病理情况下，在 VLDL 与 LDL 之间可出现中密度脂蛋白（intermediate density lipoprotein，IDL）。

由此可见，LP 是由蛋白质、胆固醇和磷脂等组成的复合体，但是血浆 LP 的定量目前尚无较为理想的方法。由于 LP 中胆固醇含量较为稳定，因此目前以测定 LP 中胆固醇含量的方法作为 LP 的定量依据，即测定 HDL、LDL 或 VLDL 中的胆固醇，并分别称为高密度脂蛋白胆固醇（HDL-C）、低密度脂蛋白胆固醇（LDL-C）和极低密度脂蛋白胆固醇（VLDL-C）。目前临床上检测血浆脂蛋白的项目主要有：HDL-C、LDL-C 和脂蛋白（a）。

一、高密度脂蛋白胆固醇

HDL 是由肝和肠壁合成，代谢的主要部位是肝和肾。HDL 是具有抗动脉粥样硬化功能的脂蛋白。其作用主要表现为以下几个方面：①促进胆固醇的逆向转运。HDL 颗粒最小，密度大，能自由进入动脉壁而不存积在动脉壁上，并将肝外组织及堆积在动脉壁上的胆固醇转运回肝进行代谢，肝代谢后的产物再经过胃肠道排出体外，起到血管清道夫的作用。②抗氧化和炎症作用是 HDL 抗动脉粥样硬化的重要机制。动脉内膜沉积 LDL 并被氧化修饰，是动脉粥样硬化炎症损伤的起始过程。HDL 亚组分中脂质抗氧化剂如维生素 E 等，以及载脂蛋白 A I 可将甲硫氨酸还原为甲硫氨酸硫氧化物，它们都是抗氧化剂，可拮抗脂质过氧化和胆固醇酯的氧化，阻止氧化 LDL 的许多危险效应。因此，HDL 不仅可以减轻和预防动脉粥样硬化斑块的形成和发展，而且能使已硬化的血管软化，而被人们称为"血管保护因子"，俗称"好胆固醇"。由于直接定量测定 HDL 比较麻烦，所以临床上多以测定 HDL-C 来了解 HDL 的情况。

长时间研究证明，HDL-C 水平与冠心病发病呈负相关，随着 HDL-C 水平的降低，缺血性心血管疾病的发病危险增加，HDL-C < 1.04 mmol/L 是冠心病危险因素。而 HDL-C > 1.55 mmol/L 被认为是冠心病的"负"危险因素，在此基础上每增高 0.035 mmol/L，冠心病的危险性降低 2% ~ 3%。

【参考区间】　男性：1.16 ~ 1.42 mmol/L；女性：1.29 ~ 1.55 mmol/L。合适水平：> 1.04 mmol/L；升高：> 1.55 mmol/L；降低：< 1.04 mmol/L。

【解读要点】

1. 影响 HDL-C 水平的因素：

（1）年龄和性别：儿童时期男女性 HDL 水平相同，青春期男性开始下降，18 ~ 19 岁达最低点，此后男性低于女性，女性绝经期后与男性接近。

（2）饮食：高糖、素食时 HDL-C 降低。

（3）肥胖：肥胖者常有 TG 升高，同时伴有 HDL-C 降低。

（4）饮酒与吸烟：吸烟可使 HDL-C 下降，适量饮酒可使 HDL-C 升高。

（5）运动：长期足量的运动可使 HDL-C 升高。

（6）药物：睾酮等雄性激素、降脂药中的普罗布考、β 受体拮抗药（普萘洛尔）、噻嗪类利尿药等可使 HDL-C 下降，雌激素类药物、烟酸类降脂药、苯妥英钠等可使 HDL-C 升高。

2. HDL-C 降低：常见于动脉粥样硬化或糖尿病；另外，心肌梗死、创伤、甲状腺功能异常、慢性贫血、严重营养不良疾病也可引起 HDL-C 降低。

◆ ● 拓展知识 8-1　非高密度脂蛋白胆固醇

> 非高密度脂蛋白胆固醇（non-HDL-C）是指除 HDL 以外的其他脂蛋白所含的胆固醇之和，主要包括 LDL-C 和 VLDL-C，其中 LDL-C 占 70% 以上。non-HDL-C 计算公式为：non-HDL-C=TC-HDL-C。
>
> non-HDL-C 的治疗目标为低于 3.36 mmol/L。其作为冠心病及其高危人群防治时降脂治疗的目标，适用于 TG 水平在 2.27 ~ 5.64 mmol/L 时，特别适用于 VLDL-C 增高、HDL-C 偏低而 LDL-C 不高的个体或已达治疗目标的个体。

二、低密度脂蛋白胆固醇

LDL 在血浆中由 VLDL 转变而来，其合成部位主要在血管内，主要降解部位在肝。LDL 是空腹血浆中的主要脂蛋白，约占血浆脂蛋白总量的 2/3。LDL 从肝携带胆固醇到周围血管，特别是冠状动脉，可造成过多的胆固醇在血管壁上沉积，引起动脉粥样硬化。常被称为"致动脉硬化脂蛋白""血管危险因子"等，俗称"坏胆固醇"。LDL-C 水平是判断高脂血症、预防动脉粥样硬化的重要指标，其水平增高是动脉粥样硬化发生、发展的主要脂质危险因素。美国国家胆固醇教育计划成人治疗专业组规定，以 LDL-C 水平作为高脂蛋白血症的治疗决策及其需要达到的治疗目标。

LDL-C 水平与缺血性心血管病发生的相对危险和绝对危险上升趋势及程度与 TC 相似。由于 TC 水平同时也受 HDL-C 水平的影响，所以，最好以 LDL-C 代替 TC 作为冠心病危险因素指标。

【参考区间】　LDL-C 水平随年龄上升，中、老年人平均 2.7～3.1 mmol/L。合适水平：< 3.4 mmol/L；边缘升高：3.4～4.1 mmol/L；升高：≥4.1 mmol/L（2016 年《中国成人血脂异常防治指南》）。

【解读要点】

1. 影响 LDL-C 水平的因素：与 HDL-C 测定相同，影响 LDL-C 的因素很多，包括年龄、性别、种族、遗传、饮食、疾病等，所以，LDL-C 水平的高低应结合临床进行综合评估。

2. LDL-C 增高：主要是胆固醇增多并可伴有 TG 增高，临床多表现为高脂蛋白血症。可见于饮食中富含胆固醇和饱和脂肪酸、低甲状腺素血症、肾病综合征、慢性肾衰竭、糖尿病、神经性厌食及妊娠等。

家族性高胆固醇血症患者通常 TC 增高、LDL-C 增高伴有 HDL-C 减低，Ⅱa 型高脂蛋白血症患者 TC 增高、LDL-C 增高、TG 正常或轻度增高。

3. LDL-C 降低：可见于营养不良、肠吸收不良、慢性贫血、骨髓瘤、急性心肌梗死、创伤、高甲状腺素血症等。

● 拓展知识 8-2　小而密低密度脂蛋白

人类 LDL 颗粒大小呈双峰分布，根据大小、密度、物理化学组成、代谢特征和致 AS 的特性分为两种亚型。通过非变性梯度凝胶扫描测定 LDL 主峰颗粒直径（peak particle diameter, PPD），PPD > 25.5 nm 者为 A 型，密度接近 1.02 g/L，又称大低密度脂蛋白（large LDL, lLDL）；PPD < 25.5 nm 者为 B 型，密度接近 1.06 g/L，又称小而密低密度脂蛋白（small dense low density lipoprotein, sdLDL）。

sdLDL 是 LDL 中胆固醇所占的比例较小而蛋白质比例较大的一部分。与 A 型 LDL 相比，sdLDL 因内皮穿透性好更容易被血管组织摄取，同时更容易通过受体介导进入细胞内，与血管蛋白聚糖的亲和力更强。LDL 氧化易感性随着 LDL 颗粒变小而增加，表面脂质层性质的改变可能与游离胆固醇减少和多不饱和脂肪酸增加有关。因此，sdLDL 颗粒包含的 CE 较少，胆固醇 / 载脂蛋白 B 比值更低。

由于 sdLDL 与高 TG 在代谢上密切联系，并且高 TG 又与低 HDL-C 相伴，临床上常将高 TG、低 HDL-C 及 sdLDL 三者同时存在合称致 AS 脂蛋白表型或脂质三联症。sdLDL-C 水平是冠心病患者检测代谢综合征的有效指标。sdLDL 可促进动脉粥样硬化的发生、发展，是心脑血管事件发生的独立危险因素之一，sdLDL 比 LDL 更具有致动脉粥样硬化作用。检测不同亚型 LDL 水平比仅测定 LDL-C 临床价值更高，且定量检测高危者 sdLDL 水平更为重要。

三、脂蛋白（a）

脂蛋白（a）[lipoprotein（a），LP（a）]是血液中脂蛋白的成分之一，由肝合成，结构复杂，是一种与纤维蛋白溶解酶具有相似性质的糖蛋白。LP（a）核心部分由甘油三酰、磷脂、胆固醇、胆固醇酯等脂质和载脂蛋白 B100 组成，密度在 LDL 与 HDL 之间，并与此两者重叠。LP（a）结构与 LDL 相似，所不同的是 LP（a）含特殊的载脂蛋白。虽然其生理机制还没有完全阐明，但是，LP（a）升高被公认为是动脉粥样硬化性心血管疾病的独立危险因素，其增高可能引起血栓形成，与动脉粥样硬化呈正相关，可作为冠心病的预后指标。

【参考区间】 0~300 mg/L。

LP（a）的参考区间为 0~300 mg/L，少数人可高达 1 000 mg/L 以上，但 80% 的正常人在 200 mg/L 以下。一般认为，LP（a）对同一个体相当恒定，但是个体间的差异很大，而且在人群的分布上，血清 LP（a）的水平呈明显的偏态分布。临床上正常以 300 mg/L 为切点来评估冠心病的风险，如果高于此水平，患冠心病的危险性就会明显升高。

【解读要点】

1. 血清 LP（a）浓度主要与遗传有关：它不是由 VLDL 转化而来，也不能转化为其他脂蛋白，是一类独立的脂蛋白，与其他脂蛋白没有直接关系，基本不受性别、年龄、体重和大多数降胆固醇药物的影响。

2. 血清 LP（a）增高：常见于动脉粥样硬化性心血管疾病、急性心肌梗死、家族性高胆固醇血症、糖尿病、大动脉瘤及某些癌症等。妊娠时 LP（a）可增高，产后恢复正常。

3. 血清 LP（a）降低：常见于肝疾病、酗酒、摄入新霉素等药物。

🎥 微课视频 8-4 脂蛋白

◆ 🌐 拓展知识 8-3 高脂蛋白血症

脂蛋白代谢是血中脂质、脂蛋白、载脂蛋白及其受体和酶相互作用的代谢过程。在脂蛋白代谢过程中若有多种环节受到障碍，有可能导致脂蛋白代谢紊乱。脂蛋白代谢紊乱的常见现象是高脂血症和高脂蛋白血症。

高脂血症（hyperlipidemia）是指血中 TC 和（或）TG 水平升高。临床上常见高甘油三酯血症和高胆固醇血症。由于血脂以脂蛋白形式在血浆中运输，因此，高脂血症常伴随有高脂蛋白血症。高脂蛋白血症（hyper lipoproteinemia）是指血浆中 CM、VLDL、LDL、HDL 等脂蛋白有一种或几种浓度过高的现象。

高脂蛋白血症主要有三种分类方法。

一、按是否继发于全身性疾病分类

按脂蛋白代谢紊乱的原因分类，可分为原发性和继发性两大类。

原发性高脂蛋白血症是遗传缺陷所致，如家族性高胆固醇血症（familial hypercholesterolemia，FH）主要是由于 LDL 受体缺陷引起。FH 患者 LDL 受体仅为正常人的 50%，导致细胞对 LDL 摄取不足，结果血浆 LDL-C 只有 40% 被清除，血中胆固醇水平接近于正常人的 2 倍。

继发性高脂蛋白血症是由一些全身性疾病引起血脂异常，如糖尿病、肾病综合征、肾衰竭、甲状腺功能减退症、肝胆疾病、系统性红斑狼疮等。另外，某些药物如 β 受体拮抗药、抗高血压药等也可引起血脂异常。

1. 糖尿病：糖尿病患者尤其是血糖控制不良者，由于游离脂肪酸合成 VLDL 亢进，在胰岛素缺乏的状态下，脂蛋白脂肪酶（lipoprotein lipase，LPL）活性降低，CM、VLDL 的分解量减少。主要表现为以高 TG 血症和低 HDL 血症为特征的继发性高脂血症。

2. 肾疾病：肾病综合征时的高脂血症由脂蛋白降解障碍和合成过多双重机制引起。当尿蛋白排出量少时，以降解障碍为主；当尿蛋白排出 > 10 g/d 时，以合成增多为主。主要表现为血清 VLDL 和 LDL 升高。慢性肾衰竭患者常见血清 TG 升高，主要由于血浆 VLDL 和 IDL 颗粒增加，尽管 TC 水平大多正常，但 HDL-C 总是降低。

3. 甲状腺功能减退（甲减）：甲状腺激素水平的高低对机体的脂质代谢有很大影响。甲减可影响脂蛋白代谢的各个环节，如使 LPL 活性降低、IDL 代谢障碍、LDL 受体功能下降等。患者常表现为血 TC 水平升高，可同时有血 TG 升高现象。

4. 药物：抗高血压药可影响血浆脂蛋白代谢，利尿药可升高 TC 和 TG 水平。β 受体拮抗药可升高 TG，降低 HDL。长期大量使用糖皮质激素治疗可促进脂肪分解，使血浆 TC 和 TG 水平升高。

5. 其他：血脂异常还可见于肝胆系统疾病，如各种原因引起的胆道阻塞、胆汁淤积性肝硬化、胰腺炎和长期过量饮酒等。

二、按临床表型分类

人血清脂蛋白成分比例的分析是诊断高脂蛋白血症的重要依据。目前国际上通用的是以 Fredrickson 分类法为基础，经 WHO 修订的分型系统，主要是根据血浆（清）外观，血 TC、TG 浓度及各种血浆脂蛋白升高程度的不同而进行分型。按此法可将高脂蛋白血症分为 I 型、II a 型、II b 型、III 型、IV 型和 V 型。表 8-1 为高脂蛋白血症 WHO 分型及特征。

表 8-1 高脂蛋白血症 WHO 分型及特征

分型	血浆 4℃ 过夜外观	脂蛋白变化	血脂变化	病因	患冠心病风险	出现频率
I 型	"奶油样"上层，下层清澈透明	CM↑↑	TG↑↑↑ TC 正常或↑	LPL 缺失，ApoC II 缺失	低	低
II a 型	清澈	LDL↑	TC↑↑↑ TG 正常	LDL 受体异常	高	较高
II b 型	清澈或微混	LDL↑ VLDL↑	TC↑↑ TG↑↑	不明	高	较高
III 型	"奶油样"上层，下层混浊	IDL↑	TC↑↑ TG↑↑	ApoE 异常	较高	较低

续表

分型	血浆 4℃ 过夜外观	脂蛋白变化	血脂变化	病因	患冠心病风险	出现频率
Ⅳ型	混浊	VLDL↑	TG↑↑	不明	中等	高
Ⅴ型	"奶油样"上层，下层混浊	VLDL↑ CM↑	TG↑↑↑ TC 正常或↑	LPL 缺失	低	低

  这一分型方案，除了要求测定血脂指标外，还需要进行血清脂蛋白电泳图谱分析，并将血浆置于 4℃ 过夜后，观察血浆混浊程度，再确定分型。该分型法只是描述异常脂蛋白的表现，而忽略引起高脂蛋白血症的原因，故称为表型分类。这种分类并不提示特定的疾病，但是有助于临床选择治疗对策。

  1. Ⅰ型高脂蛋白血症：又称家族性高乳糜微粒血症或脂蛋白酶缺乏症。主要生化特征是血浆 CM 浓度增加，TG 水平显著升高，TC 可正常或轻度增加。血浆外观有"奶油"样上层，中下层澄清。此型在临床上较为罕见，属于常染色体隐性遗传病，婴儿期即可出现。其发病原因是基因突变导致 LPL 遗传性缺陷或缺乏 LPL 的激活剂。

  2. Ⅱa型高脂蛋白血症：又称高 β- 脂蛋白血症或高胆固醇血症。此型血浆中 LDL 水平升高，血浆外观澄清。血脂测定只有 TC 水平升高，而 TG 水平正常。此型临床上常见。

  3. Ⅱb型高脂蛋白血症：血浆外观澄清或微混，血脂测定 TC 和 TG 水平均增加，血浆中 LDL 和 VLDL 水平均增加。此型临床上很常见。

  4. Ⅲ型高脂蛋白血症：又称异常 β- 脂蛋白血症。主要是由于血浆中 CM 残粒和 VLDL 残粒增加。血浆外观混浊，常具有一层模糊的奶油样表层。血浆 TG 和 TC 均明显升高。此型在临床上很少见。

  5. Ⅳ型高脂蛋白血症：又称内源性高甘油三酯血症。血浆外观澄清或完全混浊，主要视 TG 含量而定，无"奶油"样上层。血浆 TC 水平正常或偏高，TG 水平明显增高。此型在临床上较常见。

  6. Ⅴ型高脂蛋白血症：也称混合性高甘油三酯血症。血浆外观有"奶油"样上层，下层混浊，血浆 TC 和 TG 水平均升高，以 TG 升高为主。血浆中 CM 和 VLDL 水平升高。此型高脂蛋白血症易发生危及生命的胰腺炎，在临床上较少见。

  Ⅱb型高脂蛋白血症与 Ⅳ型高脂蛋白血症有时不易确定，测定 LDL-C 对于鉴别两者很有帮助。当 LDL-C > 3.65 mmol/L 时，即为 Ⅱb型高脂蛋白血症，否则为 Ⅳ型。

  表型分类法有助于高脂血症的诊断和治疗，但较烦琐。在临床上诊治血脂代谢紊乱时，一般认为不必过分强调高脂蛋白血症的分型，因为这种分型并不是病因诊断，而且有时也会发生变化。为了指导治疗，提出了高脂血症的简易分型：①高胆固醇血症；②高甘油三酯血症；③混合性高脂血症。表 8-2 为血脂异常的临床简易分型。

  三、基因分型法

  近年来，随着分子生物学的迅速发展，人们对高脂血症的认识已逐步深入到基因水平。目前已有相当一部分高脂血症患者存在单一或多个遗传基因的缺陷，具有明显的家族聚集性及遗传倾向，临床上称为家族性高脂血症（表 8-3）。

表 8-2 血脂异常的临床简易分型

分型	总胆固醇	甘油三酯	相当的 WHO 表型 *
高胆固醇血症	↑↑	-	Ⅱa
高甘油三酯血症	-	↑↑	Ⅳ（Ⅰ）
混合性高脂血症	↑↑	↑↑	Ⅱb（Ⅲ、Ⅳ、Ⅴ）

注：* 括号内为少见类型。

表 8-3 家族性高脂血症的临床特征

常用名	基因缺陷	临床特征	表型分类
家族性高胆固醇血症	LDL 受体缺陷	以 TC 升高为主，可伴 TG 轻度升高，LDL 明显升高，可有肌腱黄色瘤，多有冠心病和高脂血症家族史	Ⅱa Ⅱb
家族性 ApoB100 缺陷症	ApoB100 缺陷	同上	同上
家族性混合性高脂血症	不清楚	TC 和 TG 均升高，VLDL 和 LDL 都升高，家族成员中有不同高脂蛋白血症，有冠心病家族史	Ⅱb
家族性异常 β- 脂蛋白血症	ApoE 异常	TC 和 TG 均升高，CM 和 VLDL 残粒及 IDL 明显升高，可有掌皱黄色瘤	Ⅲ
家族性高甘油三酯血症	不清楚	以 TG 升高为主，可有轻度 TC 升高，VLDL 明显升高	Ⅳ

微课视频 8-5 高脂蛋白血症

第三节 血浆载脂蛋白

血浆中的脂质与蛋白质结合形成脂蛋白复合体，其中的蛋白质部分称为载脂蛋白（apolipoprotein，Apo）。血浆中的脂质只有与 Apo 相结合形成水溶性增大的复合体才能在水相的血浆中进行运输并参与代谢。

Apo 的种类有很多，一般可以分为 5~7 类，其中大部分 Apo 的氨基酸序列已知。Apo 的命名按照英文字母的 ABC 顺序进行编码，每一大类还有细分的亚类。如人血浆中的主要 Apo 包括 Apo A（AⅠ、AⅡ、AⅣ）、Apo B100 和 Apo B48、Apo CⅡ 和 CⅢ、Apo E 和 Apo a。Apo 的检查虽然不属于血脂检测的基本项目，但是鉴于其临床应用价值日益受到关注，因此目前临床上将 ApoAⅠ 和 ApoB 纳入血脂检查的常规项目。

一、载脂蛋白 AⅠ

虽然 ApoA 有 AⅠ、AⅡ、AⅣ，但 ApoAⅠ 的意义最明确，且含量最高，因此 apoAⅠ 为临床常用检测指标。ApoAⅠ 主要在肝和小肠合成，是 HDL 的主要结构蛋白，90% 存在于 HDL 中，约占 HDL 结构蛋白质的 65%~70%，可清除肝外组织的胆固醇，在胆固醇及脂蛋白代谢中起重要作用。ApoAⅠ 是 HDL 的特征性 Apo，血清 ApoAⅠ 水平反映 HDL 的水平，与 HDL-C 呈明显的正相关。但 HDL 是一系列颗粒大小与组成不均一的脂蛋白，当

HDL 亚类与组成有变化时，ApoA I 不一定有相应变化，所以同时测定 ApoA I 和 HDL-C 对病理生理状态的分析更有帮助。

【参考区间】　1.2 ~ 1.6 g/L。

【解读要点】

1. ApoA I 降低：常见于冠心病、动脉硬化性疾病、未控制的糖尿病、肾病综合征、营养不良、活动性肝炎或急慢性肝炎等。家族性高甘油三酯血症者 HDL-C 往往偏低，但 ApoA I 不一定低；而家族性混合性高脂血症者 ApoA I 和 HDL-C 均轻度下降，患冠心病危险性升高。ApoA I 缺乏（如 Tangier 病，一种罕见的遗传性疾病）、家族性低 α 脂蛋白血症等血清中 ApoA I 与 HDL-C 极低。

2. ApoA I 增高：主要见于妊娠、雌激素疗法、饮酒等。

二、载脂蛋白 B

ApoB 包括 ApoB48 和 ApoB100 两种，ApoB48 主要存在于 CM 中，ApoB100 主要存在于 LDL 中。除非特殊说明，临床上常规测定的 ApoB 是指 ApoB100。ApoB100 主要在肝合成，是除了 HDL 以外的其他脂蛋白的主要结构蛋白，可转运脂质到肝外组织。ApoB 绝大部分存在于 LDL 中，故其测定值主要反映 LDL 的含量，是高脂血症及动脉粥样硬化性疾病的危险因素。在冠心病高 ApoB 血症的药物干预试验中发现，降低 ApoB 可以减少冠心病发病及促进动脉粥样斑块的消退。在动脉粥样硬化性心血管疾病的危险预测能力上 ApoB 优于 LDL-C。

【参考区间】　0.8 ~ 1.1 g/L（ApoB 水平不论男女均随年龄增长而上升，70 岁以后不再上升或开始下降）。

【解读要点】

1. ApoB 增高：见于 II 型高脂蛋白血症、胆汁淤积、肾病、甲状腺功能减退、冠心病、动脉粥样硬化性疾病、未控制的糖尿病、肾病综合征、营养不良、活动性肝炎或肝硬化、甲状腺功能亢进等。

2. ApoB/ApoA I 比值：资料表明，TC/HDL-C、TG/HDL-C、ApoB/ApoA I、LDL-C/HDL-C 比值可能比单项血脂检测更具临床意义，而 ApoB/ApoA I 可能是最具说服力的指标。因此，目前临床上常将 ApoB/ApoA I 比值作为冠心病的危险指标，比值增高，患心血管疾病的危险度也增高。

三、载脂蛋白 E

载脂蛋白 E（ApoE）存在于多种脂蛋白颗粒中，是正常人血浆脂蛋白中重要的载脂蛋白，主要功能是运输并介导某些脂蛋白与相应的受体。ApoE 主要由肝产生，其他组织（如脑、脾、肾上腺等组织）和单核巨噬细胞也可合成 ApoE（占总量的 10% ~ 20%），在中枢神经系统中，ApoE 主要由星形胶质细胞及小胶质细胞合成和分泌。

ApoE 的基因位点具有遗传多态性，其多态性与个体血脂水平及动脉粥样硬化的发生发展密切相关。近年来研究发现，ApoE 及其单核苷酸多态性与高脂血症、冠心病、阿尔茨海默病（Alzheimer's disease）及肝病、人类寿命等有关。

【参考区间】　健康人血浆 ApoE：0.03 ~ 0.06 g/L。

【解读要点】

1. ApoE 多态性分析：ApoE 多态性按其蛋白分型称为 ApoE 表型，按其基因分型称为 *ApoE* 基因型，两者检测结果应该一致。人群中 *ApoE* 多态性存在种族变异，不同人群中 *ApoE* 基因频度不同。亚洲人 *ApoEε4* 频率低，相比之下，非洲人及大洋洲额巴布亚新几内亚 *ApoEε4* 频率高。

2. *ApoE* 等位基因型影响血浆脂质浓度：血液中的 *ApoE* 基因型存在 3 种异构体，即 *ApoEε2*、*ApoEε3* 和 *ApoEε4*。大量人群调查发现，携带 *ApoEε4* 等位基因者，其血液中 ApoE 浓度低，ApoB 浓度高，TC 和 TG 浓度也高于其他型，因此，*ApoEε4* 等位基因型可能是动脉粥样硬化的高危因素之一。而 *ApoEε2* 等位基因的一般作用是降低胆固醇浓度，其降低效应是 *ApoEε4* 升高胆固醇的 2~3 倍。因此，*ApoEε2* 等位基因可能对动脉粥样硬化发展有防护作用。

3. *ApoE* 等位基因变异与血管收缩压有关，还与肾病综合征、糖尿病有关；值得重视的是 *ApoEε4* 与阿尔茨海默病有关。

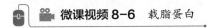 **微课视频 8-6** *载脂蛋白*

本章小结

血浆中脂质包括 FC、CE、TG、PL 和 FFA 等，由于不溶于水或微溶于水，均以脂蛋白形式存在。血脂、脂蛋白及载脂蛋白测定可反映体内脂质代谢状况，临床上广泛应用于高脂蛋白血症、动脉粥样硬化和冠心病等疾病的防治。

目前一般临床实验室血脂检验项目有：TG、TC、HDL-C 和 LDL-C 4 个基本指标。

血浆脂蛋白是临床生化检验的常规检测项目，对高脂蛋白血症的早期发现和诊断、动脉粥样硬化疾病的危险度评价及疗效的监测均有重要意义。HDL-C 具有抗动脉粥样硬化的功能，是冠心病的保护因子。临床上多以测定 HDL-C 来了解高密度脂蛋白的情况，LDL-C 增高是动脉粥样硬化发生发展的主要脂质危险因素。临床上载脂蛋白的检查虽然不属于血脂检测的基本项目，但是鉴于其临床应用价值日益受到关注，因此目前将 ApoA I 和 ApoB 纳入血脂检查的常规项目。了解血脂水平与载脂蛋白含量，可帮助高脂蛋白血症的诊断与分型。

案例导引解读

根据患者的血脂检验结果及家族史，该患者最可能是 IIa 型高脂蛋白血症。

主要诊断依据：患者母亲有冠心病，兄弟姐妹中有 1 人胆固醇增高，故可推断其为家族性脂蛋白代谢异常。由于胆固醇主要存在于 LDL 和 VLDL 中，而 ApoB 是 LDL 的结构蛋白，该患者 TC、LDL-C 和 ApoB 均明显升高，而 TG 正常，故推断该患者可能为家族性高胆固醇血症（FH）。FH 的病因为 LDL 受体异常，这类患者的 LDL 受体仅为正常人的 50%，导致细胞对 LDL 摄取不足。因此，血浆 LDL-C 只有 40% 被清除，血中胆固醇水平接近正常人的 2 倍。患者胸闷 2 年，反复发作胸痛 1 年，双侧上眼睑有扁平黄色瘤，手指、足跟肌腱处见结节状黄色瘤等临床表现，符合 IIa 型高脂蛋白血症特征。为确定诊断，尚需排除导致继发性高胆固醇血症的其他原发性疾病，同时进行相关基因检测。

✦💡 临床案例分析 8-1

患者，男性，48 岁，工作单位例行常规体检。

患者主诉：每天吸烟 1 包，很少体育运动，常饮酒过量。其父亲 58 岁死于急性心肌梗死。

体检：体重：82 kg；身高：172 cm；BMI：27.7 kg/m²；BP：160/90 mmHg，HR：80 次 /min，律齐，余未见异常。

实验室检查：TC：7.3 mmol/L；TG：1.5 mmol/L；HDL–C：0.9 mmol/L；LDL–C：5.8 mmol/L。

问题 1. 该患者属于哪一型高脂蛋白血症？

问题 2. 该患者除血脂异常外，还存在哪些导致心血管疾病发生的危险因素？

问题 3. 目前该患者还应做哪些实验室检查？

（褚美芬　孙爱华）

◆ 数字课程学习

▦ 微课视频　　　ℙ 教学PPT　　　▤ 临床案例分析及参考答案　　　👤 自测题

第九章

电解质检验报告单解读

案例导引

患者，男性，67 岁，因夜尿增多 3 年，皮肤瘙痒 1 个月入院。

既往史：患者有高血压病史近 23 年，药物治疗效果不佳。

体检：体型肥胖，BP：200/120 mmHg，R：18 次 /min，T：36.4℃。皮肤苍白，呈贫血貌。

实验室检查：血肌酐：316 μmol/L，血尿素：10.2 mmol/L，空腹血糖：6.5 mmol/L，血红蛋白：105 g/L，尿蛋白（＋）。电解质检查结果如下：

XX 医院检验报告单

姓名：XXX　　　　病区：内科　　　　标本种类：血清　　　　样本编号：XXXXX

性别：男　　　　　科别：内科　　　　标本性状：　　　　　病人类别：住院

年龄：67 岁　　　　床号：　　　　　接收人员：XXX　　　　条形码号：XXXXX

病员号：XXXXX　　送检医生：XXX　　送检单位：　　　　　临床初诊：慢性肾衰竭

采集时间：2021-2-05 09：25　　　　接收时间：2021-2-05 9：45

备　注：

No	项目	结果		参考区间	单位
1	血钾	5.80	↑	3.50～5.50	mmol/L
2	血钠	137.0		135.0～145.0	mmol/L
3	血氯	102.0		96.0～108.0	mmol/L
4	血钙	2.10	↓	2.25～2.75	mmol/L
5	血镁	0.88		0.70～1.20	mmol/L
6	血磷	0.94		0.84～1.45	mmol/L

检验日期：2021-2-05　　报告时间：2021-2-05 10：35　　　检验：XXX　　审核：XXX

注：此检验报告仅对本次标本负责。

问题：1. 该患者的检验报告单如何解读？

2. 该患者最可能的诊断是什么？诊断依据有哪些？

电解质是指溶于水溶液或在熔融状态下能够导电的化合物，在医学上，往往把以离子状态存在于体液中的无机盐、小分子有机物和蛋白质等统称为电解质。临床检验工作中则更为简单化，电解质项目的检测范围主要是指存在于体液中的无机离子。

对于电解质检验报告单的解读，主要有以下两方面内容。

1. 体液中常见电解质的种类和分布：

（1）种类：体液中电解质主要阳离子包括 K^+、Na^+、Ca^{2+} 和 Mg^{2+}，主要阴离子包括 Cl^-、HCO_3^-、HPO_4^{2-}、$H_2PO_4^-$、SO_4^{2-} 及有机阴离子等。

（2）分布和含量特点：

1）阴阳离子总数相等：无论是细胞内液还是细胞外液，阴阳离子总数相等，从而使得人体呈电中性。

2）电解质在细胞内液和外液中的分布和数量有明显差异：由于细胞膜对无机离子有选择性通透作用，导致细胞内、外液电解质分布呈现明显差异。在血浆中，阳离子以 Na^+ 为主，阴离子以 Cl^- 为主；而细胞内液中，阳离子主要是 K^+，阴离子主要是 HPO_4^{2-} 和 $H_2PO_4^-$。因此，在解读检验报告单时一定要注意两点：① 标本是细胞内液还是细胞外液，其检测结果会有很大差异。② 溶血标本对某些电解质结果的影响非常大，例如，在测定血钾时就要严格避免溶血，因为轻微溶血就会造成血钾含量明显增高。

2. 电解质在人体内的主要生理功能：体液中的电解质是人体的重要组成成分，具有广泛的生理功能，概括起来主要有以下几个方面。

（1）维持体液渗透压和酸碱平衡

1）维持体液渗透压平衡：正常情况下，细胞内、外液的渗透压处于平衡状态，当细胞内、外液的离子含量发生改变时，渗透压随之发生改变，导致水的跨膜移动，从而影响体液在细胞内外的分布。例如，Na^+ 和 Cl^- 是血浆中维持渗透压的主要离子，生活中当摄入 Na^+ 过多时，由于渗透压增高导致血容量增加，从而引起高血压。

2）维持体液酸碱平衡：体液中的电解质可以组成各种缓冲对，如 HCO_3^- 与 H_2CO_3、HPO_4^{2-} 与 $H_2PO_4^-$ 等缓冲对，通过血液、肺和肾的调节作用来维持酸碱平衡。此外，K^+、Cl^- 在细胞内、外液的分布及含量对体液 pH 也产生一定的影响。

（2）维持神经、肌肉兴奋性：神经、肌肉的应激性需要体液中一定浓度和比例的电解质来维持，体液中的 Na^+、K^+、Ca^{2+}、Mg^{2+} 等均可影响神经肌肉的兴奋性，其中尤以 K^+ 和 Ca^{2+} 浓度变化最为明显。正常人 K^+ 和 Ca^{2+} 浓度较低且波动范围小，但它们的浓度一旦发生改变，则容易导致一些临床症状的出现。例如当 K^+ 过低时，神经肌肉应激性降低，可出现四肢无力甚至麻痹；而 K^+ 过高时，由于心肌兴奋性降低，可出现心率减慢，甚至心搏骤停，导致患者死亡。Ca^{2+}、Mg^{2+} 过低时，神经、肌肉的应激性增高，可出现手足抽搐现象。

（3）构成组织细胞成分：所有组织细胞都含电解质，如钙、磷和镁等是构成人体骨骼、牙组织的主要成分，机体中 99% 的钙、86% 的磷、60% 的镁都分布在骨组织。

（4）参与物质代谢：构成多种酶类的激活剂或辅助因子。Ca^{2+} 参与凝血过程，同时作为激素的"第二信使"对细胞内代谢具有重要调节作用，也是许多酶（脂肪酶、ATP 酶）

的激活剂；磷可参与体内高能磷酸化合物和多种化合物磷酸化的形成等。目前研究逐渐发现，Mg^{2+} 是体内 300 多种酶的辅助因子，广泛参与人体代谢中的许多酶促反应。

在生命活动过程中，人体通过神经体液的调控，使得机体内环境不断进行各种物质的交换，从而保持水容量、电解质、渗透压和酸碱度等的稳定，为机体发挥正常生理功能提供保证。但在病理情况下，如胃肠道疾病、感染性疾病、严重外伤出血、烧伤、营养不良、内分泌疾病、肿瘤晚期恶病质等，常引起水和电解质平衡紊乱，严重时可危及生命。因此，电解质的常规检测是许多疾病临床诊断和治疗的重要参考依据，特别是在某些危重患者的抢救过程中，实验室提供全面、快速、准确的电解质指标变化信息，可成为疾病治疗甚至抢救患者生命的关键。

临床上常用的电解质检验项目有 6 项，即钾（K）、钠（Na）、氯（Cl）、钙（Ca）、磷（P）、镁（Mg）。本章节将重点对上述 6 个项目给予介绍。

🎥 **微课视频 9-1**　维持人体内环境稳定的功臣——电解质解读

第一节　钾、钠、氯检验

K^+、Na^+、Cl^- 等离子对于维持体液渗透压及酸碱平衡起到了重要作用，因此，机体往往通过调节上述电解质在细胞内外的分布和含量来维持内环境的稳定和新陈代谢的正常进行。

一、血钾

血钾（potassium，K）是指血清中 K^+ 的浓度，而非细胞内液中的 K^+ 浓度。正常成年人体内的 K^+ 仅有 2% 分布于细胞外液，其余 98% 存在于细胞内液，因此血清 K^+ 浓度远低于细胞内液 K^+ 浓度。

正常成年人体内钾的含量约为 2.0 g/kg 体重，总量约为 120 g，每日所需钾为 2～3 g，主要由蔬菜、水果、谷类、瘦肉、豆类及薯类等食物提供。由于上述食物中钾含量丰富，正常进食者很少出现钾缺乏的情况。钾进入体内后 90% 在消化道吸收，排出的途径主要通过肾，有 80%～90% 的钾由尿排出。一般钾的排出和摄入可保持平衡。但相对而言，肾的保钾能力不如保钠，在无钾摄入的情况下，每天还是会有 5～10 mmol 的钾从尿中排出，即所谓的"多吃多排，少吃少排，不吃也排"。因此，长期钾摄入不足或禁食患者应特别注意补钾，如临床上各种原因导致的昏迷患者，胃肠疾病不能进食的患者等。另外，腹泻、呕吐、大汗淋漓时由于钾丢失过快也应适当补钾。

钾在人体内的主要生理功能有：① 参与细胞内的正常代谢；② 维持细胞体积、离子、渗透压及酸碱平衡；③ 维持神经肌肉的应激性；④ 维持心肌的正常功能。

【参考区间】　血清钾：3.5～5.5 mmol/L。

【解读要点】

1. 高钾血症（hyperkalemia）：血清 K^+ 浓度 > 5.5 mmol/L。其主要症状为极度疲乏、肌肉酸痛、肢体湿冷、面色苍白、嗜睡和心动过缓等，严重时心搏可停止于舒张状态。高血钾对心肌有严重毒性作用，应采取紧急措施降低血钾。

高钾血症常见原因：

（1）钾摄入过多：口服钾量过大或静脉滴注含钾液体过多、输入大量库存血。后者主要原因为库存血中往往加入枸橼酸钾等抗凝药物，且放置时间长后血细胞破裂增多，细胞内血钾释放入血。

（2）钾排出障碍：肾疾病导致比较多见，如肾小管酸中毒，肾小管分泌 K^+ 障碍。酸中毒时，肾小管 H^+–Na^+ 交换增加，K^+–Na^+ 交换减弱使钾排泄减少。此外，各种原因引起的血容量和细胞外液容量减少如大出血等，使得肾血容量不足，也可导致钾的排泄量减少。

（3）细胞内钾外移：常见于严重烧伤、炎症、溶血反应、挤压伤、运动过度等，因为组织细胞被大量破坏，使得细胞内钾大量释放到细胞外液，从而导致血液中钾增高。

（4）组织缺氧：如急性支气管哮喘发作、急性肺炎、中枢或末梢性呼吸障碍、休克或循环衰竭、全身麻醉时间过长等，均可引起组织缺氧，导致血钾增高。

2. 低钾血症（hypokalemia）：血清 K^+ 浓度 < 3.5 mmol/L。低钾血症由于改变了细胞内、外 K^+ 的比例而影响神经、肌肉的兴奋性，以及 K^+ 对细胞膜的功能和酶活性的影响，从而使患者出现相应的临床症状。低钾血症的临床表现与低钾的程度和发生速度有关，主要表现为软弱无力、倦怠、心率增快、恶心、呕吐、腹胀、尿潴留和呼吸困难等。

低钾血症常见原因：

（1）钾丢失过多：首先是严重呕吐、腹泻及胃肠引流等均可使消化液大量丢失而造成低钾。其次是肾疾病导致钾从尿中大量丢失。

（2）钾摄入不足：如营养不良、吸收不良、严重感染、败血症、消耗性疾病、心力衰竭、肿瘤等疾病的晚期，以及手术后长期禁食等情况下，未及时补钾。

（3）钾向细胞内转移：特别要注意，糖尿病患者如果大量使用胰岛素，会使细胞外钾向细胞内转移，从而引起低血钾。

（4）药物作用：长期使用大剂量糖皮质激素，如可的松、地塞米松等，若未同时予补钾，摄入量不足可引起低钾血症。

📹 **微课视频 9-2** ICU 医生的牵肠挂肚——"钾戏真做"

二、血钠

血钠（sodium，Na）一般是指血清中 Na^+ 的浓度。Na^+ 是细胞外液中最多的阳离子，而 Cl^- 是细胞外液中最多的阴离子，两者最典型的搭配就是氯化钠。

人体内钠含量为 0.9 ~ 1.1 g（40 ~ 50 mmol）/kg 体重，总量约 60 g。其中有 40% ~ 45% 存在于骨骼，约 50% 存在于细胞外液，其余分布于细胞内液。人体内氯化钠主要来自食盐，每日需要量为 4.5 ~ 9.0 g，几乎全部被人体吸收。钠和氯主要是经肾随尿排出，少量随汗液及粪便排出。肾排泄钠和氯有很强的调控能力，比排钾更智能，其特点为"多吃多排、少吃少排、不吃不排"，所以一般能维持体内钠、氯含量的恒定。这里要强调的是，因为汗液亦可排出少量的钠和氯，所以夏天剧烈运动或高温体力作业后要记得除补充水分外也要补充盐分。

缺盐的症状有食欲不振、恶心和易于疲惫乏力、肌肉痉挛、头晕目眩、心率加快等。这是因为 Na^+ 还参与维持神经 – 肌肉正常兴奋性，所以它的缺乏会导致神经肌肉功能失调，食盐是人体非常重要的必需品。另外，钠和氯在机体含量较大，对于保持细胞外液容量、调节酸碱平衡、维持正常渗透压等生理功能有重要作用。最常见的病理变化是缺钠多于缺水导致的低渗性脱水，严重时可以导致四肢麻木、无力 、恶心呕吐和神经精神症状。

【参考区间】　血清钠：135 ~ 145 mmol/L。

【解读要点】

1. 高钠血症（hypernatremia）：血清 Na^+ 浓度 > 145 mmol/L，临床上较为少见。高钠血症可因摄入钠增多或体液中水丢失增多引起。

高钠血症常见原因：

（1）高渗性脱水症：临床上主要见于水排出过多而无相应的钠丢失，即失水大于失钠，使血清钠相对增高。这种情况比较常见，主要见于缺水，如沙漠探险队，往往表现为口渴、体温上升、尿少及各种精神症状。另外，还可见于肾、皮肤或呼吸道丢失水过多，如尿崩症、大面积烧伤或肺过度通气的患者。

（2）钠摄入量过多：如注射大量高渗盐水或进食过量钠盐，且伴有肾功能异常时。

（3）内分泌或肿瘤导致排钠减少：比较典型的疾病就是肾上腺皮质功能亢进，分泌醛固酮增多，而导致高钠血症，因为醛固酮促进肾保钠排钾。

2. 低钠血症（hyponatremia）：血清 Na^+ 浓度 < 135 mmol/L，最低可达 100 mmol/L。低钠血症可由水增多或钠减少引起，临床上以前者多见。低钠血症患者因细胞外液渗透压降低，导致水由细胞外向细胞内转移，出现细胞水肿，严重者出现脑水肿。

低钠血症常见原因：

（1）非肾性原因：常见于循环血容量减少激发抗利尿激素（ADH）大量分泌，导致水潴留引起的稀释性低钠血症，如肝硬化腹水患者。胃肠道失钠过多是日常生活中最多见的一种情况，常见于剧烈呕吐、腹泻后，丢失大量含有电解质的消化液而发生。

（2）肾性原因：肾疾病排钠过多所致低钠血症，见于糖尿病肾病、严重肾盂肾炎、肾小管严重损伤、肾上腺皮质功能不全及急、慢性肾衰竭等。

三、血氯

血清氯（chlorine，Cl）指血清中 Cl^- 的浓度。Cl^- 是人体细胞外液中主要的阴离子，在调节人体酸碱平衡、渗透压和水分布方面起重要作用。

正常成人每日平均摄入 2.5 ~ 7.4 g（70 ~ 210 mmol）的氯，人体摄入的氯约 70% 存在于血浆、细胞间隙和淋巴液中，少数存在于细胞内液及其他组织中。食物中的氯可被人体完全吸收。氯在体内的变化与钠平行，其临床意义与钠相近。

【参考区间】　血清氯：96 ~ 108 mmol/L。

【解读要点】

1. 血清氯增高：血清 Cl^- 浓度 > 108 mmol/L 称为高氯血症（hyperchloraemia），临床相对少见。常见于：

（1）摄入过多：食盐摄入过量或不适当地过量注射生理盐水。

（2）肾排出减少：常见于急性肾小球肾炎无尿者，尿液排出量减少。

2. 血清氯降低：血清 Cl^- 浓度 < 96 mmol/L 称为低氯血症（hypochloraemia），临床相对多见。常见于：

（1）严重的呕吐、腹泻：消化液大量丢失，导致失氯大于失水。

（2）糖尿病酸中毒：因产酸过多，血浆部分 Cl^- 被聚集的有机酸阴离子取代，多尿而丢失大量氯。

（3）慢性肾衰竭：磷酸盐和硫酸盐潴留，使氯相应减少。

（4）艾迪生病：肾小管重吸收氯不足。

（5）心力衰竭：因长期限盐并大量利尿后。

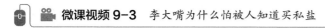

微课视频 9-3　李大嘴为什么怕被人知道买私盐

第二节　钙、磷、镁检验

钙、磷和镁是人体重要的组成物质，特别是在骨和牙齿等组织中，同时具有广泛的生理功能。钙、磷、镁的检测有助于了解骨代谢及相关疾病的病理机制，为临床诊断和治疗提供依据。

一、血钙

血钙（calcium，Ca）指血清中总钙的浓度。钙盐是人体内含量最高的无机盐。正常人体内平均含钙量为 1.0 ~ 1.25 kg，其中 99% 的钙分布在骨骼和牙齿中，其余钙分布于体液和其他组织。血液中的钙几乎全部在血清中。

钙的吸收主要在十二指肠，吸收效率除了与年龄、性别有关外，还受维生素 D、肠道 pH 和特殊物质等的影响。活性维生素 D_3 可促进钙的主动吸收；肠道 pH 也可明显影响钙吸收，偏碱时减少吸收，偏酸时促进吸收；食物中草酸和植酸可以与钙形成不溶性盐，而抑制钙的吸收。由于钙的吸收率与年龄成反比，故老年人易于缺钙而发生骨质疏松。因酸性环境钙盐易溶解，肠道 pH 降低可促进钙的吸收，临床常用乳酸钙、葡萄糖酸钙等补钙。

钙的排泄主要通过肠道和肾，由消化道排出的钙约为排出总量的 80%，此为主要通道；每日由尿中排出的仅约 l50 mg，约占排出总量的 20%。尿钙排出量会受血钙浓度的影响，当血钙低于 2.4 mmol/L 时，尿中几乎无钙排出。钙具有广泛的生理功能：① 为组成骨和牙的主要成分。约 99% 的钙存在于骨骼和牙齿中，因此缺钙容易导致骨质疏松。② 作为血浆凝血因子参与凝血过程。③可引起肌肉收缩，从而增强心肌收缩力。④ 可降低神经的兴奋性。⑤ 为重要的调节物质，一方面它在细胞内作为第二信使，起着重要的代谢调节作用，同时也是许多酶的激活剂。

【参考区间】　成人：2.25 ~ 2.75 mmol/L；儿童：2.50 ~ 3.0 mmol/L。

【解读要点】

1. 高钙血症（hypercalcemia）：血清钙浓度 > 2.75 mmol/L，是多种原因引起的综合征。高钙血症在临床上不常见，大多无特征性症状。引起血钙增加的原因主要有溶骨作用增强，小肠吸收增加及肾对钙的吸收增加等。

高钙血症常见原因：

（1）原发性甲状旁腺功能亢进：产生过多的甲状旁腺素。多见于甲状旁腺腺瘤，X 线检查时可见骨质疏松等情况。

（2）甲状旁腺素异位分泌：某些恶性肿瘤可以分泌甲状旁腺素，如肾癌、支气管癌等。

（3）恶性肿瘤骨转移：此种情况是引起血钙升高最常见的原因。多发性骨髓瘤，乳腺癌、肺癌等伴有骨转移时，导致大量骨质破坏，引起高血钙。

（4）维生素 D 中毒：多因治疗甲状旁腺功能减退或预防佝偻病，长期大量服用维生素 D 而引起。

（5）其他：可见于类肉瘤病、肾上腺功能不全、急性肾功能不全、酸中毒、脱水等情况。

2. 低钙血症（hypocalcemia）：血清钙浓度 < 2.25 mmol/L。低钙血症临床上较多见，尤多见于婴幼儿。

低钙血症常见原因：

（1）甲状旁腺功能减退：可见于原发性甲状旁腺功能减退，甲状腺切除术后，放射治疗甲状腺癌时伤及甲状旁腺等情况。血清钙可降到 1.75 mmol/L 以下，血磷可增高。

（2）维生素缺 D 缺乏：常见原因有食物中维生素 D 缺乏，阳光照射少，消化系统疾患导致维生素 D 缺乏。这种情况下，钙、磷经肠道吸收少，导致血钙、血磷降低。而血钙降低又引起甲状旁腺功能继发性亢进，这样虽能使血钙维持在近于正常水平，但磷大量从肾排出，引起血磷下降，使得钙与磷乘积下降。

（3）长期低钙饮食或吸收不良：严重乳糜泻时，食物中的钙与未吸收的脂肪酸结合，生成钙皂，排出体外，造成低钙。

（4）严重肝病、慢性肾病、尿毒症、远端小管性酸中毒等：这些情况下血清钙可下降，血浆蛋白减低时可使非扩散性钙降低。

（5）血液 pH 变化：主要可影响血清 Ca^{2+} 浓度。碱中毒 pH 升高时，血清 Ca^{2+} 与其他成分结合加强，虽然总钙不变但 Ca^{2+} 下降，这是碱中毒时产生手足抽搐的主要原因。当酸中毒时，pH 下降，Ca^{2+} 浓度则可相对增加。

微课视频 9-4　*血钙*

二、血磷

血磷（phosphorus，P）指血清中无机磷酸盐中磷的含量。磷是构造人体细胞多种成分的重要原料，也是构成骨骼和牙齿的主要成分之一。正常成人体内含磷 600 g 左右，每千克无脂肪的组织约含磷 12 g，体内约 86% 的磷分布于骨，其余分布在全身其他组织及体液中。

人进食的磷主要以有机磷酸酯和磷脂为主，在肠道内磷酸酶的作用下被分解为无机磷而吸收入人体。由于磷的吸收不良引起的缺磷现象较少见。磷主要由肾排泄，其排出量约占总排出量的 70%，每天经肾小球滤过磷约 5 g，但 85%～95% 被肾小管重吸收。

血磷不如血钙稳定，儿童时期因骨骼生长旺盛，血磷与碱性磷酸酶都会增高，随着年龄的增长，逐渐达到成人水平。成人血磷也有生理性波动，在进食、摄糖、注射胰岛素等情况下，因细胞内利用增加，血磷会降低。血钙与血磷之间有一定的浓度关系，正常人钙和磷浓度（mg/dL）的乘积为 36～40。

磷具有许多重要生理功能：① 为血液缓冲体系的重要组成成分。血浆中 $H_2PO_4^-$ 和 HPO_4^{2-} 构成缓冲对，可对体液酸碱平衡进行调节。② 参与物质代谢。如葡糖 -6- 磷酸，3- 磷酸甘油等均为糖和脂质代谢的重要中间代谢物。③ 参与能量生成、储存和利用。如 ATP、ADP 和磷酸肌酸等，其中 ATP 更是能量释放、储存和利用的中心。④ 参与代谢调节。酶的磷酸化和去磷酸化是其最重要、最普遍的调节方式，以此改变酶活性从而对物质代谢进行快速调节。⑤ 重要化合物的组成成分。如核苷酸、核酸、磷脂等均为含磷化合物。

【参考区间】　成人：0.84 ~ 1.45 mmol/L；儿童：1.29 ~ 2.26 mmol/L。

【解读要点】

1. 高磷血症（hyperphosphatemia）：血清无机磷浓度 > 1.45 mmol/L。

高磷血症常见原因：

（1）甲状旁腺功能减退：可见于原发性甲状旁腺功能减退、继发性甲状旁腺功能减退（如甲状腺手术不慎伤及甲状旁腺）及假性甲状旁腺功能减退，由于尿磷排出减少，使血磷升高。

（2）慢性肾功能不全：肾小球滤过率下降，肾排磷量减少，血磷上升，血钙降低。

（3）维生素 D 中毒：由于维生素 D 的活性型促进溶骨，并促进小肠对钙、磷的吸收，以及肾对磷的重吸收，因此维生素 D 中毒时常伴有高血磷。

（4）其他疾病：血磷升高还可见于甲状腺功能亢进、肢端肥大症、酮症酸中毒、乳酸酸中毒、严重急性病、饥饿等情况。

2. 低磷血症（hypophosphatemia）：血清无机磷浓度 < 0.81 mmol/L。血磷浓度在 0.48 ~ 0.77 mmol/L 为中等偏低，除慢性骨软化症和佝偻病所致者外，通常无临床表现。血磷低于 0.48 mmol/L 时才会出现临床症状。

低磷血症常见原因：

（1）原发性或继发性甲状旁腺功能亢进：都可使无机磷随尿排出增多，造成低血磷。

（2）佝偻病和软骨病：由于维生素 D 吸收不足，或缺少阳光照射、伴有继发性甲状旁腺增生等，使尿磷排泄增多从而导致血磷降低。

（3）肾小管病变：如 Fanconi 综合征，肾小管重吸收功能障碍，尿磷排泄量增加，使血磷下降。

📹 **微课视频 9-5** *血磷*

三、血镁

血镁（magnesium，Mg）指的是血清中镁的浓度。镁在人体内的含量其实并不高，约占体重的 0.03%，正常人体内含镁 25 g 左右。从体液中镁的分布看，主要存在于细胞内液中，其镁的含量约占总量的 39%，而细胞外液仅有 1%，因此血液中的镁只占其总量很少的一部分。

镁的每日摄入量约为 250 mg。由于镁广泛存在于除脂肪以外的所有动物组织及植物性食品中，如绿叶蔬菜含镁非常丰富，其他未研磨的谷类、无花果、杏仁、坚果类、香蕉等中也含有丰富的镁，豆类及海产品也是镁的良好来源，因此，在一般的饮食条件下，很少会因为原材料不足而发生镁的缺乏。

镁在体内的代谢主要通过消化道的吸收和肾的排泄进行调控。影响镁吸收的因素主要有：① 长期服用避孕药的女性，药物容易干扰人体对镁的吸收。② 长期大量酗酒的人，吸收营养的能力会逐渐衰退，所以需额外补充。影响镁排泄的因素主要有：① 大量运动出汗或重体力劳动人员。经常从事剧烈运动者在大量运动后，人体会排出大量汗水，使镁随着汗水而流失，此时应及时补充，这样可降低疲劳度。② 长期腹泻、消化道手术或造瘘术后人员。主要是因为消化液中含有一定量的镁，如果未及时补充，则会出现镁缺乏。

Mg^{2+} 作为细胞内仅次于 K^+ 的阳离子，除了具有电解质的共性作用外，还有以下生理功能：①参与酶促反应。镁是许多酶的激活剂，Mg^{2+} 可以参与人体内 300 种以上的酶促反应。②参与和促进骨的生成。镁在骨骼中含量仅次于钙、磷，是骨中所必需的元素，对促进骨形成和再生，维持骨骼和牙齿的强度和密度具有重要作用，临床上可用于医治关节炎。③调节神经肌肉的兴奋性。它可与 K^+、Na^+、Ca^{2+} 等离子合作共同调节神经肌肉的兴奋性，血中 Mg^{2+} 过低则神经肌肉兴奋性增高；反之，则有镇静作用。因此，镁有协调神经传导及调节肌肉收缩、放松的功效，能抗压、预防失眠，对于舒缓紧张与焦虑的情绪有相当好的效果。

【参考区间】　血清镁：$0.70 \sim 1.20$ mmol/L。

【解读要点】

1. 高镁血症（hypermagnesemia）：血清镁浓度 > 1.25 mmol/L。不常见，即使有也多是轻微升高。临床主要表现有肌肉无力、血压下降、嗜睡或昏迷等神经 – 肌肉受到抑制的症状。

高镁血症常见原因：

（1）肾排出减少：这是临床上引起高镁血症的最主要病因，如慢性肾炎少尿期、尿毒症、急性或慢性肾衰竭，此类疾病往往导致肾小球滤过率降低，从而使得镁排出减少，血清镁滞留引起其浓度增高。

（2）摄入过多：如用镁制剂治疗不当导致血镁增高，甚至引起中毒。

（3）其他疾病：如甲状腺功能减退、艾迪生病、痛风、流行性出血热、多发性骨髓瘤、关节炎等。

2. 低镁血症（hypomagnesemia）：血清镁浓度 < 0.70 mmol/L。镁缺乏非常普遍，缺镁的主要表现为神经 – 肌肉障碍和精神与行动的异常，如乏力、衰弱感、体温调节不良，严重时可有神经过敏、震颤、肌肉痉挛、眼颤等。

低镁血症常见原因：

（1）丢失过多：一般见于两类情况，第一为消化道丢失过多，常见于因严重呕吐丢失胃液者或长期慢性腹泻等患者；第二为肾丢失过多，常见于急性肾衰竭的多尿期或肝硬化腹水长期利尿后的患者。

（2）补充不足：此种情况可见于长期营养不良或某些疾病营养支持中补镁不足，甚至长期应用无镁溶液治疗的情况。

（3）其他疾病：可见于急性胰腺炎、晚期肝硬化、心脑血管疾病、糖尿病等疾病。

微课视频 9-6　站在酶后面的"军师"——"镁不胜收"

◆ ⊕ 拓展知识 9-1　必需的微量电解质——铁

　　铁一般不作为常规检测项目，但在诊断某些疾病时有独特作用。正常成年人体内铁总量为 $3 \sim 5$ g，广泛分布在组织和器官中，其中 2/3 以血红蛋白和肌红蛋白形式存在，储存于血液和肌肉中作为氧的运输载体，余下 1/3 与心、肝、脾等器官蛋白质结合作为储备铁。此外，还有少量存在于细胞色素和酶中，参与体内许多重要代谢过程。铁缺乏导致最严重的疾病是缺铁性贫血，由于制造血红蛋白的储存铁用尽，从而使得血红蛋白合成困难，最终导致贫血，机体供氧发生障碍。常见症状有面色苍白、倦怠乏力、心悸和心率加快、眼花耳鸣、体力活动后气促等。

除了上述临床症状外，实验室检查也可以进一步明确诊断。目前临床上可以从血液、头发、指甲等样本中检测铁浓度，反映机体铁的含量，常用检测项目有血清铁和血清总铁结合力，其中血清铁项目临床最多见。样本通常为清晨空腹静脉血或毛细血管血。血清总铁结合力是指血清中的运铁蛋白全部被铁饱和所能结合的铁量，主要反映的是运铁蛋白含量。同时检测血清铁和总铁结合力临床意义更大，一般再结合红细胞的形状和血红蛋白浓度等指标往往就能明确诊断。

【参考区间】　血清铁（健康成年人）：

男性：11～30 μmol/L（600～1 700 μg/dL）；

女性：9～27 μmol/L（500～1 500 μg/dL）。

血清总铁结合力（健康成年人）：

男性：50～77 μmol/L（2 800～4 300 μg/dL）；

女性：54～77 μmol/L（3 000～4 300 μg/dL）。

【解读要点】

1. 容易导致铁缺乏的一般原因有：

（1）铁的需要量增加而摄入不足：常见于生长快速的婴儿、青少年，月经期、妊娠期和哺乳期女性。

（2）铁吸收不良：常见于胃次全切除术后，长期严重腹泻，游离胃酸缺乏等。

（3）失血：常见于消化道出血、女性月经量过多、慢性血管内溶血、钩虫感染等。

2. 生活中预防缺铁：一般可以注意下列几点：

（1）饮食中应添加富含铁和蛋白质的食品，如瘦肉、动物肝、蛋奶等，应纠正偏食。同时忌饮浓茶，因茶中鞣酸可阻止铁的吸收。

（2）定期检查和防治寄生虫感染。

（3）妊娠期、哺乳期女性可补充铁剂。一般常用制剂为口服硫酸亚铁。

（4）对育龄女性应防治月经过多。

（5）做好肿瘤性疾病和慢性出血性疾病的人群防治。

微课视频 9-7　铁血担心的秘密

本章小结

电解质和水是机体赖以生存的内环境，在医学上，往往把以离子状态存在于体液中的无机盐、小分子有机物和蛋白质等统称为电解质。临床检验工作中则更为简单化，电解质项目的检测范围主要指存在于体液中的无机离子。目前一般临床实验室电解质检验项目常见的有6项，即钾、钠、氯、钙、磷、镁。

体液电解质在维持体液渗透压和酸碱平衡、维持神经肌肉及心肌兴奋性、骨代谢、细胞内代谢调节、组成重要人体成分等方面发挥重要作用，一旦电解质发生代谢紊乱，严重时甚至可以危及生命，因此电解质检测是生物化学检验工作的重要内容之一，是许多疾病诊断、治疗和预防的依据。

电解质项目中，钠和氯代谢异常时，机体往往可发生水肿、脱水、血压异常及由此衍生出的相关疾病。钾代谢异常时往往影响物质代谢、酸碱平衡和神经肌肉功能等。钙、磷、镁的代谢主要受甲状旁腺素、降钙素、活性维生素 D 等多种激素调控，代谢紊乱往往引起高钙血症、低钙血症、高磷血症、低磷血症、高镁血症、低镁血症，而影响骨代谢等。

案例导引解读

根据患者的症状出现夜尿增多、皮肤瘙痒，体检呈贫血貌，实验室检查血肌酐为 316 μmol/L、血尿素为 10.2 mmol/L、尿蛋白（+），并有长期高血压病史等情况，最可能的临床诊断为高血压肾损害，慢性肾衰竭氮质血症期。

在慢性肾衰竭的后期，随着肾排泄和分泌功能的减退或丧失，往往会出现代谢废物在体内堆积，导致水、电解质和酸碱平衡的失调。该患者电解质的紊乱主要是由慢性肾衰竭所致。

该患者血清钾升高的主要原因是随着肾单位被大量破坏，肾小球滤过率降低，导致钾潴留在体内而形成高钾血症。高钾血症为肾衰竭时最严重的并发症，可突发心律失常，有时可无症状而突然出现心搏骤停。

该患者血清钙降低的主要原因是肾衰竭后期，随着肾实质被破坏，$25(OH_2)D_3$ 在肾的羟化反应受阻，导致 $1,25(OH_2)D_3$（即活性维生素 D_3）的合成大大减少，从而引起血钙降低。慢性肾衰竭血钙降低常见，但一般很少引起症状。

⚡ 临床案例分析 9-1

患者，男性，45 岁，因晚上参加宴会过度饮酒和进食后 2 h，开始剧烈腹痛而就诊。医生诊视后要求患者住院。疼痛位于上腹部，持续剧烈并放射到背部，剧烈呕吐数次，第一次为胃内容物，之后为绿色液体带大量黏液。既往情况好，偶有"消化不良"。

体检：患者急性病容，面色苍白，出汗和干呕。HR：120 次/min，BP：115/73 mmHg，消化系统：上腹部压痛，肌力增强，未触及包块。心电图：窦性心动过速。

12 h 后，患者腹痛轻微减轻，但病情恶化，仍然脱水，呼吸加快，偶有手足抽搐现象。实验室检查结果见表 9-1。

表 9-1　实验室检查结果

检验项目	结果（刚入院时）	结果（入院 12 h 后）
血清钠（Na，mmol/L）	138.0	140.0
血清钾（K，mmol/L）	2.80	4.90
血清氯化物（Cl，mmol/L）	95.0	101.0
血钙（Ca，mmol/L）	2.25	1.99

续表

检验项目	结果（刚入院时）	结果（入院 12 h 后）
血磷（P，mmol/L）	1.23	1.21
血淀粉酶（Amy，U/L）	175.0	960.0

问题 1. 该患者的初步诊断是什么？有哪些诊断依据？

问题 2. 如何解释血清钾入院 2.8 mmol/L，而 12 h 后为 4.9 mmol/L？

（张　晖）

◆ **数字课程学习**

🎞️ 微课视频　　📶 教学PPT　　📃 临床案例分析及参考答案　　👤 自测题

血气分析检验报告单解读

掌握：酸碱度、氧分压、二氧化碳分压、血氧饱和度、标准碳酸氢盐、实际碳酸氢盐、碱剩余、阴离子间隙、肺泡－动脉氧分压差的参考区间及解读要点。

熟悉：酸碱平衡紊乱的发生机制，4 种单纯性酸碱平衡紊乱的病因和相关指标的变化。

了解：混合性酸碱平衡紊乱，酸碱平衡紊乱的生物化学诊断及类型判断。

案例导引

患者，男性，62 岁，反复心悸、气促 1 年，因病情加重伴下肢水肿 2 周入院。入院前 3 天出现咳嗽、气喘、夜间不能平卧等症状。入院后诊断为"风湿性心脏病、二尖瓣狭窄、心房颤动"，给予强心剂和大量利尿药治疗，症状稍有好转。

查体：T：36.8℃，BP：96/62 mmHg，意识模糊，双肺可闻少许水泡音，心界左下扩大，HR：168 次/min，律不齐，听诊发现心尖部有舒张期隆隆样杂音，双下肢凹陷性水肿。

实验室检查：血 K^+：2.93 mmol/L，血 Na^+：129.0 mmol/L，血 Cl^-：65.0 mmol/L；血气分析检查结果如下：

XX 医院检验报告单

姓名：XXX　　　　病区：心内科　　　　标本种类：动脉血　　　　样本编号：XXXXX

性别：男　　　　　科别：心内科　　　　标本性状：　　　　　　病人类别：住院

年龄：62 岁　　　　床号：XX　　　　　接收人员：XXX　　　　条形码号：XXXXX

病员号：XXXXX　　送检医生：XXX　　　送检单位：　　　　　临床初诊：风湿性心脏病

采集时间：2021-2-09 09：25　　　　　　接收时间：2021-2-09 9：35

备　注：

No	项目	结果		参考区间	单位
1	酸碱度	7.530	↑	7.350～7.450	
2	氧分压	73.60	↓	80～100	mmHg
3	二氧化碳分压	54.0	↑	35～45	mmHg
4	血氧饱和度	93.2		91.9～99	%

No	项目	结果		参考区间	单位
5	实际碳酸氢盐	41.2	↑	21.0 ~ 28.0	mmol/L
7	标准碳酸氢盐	40.9	↑	21.0 ~ 25.0	mmol/L
8	实际碱剩余	6.2	↑	−3 ~ +3	mmol/L
9	标准碱剩余	6.5	↑	−3 ~ +3	mmol/L
10	阴离子间隙	20.9	↑	8 ~ 16	mmol/L
11	肺泡 – 动脉氧分压差	18.5		< 20.0	mmHg
12	体温	36.8			℃

检验日期：2021-2-09　　　报告时间：2021-2-09 10：05　　　检验：XXX　　　审核：XXX

注：此检验报告仅对本次标本负责。

问题：1. 如何解读该患者的血气分析检验报告单？

　　　2. 该患者可能的诊断是哪一型酸碱平衡紊乱？诊断依据有哪些？

　　血液气体（简称血气）是指溶解在血中的气体，包括溶解的二氧化碳（碳酸）和结合的二氧化碳（碳酸氢盐）、氧及空气中的其他气体，有生理作用的是二氧化碳和氧气。机体通过酸碱平衡调节机制调节体内酸碱物质的含量及其比例，维持血液 pH 在正常范围内的过程，称为酸碱平衡。体内酸性或碱性物质过多，超出机体的代偿能力，或者肺和肾功能障碍使调节酸碱平衡的功能受损，均可使血浆中碳酸氢根（HCO_3^-）与碳酸（H_2CO_3）的浓度及其比值的变化超出正常范围而导致酸碱平衡紊乱。血气分析（blood gas analysis）是评价患者呼吸、氧化及酸碱平衡状态的必要指标，对急、重症患者的监护和抢救尤为重要。

第一节　血气分析与酸碱平衡常用指标

　　血气分析多采用血气分析仪同时测定血液氧分压（PO_2）、二氧化碳分压（PCO_2）和 pH 三项指标，并由此计算出气体及酸碱平衡诊断指标。近年来，血气分析仪得到了较大的发展，使临床实验室能方便、准确、快速地进行血气分析。血气分析仪的标本主要以动脉血为主，因为动脉血能真实反映血液的氧合作用和酸碱状态，常以桡动脉、肱动脉和股动脉为主。采血后需将注射器放在双手中来回搓动，并及时送检。隔绝空气极其重要，因空气中的 PO_2 高于动脉血，PCO_2 低于动脉血，根据气体交换规律，高分压向低分压弥散，血标本如与空气接触，则使血液 PO_2、PCO_2 都因改变而无测定价值。定标和质控是血气分析仪取得准确结果的关键，现代血气分析仪多有自动定标功能，不同类型的血气分析仪有不同的特点和性能，为使测定结果准确可靠，应严格按照各仪器的操作规程进行定标、质控和测定。下面对血气分析与酸碱平衡常用指标进行逐一介绍。

一、酸碱度

　　酸碱度（acid-base scale，pH）是判断酸碱平衡紊乱最直接的指标。正常人血液 pH 始终保持在一定的水平，变动范围很小，当体内酸性或碱性物质过多，超出机体调节能力，或者肺和肾功能障碍使调节酸碱平衡的能力降低，均可导致酸中毒或碱中毒。酸碱平衡紊乱是临床上常见的症状，各种疾病都可能出现。

【参考区间】 动脉血 pH：7.35 ~ 7.45；
静脉血 pH：7.32 ~ 7.42。

【解读要点】

1. pH 正常：①正常人；②单纯性酸碱平衡紊乱但经代偿调节使［HCO_3^-］和［H_2CO_3］比值不变；③混合性酸碱平衡紊乱存在，pH 变化相互抵消。

2. pH 升高：提示体内碱性物质过多，有超出机体调节能力的失代偿性碱中毒。

3. pH 降低：提示体内酸性物质过多，有超出机体调节能力的失代偿性酸中毒。

注意：血液 pH 的维持主要取决于 HCO_3^-/H_2CO_3 缓冲系统，正常人此缓冲系统的比值为 20/1，两者任何一方改变均能影响 pH。如两者同时按比例增高或减低，血液 pH 可维持不变。因此，pH 改变不能鉴别是呼吸性还是代谢性酸中毒或碱中毒。

二、氧分压

氧分压（partial pressure of oxygen，PO_2）指血液中物理溶解的氧（O_2）所产生的压力。PO_2 是提示机体是否缺氧的敏感指标。

【参考区间】 动脉血 PO_2：75 ~ 100 mmHg（10.0 ~ 13.3 kPa）；
静脉血 PO_2：30 ~ 50 mmHg（4.0 ~ 6.7 kPa）。

【解读要点】

1. 血 PO_2 生理性变化：血 PO_2 在不同地区（高原、平原）有很大差异，高原地区血 PO_2 低。同时，血 PO_2 与年龄有一定的关系，随年龄增长血 PO_2 下降，所以不同年龄段血 PO_2 的参考值有差异。

2. 血 PO_2 病理性降低：① 肺部通气功能障碍，如支气管痉挛、黏膜肿胀、分泌物增多、慢性阻塞性肺气肿等，使气道狭窄，通气受阻。② 肺部换气功能障碍，如肺泡周围毛细血管痉挛、血管栓塞、炎症、肺泡组织纤维化及肺不张、肺萎缩等，使肺泡组织不能有效地进行气体交换。③ 氧供应不足。④血 PO_2 < 55 mmHg（7.31 kPa）提示呼吸衰竭；< 40 mmHg（5.32 kPa）即可出现口唇发绀；< 30 mmHg（3.99 kPa）提示慢性肺部疾病，预后不良；< 20 mmHg（2.66 kPa）时患者往往昏迷，有生命危险；但长期慢性缺氧患者和高原患者由于已耐受低氧环境可例外。

3. 血 PO_2 病理性增高：① 输氧治疗过度。② 麻醉和呼吸衰竭治疗过程中，由于呼吸器的使用也可造成血 PO_2 升高。

三、二氧化碳分压

二氧化碳分压（partial pressure of carbon dioxide，PCO_2）指血液中物理溶解的二氧化碳（CO_2）气体所产生的压力。PCO_2 基本上与物理溶解的 CO_2 量成正比关系，而与 H_2CO_3 及 HCO_3^- 仅有间接关系。通常在 37℃测定不接触空气的动脉血 PCO_2（$PaCO_2$）和静脉血 PCO_2（$PvCO_2$），一般 $PvCO_2$ 数值略高。因 CO_2 分子具有较强的弥散能力，所以，$PaCO_2$ 基本上反映肺泡 PCO_2（$PACO_2$），可以据此了解肺泡的通气情况。这是判断呼吸性酸中毒、碱中毒的指标之一。

【参考区间】 动脉血 PCO_2：35 ~ 45 mmHg（4.67 ~ 6.00 kPa）；

静脉血 PCO_2：45 ~ 55 mmHg（5.30 ~ 7.30 kPa）。

【解读要点】

1. PCO_2 病理性增高：① 呼吸性酸中毒时，肺通气不足，致 CO_2 潴留。②代谢性碱中毒代偿期，由于体内碱性物质囤积过多，使机体代偿性肺通气减慢，CO_2 潴留。

2. PCO_2 病理性降低：①呼吸性碱中毒时，肺通气过度，致 CO_2 排出过多。②代谢性酸中毒代偿期，由于体内酸性物质囤积过多，使机体代偿性肺通气加快，CO_2 排出过多。

3. PCO_2 > 50 mmHg（6.65 kPa）：鉴别 II 型呼吸衰竭，PCO_2 达到 70 ~ 80 mmHg（9.31 ~ 10.64 kPa）可引起肺性脑病。

4. 新生儿 PCO_2：新生儿常由于宫内窘迫或窒息造成一过性酸血症，脐动脉血 PCO_2 可高达 58 mmHg（7.71 kPa），一般数小时即可恢复，但早产儿恢复较慢。

四、血氧饱和度

血氧饱和度（oxygen saturation，SO_2）指血液在一定的 PO_2 下，氧合血红蛋白（HbO_2）占全部血红蛋白（Hb）的百分比，可用公式表示为：

$$SO_2 = HbO_2/（Hb + HbO_2）\times 100\% = 氧含量 / 氧容量 \times 100\%$$

其中，血氧含量（oxygen content，CO_2）是指血液中物理溶解的 O_2 量和与 Hb 实际结合的 O_2 量之和，而氧容量（oxygen capacity）是指血液中 Hb 完全变成 HbO_2 时结合的最大氧量及物理溶解的氧量。通常物理溶解在血液中的氧量极少，可忽略不计，因此，血氧含量、血氧容量均可用 Hb 氧含量和 Hb 氧容量所代替，两者与血液 PO_2 一起应用可判断组织缺氧程度和呼吸功能。

【参考区间】 动脉血氧饱和度（SaO_2）：95% ~ 98%；

静脉血氧饱和度（SvO_2）：60% ~ 85%。

【解读要点】

1. SaO_2 降低：SaO_2 < 90% 表示呼吸衰竭，SaO_2 < 80% 表示严重缺氧。

2. PaO_2、SaO_2 和 CaO_2 均降低：由于氧供应不足或肺部通气、换气障碍，导致组织缺氧。

3. CaO_2 降低，PaO_2 和 SaO_2 正常：由于患者贫血，血红蛋白降低，血液携带的氧减少。

4. PaO_2、SaO_2、CaO_2 正常，但 PvO_2、SvO_2、CvO_2 明显降低：由于心力衰竭、休克等原因，血液循环淤滞，流经组织的血液量不足导致组织缺氧。

5. PaO_2、SaO_2、CaO_2 正常，但 PvO_2、SvO_2、CvO_2 增高：严重的酸中毒、酒精中毒时，组织利用氧减少。

6. PaO_2 正常，而 SaO_2、CaO_2 降低：一氧化碳中毒、高铁血红蛋白血症时，Hb 和氧结合的能力降低。

五、标准碳酸氢盐和实际碳酸氢盐

血浆标准碳酸氢盐（standard bicarbonate，SB）是指在标准条件下 [37 ℃，PCO_2 5.32 kPa（40 mmHg），Hb 充分氧合]，测得的血浆 HCO_3^- 浓度，也就是呼吸功能完全正常条件下的 HCO_3^- 浓度。由于排除了呼吸因素的影响，所以这一参数仅代表血液 HCO_3^- 的储备量，通常根据 pH 与 PCO_2 数据求得。

血浆实际碳酸氢盐（actual bicarbonate，AB）是指血浆实际 HCO_3^- 浓度，即指"真正"血浆（未接触空气的血液在 37℃ 分离的血浆）所含的 HCO_3^- 浓度。动脉血 AB 是代谢性酸中毒、碱中毒的重要指标，在判断酸碱平衡紊乱中占有重要地位。

【参考区间】 SB：21～25 mmol/L；AB：21～28 mmol/L。

【解读要点】

1. SB、AB 增高：见于代谢性碱中毒、呼吸性酸中毒代偿期，代谢性碱中毒合并呼吸性酸中毒时明显升高。

2. SB、AB 降低：见于代谢性酸中毒、呼吸性碱中毒代偿期，呼吸性碱中毒合并代谢性酸中毒时明显下降。

3. HCO_3^- 浓度异常患者：AB 与 SB 这两个指标结合起来分析，在酸碱平衡紊乱鉴别诊断上有一定价值。但也受呼吸因素的影响而继发改变。

（1）AB = SB，且同时升高，表示代谢性碱中毒，一般无呼吸因素存在。

（2）AB = SB，且同时降低，表示代谢性酸中毒，一般无呼吸因素存在。

（3）AB > SB，提示 CO_2 潴留，多见于通气功能不足所致呼吸性酸中毒。

（4）AB < SB，提示 CO_2 排出过多，多见于通气过度所致呼吸性碱中毒。

六、碱剩余

血液碱剩余（base excess，BE）是指血液 pH 偏酸或偏碱时，在标准条件下，即温度为 37℃，1 个标准大气压，PCO_2 5.32 kPa（40 mmHg）、Hb 充分氧合，用酸或碱将 1 L 血液 pH 调至 7.4 所需加入酸或碱的量。当需要加入酸时，BE 为正值，表示碱过量；如果需要加入碱，BE 为负值，表示酸过量。BE 是判断代谢性酸中毒、碱中毒的重要指标。

【参考区间】 动脉血 BE：−3～+3 mmol/L。

【解读要点】

1. BE 正值增加：体内碱储存过量，提示代谢性碱中毒。

2. BE 负值增加：体内碱储存不足，提示代谢性酸中毒。

3. 呼吸性酸中毒或碱中毒：由于肾的代偿作用，BE 也可分别出现正值增加或负值增加。

七、阴离子隙

阴离子隙（anion gap，AG）指血清中未测定的阴离子数与阳离子数之差。其计算公式如下：

$$AG（mmol/L）= Na^+ - [Cl^- + HCO_3^-]$$

AG 是近年来评价体液酸碱状况的一项重要指标，它可鉴别不同类型的代谢性酸中毒，是早期发现代谢性酸中毒合并代谢性碱中毒，慢性呼吸性酸中毒合并代谢性碱中毒，呼吸性碱中毒合并代谢性酸中毒，混合性代谢性酸中毒及三重性酸碱失衡的有用指标。

【参考区间】 8～16 mmol/L。

【解读要点】

1. AG 增高：高 AG 代谢性酸中毒（AG > 16 mmol/L），如乳酸性酸中毒，磷酸盐和硫酸盐潴留，酮症酸中毒，水杨酸中毒和甲醇、乙二醇中毒等；代谢性碱中毒，由于碱中毒时糖酵解加速致乳酸堆积及血浆蛋白释放 H^+，导致带负电荷的蛋白质增多等多种因素引起 AG 升高；各种原因所致的低钾血症、低镁血症和低钙血症；脱水使带负电荷的蛋白质浓度增加；大量输入含有钠盐或阴离子的药物。

2. AG 降低：临床意义不大，可见于未测定阴离子浓度降低，如细胞外液稀释，伴低蛋白血症等；未测定阳离子浓度增加，如各种原因所致的高钾血症、高钙血症和高镁血症等。

八、肺泡－动脉血氧分压差

肺泡－动脉血氧分压差（alveolar-arterial oxygen partial pressure gradient，$A-aDO_2$）是指肺泡气氧分压与动脉血氧分压之间存在的差值，是判断肺换气功能的一个指标。正常情况下存在一定的 $A-aDO_2$，并随年龄增长而上升。

【参考区间】　儿童期为 5 mmHg（0.66 kPa）；
青年期为 8 mmHg（1.06 kPa）；
60 岁以上人群为 24 mmHg（3.2 kPa）。

【解读要点】

1. $A-aDO_2$ 显著增加：表示肺的氧合功能障碍，反映肺淤血和肺水肿，提示肺功能严重减退。主要有三个重要因素：解剖分流、通气/灌注比例失调、"肺泡－毛细血管屏障"的弥散障碍。这种情况下的低氧血症吸纯氧不能纠正，吸纯氧后 PaO_2 常低于 79.8 kPa。

2. $A-aDO_2$ 中度增加：低氧血症一般吸入纯氧可获得纠正，如慢性阻塞性肺疾病。

3. $A-aDO_2$ 正常：PaO_2 降低而 $PaCO_2$ 正常时，要考虑此种低氧血症是吸入氧浓度低所致，而不是肺部本身病变所致，如高原性低氧血症。也可能为中枢神经系统或神经肌肉病变引起肺泡通气不足而造成低氧血症。

第二节　单纯性酸碱平衡紊乱

正常情况下，人体血液 pH 能够恒定维持在 7.35～7.45，这主要依赖于人体有一套酸碱平衡的调节机制。但是在许多病理情况下，这种平衡会打破，导致 pH 偏离正常范围，引发酸碱平衡紊乱。发生酸碱平衡紊乱的机制主要是体内产生或摄入的酸性或碱性物质超越了其缓冲、中和与排除的速度和能力，而在体内蓄积。根据血液 pH 的变化，可将酸碱平衡紊乱分为两大类：pH 降低称为酸中毒，pH 升高称为碱中毒。

根据血液 pH 变化的方向和导致 pH 变化的原发性因素，可将单纯性酸碱平衡紊乱分为代谢性酸中毒、代谢性碱中毒、呼吸性酸中毒和呼吸性碱中毒 4 类。早期由于依赖血液缓冲、肺和肾的调节作用，尚能使 HCO_3^-/H_2CO_3 比值保持在 20∶1，pH 和 H^+ 浓度维持在正常范围，此时称为代偿性酸中毒或碱中毒。当病情严重，代偿失效，HCO_3^-/H_2CO_3 比值不能保持在 20∶1，pH 和 H^+ 浓度超过或低于正常范围时，则称为失代偿性酸中毒或碱中毒。

一、代谢性酸中毒

由于 HCO_3^- 的改变主要受机体代谢因素变化的影响，所以将原发性血浆 HCO_3^- 水平降低导致的 HCO_3^-/H_2CO_3 比值降低，血液 pH 下降称为代谢性酸中毒。代谢性酸中毒时可以出现心律失常，心动过速或过缓，呼吸加深、加快，轻微腹痛、腹泻、恶心、呕吐、胃纳下降等临床表现。

【解读要点】

1. 病因和发病机制

（1）体内酸性物质产生过多：临床上比较常见的是由于胰岛素严重缺乏引起酮体堆积导致的酮症性酸中毒，严重缺氧、肝功能损害等原因所致的乳酸性酸中毒。另外，机体严重损伤（如败血症、挤压综合征、肌溶解综合征、休克）及某些毒物（如甲醇、乙醇、乙二醇、水杨酸）中毒等，均可产生大量的酸性物质。

（2）体内 HCO_3^- 丢失过多：①肠道 HCO_3^- 的丢失，如腹泻、肠瘘或胰瘘；②肾 HCO_3^- 的丢失，如近端肾小管性酸中毒。

（3）体内酸性物质排出障碍：远端小管和集合小管 H^+ 分泌受损，伴 NH_4^+ 排泌减少，如远端肾小管性酸中毒（伴低钾血症或高钾血症）。肾衰竭（肾小球滤过率 < 25 mL/min）时，因肾排泄障碍，体内代谢产物如磷酸、硫酸等酸性物质潴留，可发生尿毒症性酸中毒。

2. 相关指标变化

（1）血液 pH 可正常（完全代偿）或降低（代偿不全或失代偿）。

（2）HCO_3^- 浓度原发性下降。

（3）PCO_2 代偿性下降。

（4）血钾增高（K^+ 由细胞内转移至细胞外），当固定酸增多时，AG 增高；如 HCO_3^- 丢失过多时，AG 正常，血钾下降（由于 K^+ 丢失）而血氯增高。

二、代谢性碱中毒

由于 HCO_3^- 的改变主要受机体代谢因素变化的影响，所以将原发性 HCO_3^- 增高导致的 HCO_3^-/H_2CO_3 比值升高，血液 pH 升高称为代谢性碱中毒。轻度代谢性碱中毒症状可被原发病掩盖，严重者常出现呼吸浅慢，面部及四肢肌肉抽动、手足搐搦，口周及手足麻木，头昏、躁动、谵妄乃至昏迷、软瘫等临床表现。

【解读要点】

1. 病因和发病机制：代谢性碱中毒大多数是由于各种原因致肾小管 HCO_3^- 重吸收过多（如血容量不足，氯或钾丢失）等引起。

（1）近端肾小管 HCO_3^- 最大吸收阈增大：① 容量不足性碱中毒：呕吐、幽门梗阻、胃引流等导致大量 HCl 丢失，而肠液中的 HCO_3^- 因被胃酸中和而吸收过多，造成碱血症；血容量不足，肾重吸收钠和 HCO_3^- 增加，出现反常性酸性尿，血液 HCO_3^- 和 pH 升高，导致容量不足性碱中毒。②缺钾性碱中毒：缺钾时，H^+ 转入细胞内，肾小管排 H^+ 增加，Na^+、HCO_3^- 重吸收增多，产生缺钾性代谢性碱中毒，多同时伴有 Cl^- 缺乏。③低氯性碱中毒：胃液丢失造成一过性碱血症，由于肾小管细胞的 Cl^- 减少，Na^+、K^+、HCO_3^- 再吸收增加；排钾利尿药使排 Cl^- 多于排 Na^+；原发性醛固酮增多症致低氯性碱中毒。上述情况经补氯后可纠正碱中毒，故又称"对氯有反应性碱中毒"。④ 高碳酸血症性碱中毒：慢性呼吸性酸中毒（如通气不足纠正过快，PCO_2 急剧下降）因肾重吸收 HCO_3^- 增加而致碱中毒。

（2）肾碳酸氢盐产生增加：进入终末肾单位的 Na^+ 增加，一方面促进肾泌酸，另一方面引起肾 HCO_3^- 产生增加（净酸排泌增加），造成代谢性碱中毒（肾性代谢性碱中毒）。

①使用排钾保钠类利尿药：使远端肾小管中钠盐增加。另外，利尿药还可造成血容量减少、低钾血症和低氯血症。②盐皮质激素增加：盐皮质激素过多促进肾小管 Na^+ 的重吸收，泌 H^+、泌 K^+ 增加可导致代谢性碱中毒。③ Liddle 综合征：造成潴钠、排钾，导致肾性代谢性碱中毒。

（3）有机酸的代谢转化缓慢：也是一过性代谢性碱中毒的重要原因，常见于糖尿病酮症酸中毒胰岛素治疗后，血液透析造成醋酸大量摄入等。

2. 相关指标变化

（1）血液 pH 可正常（完全代偿）或升高（代偿不全或失代偿）。

（2）$[HCO_3^-]$ 原发性升高。

（3）PCO_2 代偿性上升。

三、呼吸性酸中毒

由于 H_2CO_3 的改变表示机体呼吸因素的变化，所以将原发性 CO_2 潴留增多，使 H_2CO_3 水平增高，导致的 HCO_3^-/H_2CO_3 比值降低，血液 pH 下降称为呼吸性酸中毒。急性严重呼吸性酸中毒表现为呼吸急促、呼吸困难和明显的神经系统症状，如头痛，视野模糊，烦躁不安，甚至出现震颤、意识模糊、谵妄和昏迷。体检可发现视神经盘水肿、脑脊液压力增高和心律失常等。慢性呼吸性酸中毒的症状常为原发性疾病所掩盖。

【解读要点】

1. 病因和发病机制：原发性 CO_2 潴留增多，使 H_2CO_3 水平增高，HCO_3^-/H_2CO_3 比值降低，血液 pH 下降。

（1）呼吸中枢抑制：如中枢神经系统药物损伤（麻醉药和巴比妥类药等）、创伤、肿瘤或感染等。

（2）肺和胸廓疾病：如肺部感染、异物阻塞、气胸、肿瘤压迫、慢性阻塞性肺疾病、肺纤维化、哮喘（严重）、呼吸窘迫综合征等。

2. 相关指标变化

（1）血液 pH 可正常（完全代偿）或下降（代偿不全或失代偿）。

（2）血浆 PCO_2 原发性升高。

（3）HCO_3^- 浓度代偿性升高。

四、呼吸性碱中毒

由于 H_2CO_3 的改变表示机体呼吸性因素的变化，所以将原发性 CO_2 排出增多，使 H_2CO_3 水平降低，导致的 HCO_3^-/H_2CO_3 比值升高，血液 pH 升高称为呼吸性碱中毒。呼吸性碱中毒主要表现为换气过度和呼吸加快。急性轻症患者可有口唇、四肢发麻、刺痛，肌肉颤动，严重者有眩晕、晕厥、视物模糊、抽搐，可伴胸闷、胸痛、口干、腹胀等临床表现。

【解读要点】

1. 病因和发病机制：原发因素为过度换气。CO_2 的排出速度超过生成速度，导致 CO_2 减少，PCO_2 下降。

（1）中枢性换气过度：① 非低氧因素所致：癔症等换气过度综合征；脑部外伤或疾病，如外伤、感染、肿瘤、脑血管意外；药物中毒，如水杨酸盐、副醛等；体温过高、环境高温；内源性毒性代谢产物，如肝性脑病、酸中毒等。② 低氧因素所致：高空、高原、潜水、剧烈运动等缺氧；阻塞性肺疾病，如肺炎、肺间质疾病、支气管阻塞、胸膜及胸廓疾病、肺气肿；供血不足，如心力衰竭、休克、严重贫血等。因缺氧刺激呼吸中枢而导致换气过度。

（2）外周性换气过度：①呼吸机管理不当；②胸廓或腹部手术后，因疼痛而不敢深呼气；③胸外伤、肋骨骨折；④呼吸道阻塞突然解除。另外，妊娠或使用黄体酮等药物也可致换气过度。

2. 相关指标变化

（1）血液 pH 可正常（完全代偿）或升高（代偿不全或失代偿）。

（2）PCO_2 原发性下降。

（3）HCO_3^- 浓度代偿性下降。

■ **微课视频 10-1** 酸中毒
■ **微课视频 10-2** 碱中毒

第三节　混合性酸碱平衡紊乱

临床实际工作中，患者情况非常复杂，同一名患者不仅可以发生一种酸碱平衡紊乱，还可以同时发生两种或以上的酸碱平衡紊乱，此时称为混合性酸碱平衡紊乱。在临床实践中，酸碱平衡紊乱几乎都是混合性的，并且伴随病情变化和治疗因素的干预而不断变化。因此，必须正确识别和判断患者酸碱平衡紊乱的实际状况。

一、相加型二重酸碱平衡紊乱

本类型是指两种性质的酸中毒或碱中毒同时存在，pH 变化明显，PCO_2 和 HCO_3^- 呈反向变化。

【解读要点】

1. 代谢性酸中毒合并呼吸性酸中毒：此型有明显的 pH 降低，可见于严重肺水肿、甲醇中毒、心搏骤停和严重肺源性心脏病等。由于代谢性酸中毒为 HCO_3^- 原发性降低，PCO_2 代偿减少；呼吸性酸中毒为 PCO_2 原发性增高，HCO_3^- 代偿升高，因此两者可能互相抵消而增、减不明显。一般情况下，原发变化比继发变化显著，AG 可增高，血浆 K^+ 多增高，若有低 K^+ 则表示严重 K^+ 缺乏。

2. 代谢性碱中毒合并呼吸性碱中毒：此型 pH 明显升高，常见于临终前的患者，也可见于严重肝病伴呕吐或利尿失钾者，或见于败血症、中枢神经系统疾病伴呕吐或明显利尿者。由于代谢性碱中毒为原发性 HCO_3^- 增高，经代偿出现 PCO_2 增高；而呼吸性碱中毒则为原发性 PCO_2 降低，代偿使 HCO_3^- 减少。所以两型碱中毒合并存在时，HCO_3^- 与 PCO_2 的变化因相互抵消而不如单纯性碱中毒明显，造成 HCO_3^- 升高而 PCO_2 降低，或者 HCO_3^- 下降而 PCO_2 升高，出现反向变化。

二、相抵型二重酸碱平衡紊乱

本类型是指某型酸中毒伴有某型碱中毒，包括以下 3 种情况。

【解读要点】

1. 代谢性酸中毒伴呼吸性碱中毒：常见于水杨酸中毒、肾衰竭或糖尿病酮症伴有高热呼吸过度、严重肝病或败血症者。pH 可升高、降低或正常，取决于两种紊乱的不同程度，但 HCO_3^- 与 PCO_2 都明显降低，表现为同向显著降低。血浆 Cl^- 常增高，AG 可轻度或中度升高。

2. 呼吸性酸中毒伴代谢性碱中毒：常见于慢性肺功能不全及呕吐、利尿或氯缺乏。呼吸性酸中毒由于 CO_2 潴留而 HCO_3^- 代偿升高，代谢性碱中毒通过呼吸抑制使 PCO_2 继发增高，结果 HCO_3^- 与 PCO_2 增高，表现为同向明显升高，而 pH 变化不明显。

3. 代谢性酸中毒伴代谢性碱中毒：见于肾衰竭、糖尿病酮症酸中毒或乳酸性酸中毒患者发生呕吐、胃液引流时。患者血液 pH 变化不明显，HCO_3^- 与 PCO_2 呈相反变化，有不同程度的抵消。此型的诊断除参考病史外，高 AG 水平对诊断有重要意义，如患者 AG 增高但 HCO_3^- 增高或正常，或 HCO_3^- 降低小于 AG 增高，可能为混合性代谢性酸、碱中毒。

三、三重性酸碱平衡紊乱

在代谢性酸中毒合并代谢性碱中毒的基础上，如果再伴有一种呼吸性酸碱平衡紊乱，就是三重性酸碱平衡紊乱，包括两种类型。

1. 呼吸性酸中毒合并代谢性酸中毒和代谢性碱中毒：见于严重呼吸功能不全伴有 K^+ 排出过多等。

2. 呼吸性碱中毒合并代谢性酸中毒和代谢性碱中毒：可见于肝衰竭、酮症性酸中毒伴有剧烈呕吐等。

● 拓展知识 10-1　酸碱平衡紊乱的生物化学诊断及类型判断

酸碱平衡紊乱的判断必须结合病史，从病史中了解诱发酸碱平衡紊乱的原因。实验诊断指标主要是 pH、PCO_2、HCO_3^- 三项。pH 是判断酸碱度的指标，pH<7.35 为酸中毒，pH>7.45 为碱中毒，但 pH 在正常参考区间也可能存在代偿性或混合性酸碱平衡紊乱。根据 HCO_3^- 和 PCO_2 的变化，结合 pH 和病史可确定是呼吸性还是代谢性酸碱平衡紊乱。

一、分析病史

分析患者的病史对酸碱平衡紊乱的判断最为重要。通过对病史、患者用药情况、肾功能、肺功能状态等的综合分析，可大致了解患者是呼吸因素还是代谢因素引起的酸碱平衡紊乱，因此对于正确判断酸碱平衡紊乱的性质及种类非常重要。

二、测定指标分析

酸碱平衡紊乱主要看 pH、PCO_2、HCO_3^-（或 BE）三项。

1. pH 异常：如 pH<7.35 为酸中毒，pH>7.45 为碱中毒。根据 HCO_3^- 与 PCO_2 指标变化方向并结合病史来确定酸碱平衡紊乱属于代谢性还是呼吸性。

2. pH 正常：pH 正常时需要考虑以下两种情况：①酸碱平衡紊乱发生后机体完全代偿。②可能存在混合性酸碱平衡紊乱。具体的判断需要结合病史和其他血气分析指标及代偿情况进行综合分析。

三、代偿预估值计算及分析

代谢性酸碱平衡紊乱时，原发性变化指标为 HCO_3^-，PCO_2 出现代偿性变化。呼吸性酸碱平衡紊乱时，原发性变化指标为 PCO_2，HCO_3^- 出现代偿性变化。一般来说，代谢性酸中毒的呼吸代偿数分钟内开始，24 h 内就可达到最大代偿；代谢性碱中毒的呼吸代偿需 1 天开始，3～5 天可达到最大代偿；呼吸性酸中毒的肾代偿 1 天后开始，5～7 天达到最大代偿；呼吸性碱中毒的肾代偿 6～18 h 开始，3 天可达到最大代偿。通过发病时间和代偿性指标预估值计算，可进一步判断酸碱平衡紊乱类型。酸碱平衡紊乱时的代偿预估值计算公式见表 10-1。

表 10-1 单纯性酸碱平衡紊乱时的代偿性指标预估值

酸碱平衡紊乱类型		指标变化	代偿时间	预估值公式	代偿范围
代谢性酸中毒		$HCO_3^- \downarrow \rightarrow PCO_2 \downarrow$	数分钟至 24 h	$PCO_2 = 40 - (24 - [HCO_3^-]) \times 1.2 \pm 2$	≤ 10
代谢性碱中毒		$HCO_3^- \uparrow \rightarrow PCO_2 \uparrow$	1～5 天	$PCO_2 = 40 + ([HCO_3^-] - 24) \times 0.9 \pm 5$	≤ 55
呼吸性酸中毒	急性	$PCO_2 \uparrow \rightarrow HCO_3^- \uparrow$	数分钟内	$[HCO_3^-] = 24 + (PCO_2 - 40) \times 0.07 \pm 1.5$	≤ 30
	慢性	$PCO_2 \uparrow \rightarrow HCO_3^- \uparrow$	1～7 天	$[HCO_3^-] = 24 + (PCO_2 - 40) \times 0.4 \pm 3$	≤ 45
呼吸性碱中毒	急性	$PCO_2 \downarrow \rightarrow HCO_3^- \downarrow$	数分钟内	$[HCO_3^-] = 24 - (40 - PCO_2) \times 0.2 \pm 2.5$	≤ 18
	慢性	$PCO_2 \downarrow \rightarrow HCO_3^- \downarrow$	0.5～3 天	$[HCO_3^-] = 24 - (40 - PCO_2) \times 0.5 \pm 2.5$	≤ 15

注：表中 PCO_2 单位为 mmHg，$[HCO_3^-]$ 单位为 mmol/L。

原发呼吸性酸中毒和呼吸性碱中毒分别以 >72 h 和 >48 h 作为选择慢性代偿公式的依据。对于代偿时间不到而达到或超过代偿范围，或代偿时间已超过而未达到或超过代偿范围的，在分析时应注意是混合性酸碱平衡紊乱的表现。此时通过代偿预估值能判断是否合并其他酸碱平衡紊乱。

1. 测定值在代偿预估值范围之内

（1）单纯性酸碱平衡紊乱：原发变化指标改变后病程已达到或超过代偿器官代偿所需要的时间，可诊断为单纯性酸碱平衡紊乱。

（2）混合性酸碱平衡紊乱：由于病程时间不够而尚未代偿或代偿不充分，则可认为是混合性的酸碱平衡紊乱。例如，代谢性酸中毒在 $[HCO_3^-]$ 下降后病程不到 12 h，但 PCO_2 已下降到代偿预估值范围内，说明合并呼吸性碱中毒。

2. 测定值在代偿预估值范围之外

（1）病程时间短而未到代偿时限：①测定值（在代偿变化方向上）未能达到代偿预估值，可诊断为单纯性酸碱平衡紊乱，部分代偿。②测定值（在代偿变化方向上）超过代偿预估值可诊断为混合性酸碱平衡紊乱。例如，代谢性酸中毒在 $[HCO_3^-]$ 下降后病程不到 12 h，若 PCO_2 未能达到代偿预估值范围（即大于代偿预估值范围），说明是单纯性酸碱平衡紊乱；若 PCO_2 已下降并超过代偿预估值范围（即小于代偿预估值范围），说明合并呼吸性碱中毒。

（2）病程达到或超过代偿所需要的时间：原发指标改变后病程已达到或超过代偿器官代偿所需要的时间，则可认为是混合性酸碱平衡紊乱。例如，代谢性酸中毒在 $[HCO_3^-]$ 下降后病程超过 24 h，如 PCO_2 大于代偿预估值范围内，说明合并呼吸性酸中毒；如 PCO_2 小于代偿预估值范围内，说明合并呼吸性碱中毒。

四、三重性酸碱平衡紊乱的判断

需根据 pH、PCO_2、HCO_3^- 及 AG 值、代偿预估值、潜在 $[HCO_3^-]$、电解质和病史综合

判断。由于呼吸性酸中毒和呼吸性碱中毒不可能同时存在，故判断三重性酸碱平衡紊乱的关键是代谢性酸中毒与代谢性碱中毒共存时的鉴别。判断参考方法如下：①按照前述第1和第2步确定呼吸性酸碱平衡紊乱的类型，并计算其代偿预估值。②根据高AG值确定代谢性酸中毒的存在。③计算潜在 $[HCO_3^-]$，如潜在 $[HCO_3^-]$ 大于代偿预估值，则说明同时有代谢性碱中毒存在。

三重性酸碱平衡紊乱的代谢性酸中毒既可以是高AG代谢性酸中毒，也可以是高氯（正常AG）性代谢性酸中毒。高AG代谢性酸中毒与呼吸性酸中毒、呼吸性碱中毒及代谢性碱中毒并存时，其增高的AG值不变，因而可作为判断高AG代谢性酸中毒的理论依据。但高氯性代谢性酸中毒与其他单纯性酸碱失衡并存时，其 Cl^- 值可受它们的影响而改变，即AG与 $[HCO_3^-]$ 呈等量单向变化的关系，而 Cl^- 与 $[HCO_3^-]$ 呈等量多向变化的关系，故用 Cl^- 增高来诊断高氯性三重性酸碱平衡紊乱不可靠。目前临床上仅能对高AG代谢性酸中毒做出判断，而对高氯性代谢性酸中毒尚缺乏有效的判断手段。

 微课视频 10-3 代偿预估值在酸碱平衡紊乱判断中的应用

本章小结

血液中的气体包括溶解的二氧化碳（碳酸）和结合的二氧化碳（碳酸氢盐）、氧及空气中的其他气体，有生理作用的是二氧化碳和氧气。

目前一般临床实验室血气分析检验项目包括：酸碱度、氧分压、二氧化碳分压、血氧饱和度、标准碳酸氢盐、实际碳酸氢盐、碱剩余、阴离子间隙、肺泡-动脉氧分压差等。

血气分析是评价患者呼吸、氧化及酸碱平衡状态的必要指标，对急、重症患者的监护和抢救尤为重要。酸碱度、氧分压、二氧化碳分压为直接测定项目，其余为间接计算所得。酸碱度是判断酸碱平衡紊乱最直接的指标，但不能鉴别紊乱类型；氧分压、血氧饱和度一起应用可判断组织缺氧程度和呼吸功能；二氧化碳分压能了解肺泡的通气情况，是判断呼吸性酸、碱中毒的主要指标；标准碳酸氢盐、实际碳酸氢盐、碱剩余、阴离子间隙是判断代谢性酸碱平衡紊乱的重要指标。

酸碱平衡紊乱分为单纯性酸碱平衡紊乱和混合性酸碱平衡紊乱。单纯性酸碱平衡紊乱又分为代谢性酸中毒、代谢性碱中毒、呼吸性酸中毒和呼吸性碱中毒4类。酸碱平衡紊乱的诊断一定要结合病史、血气分析、电解质测定和临床资料综合分析。

案例导引解读

该患者可能的诊断为代谢性碱中毒伴高AG代谢性酸中毒。主要诊断依据如下：

1. 根据病史，患者有气喘、夜间不能平卧、心界左下扩大等症状，心率168次/min、双下肢凹陷性水肿，表现为心力衰竭，同时伴有意识模糊，有酸中毒可能；大量利尿致水、电解质紊乱，可能还合并代谢性碱中毒。

2. pH > 7.45 为碱中毒。

3. PCO_2 轻度升高，HCO_3^- 显著升高，通过计算两者的变化率，后者大于前者，可确认 HCO_3^- 升高是原发因素，提示患者为代谢性碱中毒。

4. 代谢性碱中毒代偿预估值 $PCO_2 = 40 +（HCO_3^- - 24）\times 0.9 \pm 5 = 40 +（41.2-24）\times 0.9 \pm 5 = 50.5 \sim 60.5（mmHg）$。病程超过代偿时限，实测 PCO_2 为 54.0 mmHg，在代偿预估值范围内，故不存在呼吸性酸碱平衡紊乱。

5. $AG = 129 -（41.2 + 65）= 22.8（mmol/L）$，提示有高 AG 代谢性酸中毒存在。

⚡ 临床案例分析 10-1

患者，男性，78 岁，慢性支气管炎、肺气肿、肺源性心脏病病史 20 余年，因急性发作入院抢救。

实验室检查：

血气分析：pH：7.32，PCO_2：68 mmHg，HCO_3^-：39.6 mmol/L。

电解质：血 Na^+：142 mmol/L，血 K^+：4.1 mmol/L，血 Cl^-：78 mmol/L。

问题：试判断该患者属何种酸碱平衡紊乱？写出理由与判断步骤。

（王　原）

◆ 数字课程学习

📹 微课视频　　🅿 教学PPT　　📖 临床案例分析及参考答案　　👤 自测题

第十一章

肝功能检验报告单解读

掌握：总蛋白、白蛋白、白球比值、谷丙转氨酶、谷草转氨酶、胆红素等指标的参考区间和临床意义。

熟悉：γ- 谷氨酰基转移酶、碱性磷酸酶、总胆汁酸、α-L- 岩藻糖苷酶、胆碱酯酶等指标的参考区间和临床意义。

了解：肝功能实验室检查项目筛选的原则。

患者，男性，53 岁。因反复尿黄 9 个月余，加重 1 个月入院。

病史：患者 9 个月前出现尿黄伴乏力，厌油，皮肤、巩膜黄染，无畏寒、发热，无腹痛、腹胀等不适，至当地医院就诊，诊断肝功能不全、胆汁淤积性肝炎，治疗好转后出院。1 个月前患者出现尿黄加重，乏力，同时伴腹部不适，再次于当地医院就诊，行腹腔引流及肝穿刺活检，提示肝组织伴部分间质纤维化，小胆管增生。

既往史：患者过去体质一般，无高血压、糖尿病、心脏病等病史；否认肝炎、结核等传染病史。

体检：T：36.1℃，R：16 次 /min，P：76 次 /min，心律齐。患者精神欠佳，神志清，慢性肝病面容，皮肤、巩膜黄染，尿色黄，大便正常。未见肝掌、蜘蛛痣，双侧锁骨上、腹股沟等处浅表淋巴结未及明显肿大。腹部无明显膨隆，轻微压痛，无明显反跳痛，右侧肋下缘扪及包块，约 5 cm×5 cm；肝、脾、胆囊触诊不满意，肝区叩痛（－），Murphy 征阴性，移动性浊音（－）。神经系统查体无殊，未引出扑翼样震颤。

辅助检查：腹部增强 MRI：肝门部胆管狭窄，伴肝左右叶胆管扩张，胆管癌不能排除；胆囊内胆汁淤积；腹水。实验室检查：PT：14.6 s（正常 9.0 ~ 12.2 s）；血氨：40.4 μmol/L（正常 9.0 ~ 33.0 μmol/L）；肝功能检验结果如下。

XX 医院检验报告单

姓名：XXX	病区：肝胆外科	标本种类：血清	样本编号：XXXXX
性别：男	科别：肝胆外科	标本性状：	病人类别：住院
年龄：53 岁	床号：XX	接收人员：XXX	条形码号：XXXXX

病员号：XXXXX　　　　送检医生：XXX　　　　送检单位：　　　　临床初诊：肝硬化失代偿期

采集时间：2022-03-07 10：26　　　　　　接收时间：2022-03-07 11：04

备　注：

No	项目	结果		参考区间	单位
1	总蛋白	64.9	↓	65.0～85.0	g/L
2	白蛋白	29.6	↓	40.0～55.0	g/L
3	球蛋白	35.3		20.0～40.0	g/L
4	白球比值	0.84	↓	1.20～2.40	
5	谷丙转氨酶	72	↑	9～50	U/L
6	谷草转氨酶	123	↑	15～40	U/L
7	γ-谷氨酰基转移酶	514	↑	10～60	U/L
8	碱性磷酸酶	689	↑	45～125	U/L
9	总胆红素	237.5	↑	3.4～17.1	μmol/L
10	直接胆红素	171.7	↑	1.7～3.4	μmol/L
11	间接胆红素	65.8	↑	1.7～13.7	μmol/L
12	总胆汁酸	186.4	↑	0.0～15.0	μmol/L
13	α-L-岩藻糖苷酶	53	↑	0～40	U/L
14	胆碱酯酶	2471	↓	4500～13 000	U/L

检验日期：2022-03-07　　　报告时间：2022-03-07 13：51　　　检验：XXX　　　审核：XXX

注：此检验报告仅对本次标本负责。

　　问题：1. 如何解读该患者的检验报告单？
　　　　　2. 根据以上检验结果并结合患者的临床表现，该患者可能的诊断是什么？诊断依据有哪些？

　　肝是人体内最大的器官，它具有独特的形态结构和丰富的血液供应，被喻为人体内的一座"化工厂"，许多营养物质如蛋白质、糖、脂质的代谢，胆汁的分泌与排泄，有害物质的解毒与排出及许多重要酶的合成等生理功能均与肝有关，它在人体中担负着代谢、解毒、分泌和防御的重任。正常情况下，肝内各种代谢反应相互配合，有条不紊地进行。当肝发生病变或肝内、外胆道梗阻时，容易引起肝细胞内物质代谢紊乱，导致血液中某些生物化学成分的改变。临床实验室通过检测相应生物化学指标评价肝的生理或病理状况。临床上常将有助于评估肝功能状态和肝损伤程度的试验称为肝功能试验。肝功能试验的目的主要包括以下几个方面：①了解肝功能有无损害及损害的程度；②观察黄疸程度，鉴别黄疸类型；③了解肝、胆疾病的发展及恢复情况；④观察治疗效果，判定疗效及对治疗药物的耐受程度。因此，肝功能试验在临床检验中涉及较为广泛，如血清（浆）蛋白质检测、血清酶活性测定、胆红素代谢、胆汁酸代谢、肝摄取与排泄检查等。这些检查的合理利用和组合对肝及肝相关疾病的预防性检查、诊断、治疗、疗效监测和预后判断有重要作用。

　　但应注意，由于肝代偿能力很强，加上目前尚无特异性强、敏感度高的肝功能检测方法，因而即使肝功能正常也不能排除肝病变。特别是在肝损害早期，许多患者肝功能试验结果仍正常。只有当肝损害达到一定的程度时，才会出现肝功能试验结果异常。另外，许多全身性疾病如肾病综合征、溶血性贫血、心肌梗死等，也可能引起某项或几项肝功能试验异常。因此，肝功能试验结果应当由临床医生结合临床症状等因素进行综合分析，然后再确定是否存在疾病，是否需要进行治疗和监测。

微课视频 11-1 肝功能检验套餐

第一节　血清（浆）蛋白质

血浆蛋白质是人体组织结构的主要成分，具有多种生物功能，是生命的重要物质基础。肝是蛋白质代谢极为活跃的器官，血浆中的白蛋白、部分球蛋白、纤维蛋白原等均由肝合成，在血液中各自完成重要的任务。当肝病变时，如慢性肝炎、肝硬化时，一方面，肝合成白蛋白的能力降低，表现为血浆白蛋白下降；另一方面，因肝单核吞噬细胞系统增生及浆细胞浸润，故 γ 球蛋白增加，加上肝外组织合成球蛋白增加，肝将球蛋白转变为白蛋白的能力下降，表现为球蛋白浓度升高。反映肝细胞蛋白质合成功能的指标有白蛋白、前白蛋白、胆碱酯酶和凝血酶原时间等，它们都是由肝细胞合成，当肝发生病理改变时，血浆蛋白质的含量及种类可发生改变。由于肝具有很强的代偿能力，肝疾病早期血浆蛋白质改变不明显。只有肝疾病晚期，血浆蛋白质才有变化，其变化程度与肝细胞合成功能损害程度呈正相关。

一、总蛋白

血清总蛋白（total protein，TP）是血清中所含各种蛋白质的总称，包括白蛋白和球蛋白。血清 TP 测定可间接了解机体的营养状况，协助诊断某些疾病。

【参考区间】 成人 65 ~ 85 g/L（中华人民共和国卫生行业标准，2013 年）。

【解读要点】

1. 血清 TP 增高：

（1）血液水分减少而使 TP 相对增高：凡体内水分排出大于水分摄入时，均可引起血液浓缩，尤其是急性失水时（如呕吐、腹泻、高热等）变化更为显著，血清 TP 浓度有时可达 100 ~ 150 g/L。休克时，由于毛细血管通透性的改变导致血液浓缩。

（2）免疫球蛋白增高引起 TP 增高：如多发性骨髓瘤、风湿病、类风湿关节炎等自身免疫病，此时主要是球蛋白增加，其浓度可超过 50 g/L，血清 TP 可超过 100 g/L。

（3）非病理性因素：如放射造影剂，服用非那吡啶、柳氮磺吡啶等药物也会导致血清 TP 假性增高。

2. 血清 TP 降低：

（1）合成障碍：肝是合成蛋白质的主要场所，肝功能严重受损时，蛋白质合成减少，以白蛋白下降最为显著。肝组织损伤可导致血清总蛋白和白蛋白含量下降，其变化程度取决于肝损害的类型、严重程度和持续时间。在急性肝损害时，由于肝的储备能力很强和多数蛋白质的半衰期较长，血清 TP 和白蛋白浓度变化不大。

（2）蛋白质丢失：如严重烧伤时，大量血浆渗出；大出血时，大量血液丢失；肾病综合征时，尿液中长期丢失蛋白质；溃疡性结肠炎可从粪便中长期丢失一定量的蛋白质，这些均可使血清 TP 降低。

（3）营养不良或长期消耗性疾病：如严重结核病、恶性肿瘤、甲状腺功能亢进症（简称甲亢）等。

（4）血液稀释导致血清 TP 相对降低：如静脉注射过多低渗溶液或各种原因引起的水钠潴留。

二、白蛋白

白蛋白（albumin，Alb）又称清蛋白，由肝实质细胞合成，是血浆中含量最多且唯一不含糖的蛋白质，占血浆总蛋白的 57% ~ 68%。其合成速率主要由血浆中 Alb 水平调节，并受食物中蛋白质含量的影响。

Alb 具有很多重要生理功能：① 重要的营养蛋白。② 血浆中主要的载体蛋白。Alb 在生理 pH 环境中为负离子，每分子可以带 200 个以上负电荷，高度溶于水，能运载许多疏水分子，其运输的物质包括胆红素、长链脂肪酸、胆汁酸盐、前列腺素、类固醇激素和一些药物（如阿司匹林、青霉素等）。与 Alb 结合的激素或药物可不表现活性，故当血浆 Alb 含量或血液 pH 等变化时，这些激素和药物的游离型含量随之变化，可使其生理活性增强或减弱。此外，Alb 也能结合某些有毒物质并将之运送至解毒器官，代谢后排出体外，从而起到解毒作用。③ 维持血浆胶体渗透压。当血浆 Alb 浓度下降时可出现水肿、腹水等症状。④ Alb 是两性电解质，具有缓冲酸碱物质的能力。

由于 Alb 半衰期约为 19 天，所以肝病变往往要到一定时间和程度时才会出现血浆 Alb 的改变。

【参考区间】 成人 40 ~ 55 g/L（中华人民共和国卫生行业标准，2013 年）。

【解读要点】

1. 血清 Alb 增高：较少见，机体严重失水导致血液浓缩而表现为相对增高，对监测血液浓缩有意义。临床上尚未发现单纯血清 Alb 增高的疾病，而以血清 Alb 降低为多见。

2. 低白蛋白血症：许多病理情况下会出现低白蛋白血症（hypoalbuminemia），而有助于这些疾病的诊断及其病情的判断。

（1）合成不足：慢性肝病如慢性肝炎、肝硬化及重症肝炎早期等。尤其是肝硬化导致门静脉高压时，一方面由于 Alb 合成减少，另一方面门静脉高压时大量蛋白质尤其是 Alb 从血管内漏入腹腔，使血清 Alb 显著降低，患者可出现水肿、腹水等症状。

（2）丢失增加：①由尿中丢失：如肾病综合征、慢性肾小球肾炎、糖尿病肾病、系统性红斑狼疮性肾病等。②胃肠道丢失：如肠道炎症性疾病时因黏膜炎症坏死等丢失。③皮肤丢失：如烧伤及渗出性皮炎等。

（3）分解代谢增加：见于组织损伤如外科手术和创伤，以及组织分解增加如感染性炎症等疾病。

（4）无白蛋白血症：是一种罕见的遗传性疾病，属于先天性 Alb 合成缺陷，血清 Alb 常低于 1 g/L，但可以没有水肿等症状，可能是由于血浆球蛋白代偿性增高所致。

3. 遗传性变异：已发现有 20 多种 Alb 的遗传变异类型，这些个体可以不表现病症，在血清蛋白电泳分析时 Alb 区带出现 2 条或 1 条宽带，有人称之为双清蛋白血症，是一种家族性遗传性的异常白蛋白。当某些药物大剂量应用（如青霉素或水杨酸类）而与白蛋白结合时，可导致这部分白蛋白电泳迁移的加快而出现区带形状的改变。

4. 妊娠晚期：血浆容量增高和机体对蛋白质需求量增加，Alb 可明显下降，但分娩后可迅速恢复正常。

5. 蛋白质营养不良或吸收不良：血清 Alb 受饮食中蛋白质摄入量的影响，可作为个体营养状态的评价指标。其评价标准为：Alb > 35 g/L 时正常，28 ~ 34 g/L 为轻度缺乏，21 ~ 27 g/L 为中度缺乏，< 21 g/L 为严重缺乏。当 Alb 低于 28 g/L 时，会出现组织水肿。但由于血清 Alb 总量多、生物半寿期长，早期缺乏时不易检出。

三、球蛋白

血中蛋白质主要由白蛋白和球蛋白（globulin，G）组成，而其他组分的蛋白质含量低。血清球蛋白是多种蛋白质的混合物，其中包括具有防御作用而且含量较多的免疫球蛋白和补体、多种糖蛋白、金属结合蛋白、多种脂蛋白及酶类。目前临床通常同时测定血清 TP 和 Alb 浓度，两者之差即为球蛋白浓度。

【参考区间】 20 ~ 40 g/L（中华人民共和国卫生行业标准，2013 年）。

【解读要点】

1. 血清球蛋白增高：慢性肝疾病，如慢性活动性肝炎、肝硬化、慢性酒精性肝炎等；慢性炎症和慢性感染，如结核病、疟疾、黑热病、麻风病及血吸虫病等；自身免疫病，如系统性红斑狼疮、风湿热、类风湿关节炎及自身免疫性慢性肝炎等；M 蛋白血症，如多发性骨髓瘤、淋巴瘤、巨球蛋白血症等。

2. 血清球蛋白降低：免疫功能抑制，如肾上腺皮质激素过多或应用免疫抑制剂等。

四、白球比值

白球比值顾名思义为白蛋白与球蛋白的比值，即 A/G 比值。临床上主要用于分析总蛋白、白蛋白和球蛋白三者之间的关系。

【参考区间】（1.2 ~ 2.4）：1（中华人民共和国卫生行业标准，2013 年）。

【解读要点】

1. A/G 比值降低：凡能引起血清 Alb 浓度降低或球蛋白浓度增高的疾病均可引起 A/G 比值的改变。临床上多见于严重肝损害，如慢性肝炎、肝硬化、原发性肝癌等，由于病程较长，肝合成 Alb 的能力降低。而 γ 球蛋白是在淋巴系统产生，当细菌或病毒侵入时，机体免疫系统产生更多的球蛋白。因此，Alb 合成减少，球蛋白合成增加，出现 A/G 比值降低，甚至倒置。

2. 动态观察 A/G 比值可提示病情发展趋势并估计预后：慢性肝病时，如血清 Alb 低于 30 g/L 则预后不良；如血清 Alb 高于 30 g/L，球蛋白虽有增高趋势，但预后较佳。阻塞性黄疸时，A/G 比值虽有变化，但不倒置；门脉性肝纤维化时，A/G 比值明显倒置，提示预后不佳。因此，A/G 比值对长期阻塞性黄疸、慢性活动性肝炎所导致的肝纤维化、门静脉高压、腹水、肝功能代偿是否良好等具有诊断的参考价值，并且对此类患者治疗后的效果有追踪评估的价值。

● **拓展知识 11-1　前白蛋白**

　　血清前白蛋白（prealbumin，PA）是由肝细胞合成的糖蛋白，也称为甲状腺素转运蛋白（transthyretin，TTR），是由肝细胞合成的快速转运蛋白之一。由于其电泳位置在 Alb 之前而得名。

　　PA 由 4 个相同的亚基组成，相对分子质量为 55×10^3，半衰期约 2 天。PA 主要生理功能：①参与 T_3、T_4、维生素和视黄醇蛋白的合成。正常情况下，50%～70% 的 TTR 与视黄醇结合蛋白（retinol-binding protein，RBP）组成复合体，血浆中 TTR 与 RBP 以 1：1 的比例结合，可避免小分子 RBP 从肾小球滤过。在靶细胞，随着 TTR-RBP 复合物的降解，视黄醇被摄入细胞。②PA 必需氨基酸含量很高，可作为组织修补材料。

　　由于 PA 相对分子质量小，半衰期短，因此，在营养不良或肝炎早期时，血清 PA 浓度降低往往早于其他血清蛋白质成分的改变，从而具有较高的敏感性，可作为早期肝功能损伤的指标。

　　【参考区间】　0.28～0.35 g/L（各实验室参考区间有差异）。

　　【解读要点】

　　1. PA 降低是肝功能不全的灵敏指标：血清 PA 的检测可反映早期肝损伤，是药物中毒引起肝损伤的敏感指标，其特异性与敏感性高于其他肝功能指标。在病毒性肝炎中，有 30% 的患者血清 Alb 正常而 PA 降低，多数患者血清 PA 下降超过 50%。在肝细胞损害较轻、预后良好的病例中，随着病情的好转，血清 PA 迅速恢复正常。在肝细胞损害严重的病例中，血清 PA 始终处于低值。

　　2. 作为营养不良的早期指标：正常血清 PA 为 200～400 mg/L，100～150 mg/L 为轻度缺乏，50～100 mg/L 为中度缺乏，<50 mg/L 为严重缺乏。

　　3. PA 是负性急性期反应蛋白：在急性炎症、恶性肿瘤、肝硬化、创伤等疾病时，血中 PA 水平迅速下降。

🖱️🎬 **微课视频 11-2**　*血浆蛋白质*

第二节　血清酶活性

　　在病理情况下，特别是细胞损伤时，细胞内酶会释放到体液中，造成体液中酶浓度或酶活性的改变，并且与损伤的程度有关。肝疾病时，血清中多种酶活性发生改变，临床上用于诊断肝胆疾病的血清酶分为 4 类：①反映肝实质细胞损害为主的酶类：主要有谷丙转氨酶、谷草转氨酶等，这类酶为细胞内功能酶，当肝细胞膜通透性改变或肝细胞坏死时，细胞内酶逸出释放到血液中，导致血清酶活性增加，是肝细胞损伤的标志酶。②反映胆汁淤积的酶类：主要有 γ- 谷氨酰基转移酶、碱性磷酸酶和 5′- 核苷酸酶等，这些酶在胆道梗阻时，血清中酶活性增加。③反映肝合成功能的酶类：主要有胆碱酯酶和卵磷脂 - 胆固醇酰基转移酶，它们在肝细胞合成后释放入血，肝病时肝细胞合成减少，血清酶活力降低。④反映肝纤维化为主的酶类：主要有单胺氧化酶和 β- 脯氨酰羟化酶等。

一、谷丙转氨酶

谷丙转氨酶（glutamic-pyruvic transaminase，GPT）又称丙氨酸氨基转移酶（alanine aminotransferase，ALT），该酶主要分布于肝、肾、心肌、骨骼肌、胰腺、脾、肺等组织细胞中。肝细胞中的 ALT 绝大多数存在于细胞质中，只有少量存在于线粒体中，其细胞内浓度是血浆浓度的 1 000～3 000 倍，只要有 1% 的肝细胞破坏，即足以使血浆中 ALT 水平升高 1 倍。因此，ALT 是反映肝细胞损伤的一项灵敏指标，几乎所有肝病都可增高，是临床上最常用的肝功能检验项目之一。但其并不是特异性指标，其他疾病或因素也可能引起 ALT 不同程度的增高。

【参考区间】 2013 年，国家卫生和计划生育委员会（2018 年重组为卫生健康委员会）发布了关于氨基转移酶的行业标准，反应温度 37℃，试剂中不含 5- 磷酸吡哆醛时：男性：9～50 U/L；女性：7～40 U/L（各实验室参考区间有差异）。

【解读要点】

1. 急性肝损伤的灵敏指标：急性肝损伤时，如各种急性病毒性肝炎、药物或酒精中毒性肝炎，血清 ALT 在黄疸等临床症状出现之前就会急剧增高，其增高程度一般与病情严重程度一致，常以超过参考区间上限的 2.5 倍并持续半个月以上，作为肝炎的诊断标准。血清 ALT 往往在肝炎恢复期后才降至正常水平，是判断急性肝炎恢复程度的良好指标。

2. 其他肝胆系统疾病：慢性活动性肝炎或脂肪肝，ALT 轻度增高（100～200 U/L）。肝硬化在代偿期时，血清 ALT 可正常；但在肝硬化失代偿期或活动期时，则可轻度升高。肝癌时，血清 ALT 虽可升高，但不一定显著。重症肝炎时，血清 ALT 逐渐下降，而胆红素却进行性升高，出现所谓"酶胆分离"现象，这是肝坏死的征兆。胆道梗阻时，由于经胆汁排泄的 ALT 逆流或逆行性肠道感染，引起肝细胞损害，导致血清 ALT 活性升高。

3. 肝外疾病：许多原因如营养不良、心肌梗死、脑血管疾病、骨骼肌疾病、传染性单核细胞增多症、胰腺炎等，也可引起血清 ALT 活性增高。

4. 药物和毒物：某些对肝组织有毒性的药物和毒物，如氯丙嗪、异烟肼、奎宁、水杨酸制剂、氨苄西林、四氯化碳、有机磷等，亦可导致血清 ALT 活性增高。

5. ALT 缺乏特异性：正常情况下，ALT 活性随生理改变可有轻微波动，剧烈运动后可稍增高；儿童较成年人高；肥胖者 ALT 可轻度增高；饮酒、睡眠不足、身体疲劳、感冒甚至情绪因素，都能造成肝细胞膜通透性改变，导致血清 ALT 活性升高。

🎥 微课视频 11-3 血清丙氨酸氨基转移酶

二、谷草转氨酶

谷草转氨酶（glutamic-oxaloacetic transaminase，GOT）又称天冬氨酸氨基转移酶（aspartate aminotransferase，AST），广泛分布于人体各组织，尤其以心脏、骨骼肌、肝和肾中最为丰富。肝细胞中 AST 70% 存在于线粒体，称为线粒体型同工酶（ASTm）；30% 分布于胞质，称为胞质型同工酶（ASTs）。当这些组织细胞损伤或坏死时，由于细胞膜通透性增加，胞质内的 AST 释放入血，致使血中 AST 升高。因此，AST 常作为肝细胞和心肌细胞损伤的一项灵敏指标。

【参考区间】　2013年，国家卫生和计划生育委员会发布了关于氨基转移酶的行业标准，反应温度37℃，试剂中不含5-磷酸吡哆醛时：15～40 U/L（各实验室参考区间有差异）。

【解读要点】

1. 血清AST增高：

（1）各种肝疾病：如急性肝炎、药物中毒性肝炎、肝癌、肝硬化、慢性肝炎等血清AST升高，有时可达1 000 U/L以上。

（2）急性心肌梗死：AST在心肌细胞内含量较多，患者发生急性心肌梗死时，血清AST升高。

（3）其他疾病：如胆道疾病、胸膜炎、肾炎、肺炎、皮肌炎及挤压性肌肉损伤等，AST常轻度增高。

2. 血清AST降低：见于糖尿病、酮症酸中毒、严重肝病和脚气病。

3. ALT和AST在常见肝胆疾病时的变化：见表11-1。

表 11-1　ALT和AST在常见肝胆疾病时的变化

疾病	ALT	AST	AST/ALT
病毒性肝炎	随不同病期和严重程度而异，常明显升高，可达正常上限的10～100倍	同ALT，但程度没有ALT明显，恢复正常早于ALT	<1.0
重症肝炎	不超过正常上限的20倍，出现"胆酶分离"现象	升高程度常超过ALT	>1.0
肝硬化	变化不定，常轻度升高	同ALT，但增高程度常超过ALT	>1.0
梗阻性黄疸	变化不定，常不超过正常上限的5倍	变化不定，常不超过正常上限的5倍	不定，<1.0

◆ ⊕ 拓展知识 11-2　AST/ALT 比值

　　ALT主要存在于细胞质中，而AST主要存在于线粒体中。临床上常同时检测血清AST和ALT，并计算AST/ALT比值，即为Deritis比值，用于判断肝疾病的病程、严重程度及病情预后。

　　【参考区间】　AST/ALT：1.15/1。

　　【解读要点】

　　1. 急性肝炎：急性肝炎时血清ALT升高程度大于AST，Deritis比值<1，急性肝炎第1、2、3和4周分别为0.7、0.5、0.3和0.2；肝炎恢复期，Deritis比值也逐渐恢复。如果Deritis比值有升高倾向，应注意转变为慢性肝炎的可能。

　　2. 慢性肝炎、肝硬化和肝癌：慢性肝炎特别是肝硬化时，病变累及线粒体，此时血清AST升高程度超过ALT，Deritis比值>1.0/1，肝硬化时比值可达2.0/1；原发性肝癌时，比值可达3.0/1。

三、γ－谷氨酰基转移酶

γ－谷氨酰基转移酶（γ–glutamyltransferase，γ–GT）又称 γ－谷氨酰基转肽酶（GGT），是含巯基的线粒体酶，参与谷胱甘肽的代谢。此酶在体内分布较广，人体器官中 γ–GT 按含量依次为肾、前列腺、胰腺、肝、小肠黏膜上皮和脑。在肾、胰腺和肝中，此酶含量之比约为 100：8：4。肾中的 γ–GT 含量虽然最高，但肾疾病时，血中该酶活性升高不明显，可能是肾疾病时，γ–GT 经尿排出。

血中的 γ–GT 主要来自肝胆系统。γ–GT 在肝中广泛分布于肝细胞的毛细胆管一侧和整个胆管系统，尤其是在门管区的胆小管、胆管的内皮细胞。因此，当肝内合成亢进或胆汁排出受阻时，血清 γ–GT 可明显升高，是肝胆疾病中阳性率最高的酶。

【参考区间】男性：10～60 U/L；女性：7～32 U/L（各实验室参考区间有差异）。

【解读要点】

1. 肝胆疾病：血清 γ–GT 主要用于肝胆疾病的诊断。

（1）病毒性肝炎、脂肪肝及药物中毒时，血清 γ–GT 活性中度增高（参考区间上限的 5～10 倍），但药物中毒导致的 γ–GT 活性上升为暂时性。急性肝炎时血清 γ–GT 活性降低较 ALT 迟，如血清 γ–GT 持续升高，提示转为慢性肝炎。在肝炎恢复期，γ–GT 是唯一升高的酶，提示肝炎尚未痊愈。

（2）肝癌：原发性和继发性肝癌患者血清 γ–GT 活性显著增高，尤其在诊断患者有无肝转移和肝癌术后有无复发时，阳性率可达 90%。γ–GT 作为肝癌标志物特异性较差，γ–GT 同工酶Ⅱ与 AFP 联合检测可使原发性肝癌检出的阳性率明显提高。

（3）酒精性肝病：乙醇是肝细胞线粒体酶的诱导剂，长期饮酒能使肝细胞合成 γ–GT 的能力增强，肝细胞释放 γ–GT 增多；戒酒后血清 γ–GT 迅速下降，但慢性酒精性肝硬化时不能降至正常。如果再次饮酒，血清 γ–GT 又迅速升高。因此，γ–GT 是诊断酒精性肝病的敏感指标。

（4）胆汁淤积：由于胆汁淤积可诱导肝细胞 γ–GT 合成，胆汁可使 γ–GT 从膜结合部位溶解释出，因此，肝内或肝外胆道阻塞患者，血清 γ–GT 活性显著增高，可达正常水平的 10 倍至几十倍，是反映胆汁淤积最灵敏的血清酶。

2. 肝外疾病：血清 γ–GT 活性增高还可见于肝外疾病，如急慢性胰腺炎、胰腺肿瘤（伴有胆道阻塞时更为显著）、充血性心力衰竭、心肌梗死、前列腺肿瘤、淋巴瘤等。另外，肥胖和糖尿病也可使血清 γ–GT 轻度升高。

3. 其他：男性血清 γ–GT 活性高于女性，可能与前列腺有丰富的 γ–GT 有关。长期服用某些药物如苯巴比妥、苯妥英钠、安替比林时，血清 γ–GT 也会增高。口服避孕药可使血清 γ–GT 升高 20%。

四、碱性磷酸酶

碱性磷酸酶（alkaline phosphatase，ALP）是一种非特异性水解酶，在碱性条件下水解有机磷酸酯释放出无机磷的一组同工酶。ALP 主要分布于肝、骨骼、肾、小肠和胎盘，正常人血中 ALP 主要来自肝和骨骼，生长期儿童血中 ALP 多来自成骨细胞和生长中的骨软骨细胞，少量来自肝。

ALP 在肝窦状隙、中央静脉和外周静脉的内皮细胞中含量最高。当肝受损或肝功能障碍时经淋巴道和肝窦进入血液，若同时伴有毛细胆管阻塞，胆汁反流入血而引起血清 ALP 明显升高。因此，临床上测定血清 ALP 活性主要用于肝胆系统疾病、骨骼疾病的诊断和鉴别诊断，尤其是黄疸的鉴别诊断。对于原因不明的 ALP 升高，还可测定同工酶以协助明确其器官来源。

【参考区间】 ALP 的参考区间存在年龄和性别差异（各实验室参考区间有差异）。

男性：1~12 岁 < 500 U/L，12~15 岁 < 750 U/L，25 岁以上 40~150 U/L；

女性：1~12 岁 < 500 U/L，15 岁以上 40~150 U/L。

【解读要点】

1. 生理性增高：儿童生长发育期由于骨骼生长，ALP 可升高；妊娠期妇女 ALP 可升高，妊娠 9 个月时达高峰，分娩后 1 个月左右恢复正常。

2. 肝胆疾病：阻塞性黄疸、急性或慢性黄疸性肝炎、肝癌等血清 ALP 活性可增高。

阻塞性黄疸时，血清 ALP 升高往往与胆红素平行，而且升高的程度与阻塞程度及病程成正比。如果血清中 ALP 持续低值，则阻塞性黄疸的可能性很小。肝细胞性黄疸时 ALP 轻度升高，一般不超过参考区间上限的 2~3 倍。肝内占位性病变尤其是肝癌时，即使无黄疸，血清 ALP 也可升高。

3. 骨骼疾病：ALP 与骨化过程密切相关，任何引起骨细胞增生和活动旺盛的因素都可使血清 ALP 活力增高，如变形性骨炎、骨软化症、佝偻病、甲状旁腺功能亢进、骨恶性肿瘤、转移性癌肿、骨折和肢端肥大症等。血清 ALP 增高是佝偻病的敏感指标。在临床症状尚不明显，血钙浓度正常时，血清 ALP 就已经增高，同时 ALP 可作为佝偻病的疗效指标，接受有效治疗后血清 ALP 迅速下降。

4. 其他：如溃疡性结肠炎活动期、胎盘病变、卵巢、睾丸、乳腺肿瘤时血清 ALP 也可增高。另外，某些维生素，口服避孕药等药物可使血清 ALP 升高。

5. 血清 ALP 降低：临床比较少见，主要见于重症慢性肾炎、贫血、儿童甲状腺功能减退、营养不良、呆小症等。

五、α-L- 岩藻糖苷酶

α-L- 岩藻糖苷酶（α-L-fucosidase，AFU）是存在于血清中的一种溶酶体酸性水解酶，广泛分布于人体组织细胞、血液和体液中，主要参与体内含岩藻糖基的各种糖蛋白、糖脂和寡糖等大分子物质的分解代谢。

【参考区间】 0~40 U/L（各实验室参考区间有差异）。

【解读要点】

1. AFU 与原发性肝癌：AFU 的主要应用价值在肝病，慢性肝炎和肝硬化患者血中 AFU 增加，但一般轻度升高，且随疾病的治愈和好转而下降。由于原发性肝癌患者血清 AFU 活性不仅显著高于正常对照，而且也明显高于转移性肝癌、胆管细胞癌、恶性间皮瘤、恶性血管内皮细胞瘤、先天性肝囊肿和其他良性肝占位性病变，故目前 AFU 被认为是原发性肝癌的一种新的标志物。

2. 妊娠与卵巢肿瘤：研究表明，随妊娠周数增加，血清 AFU 递增，在自然分娩或人工终止妊娠后迅速下降，5 天降至正常。卵巢癌患者血清 AFU 活性降低，且与疾病分期、组织学分型和肿瘤分化程度无关，可能与遗传因素有关。

3. 其他：岩藻糖苷酶贮积患者由于先天性组织器官和体液中 AFU 缺乏或活力降低，

导致糖蛋白或糖脂代谢紊乱。胃癌患者血清 AFU 升高；急性胰腺炎患者血清 AFU 不升高，但囊性纤维变性伴发胰腺炎时血清 AFU 则下降。

六、胆碱酯酶

胆碱酯酶（cholinesterase，ChE）是一类催化酰基胆碱水解的酶类，可以水解乙酰胆碱。人体内主要存在两种胆碱酯酶：①真性胆碱酯酶（acetylcholinesterase，AChE）：又称胆碱酯酶Ⅰ。AChE 主要分布于神经组织、肌肉、红细胞、脾、肺等处，其生理功能是催化乙酰胆碱，使之水解为胆碱和乙酸，有一定专一性。②假性胆碱酯酶（pseudocholine esterase，PChE）：又称拟乙酰胆碱酯酶、丁酰胆碱酯酶或胆碱酯酶Ⅱ。PChE 主要在肝合成，也分布于胰腺、心脏、小肠黏膜、大脑灰质、血浆及淋巴液等处，生物学功能不明。许多抑制剂对两种 ChE 有抑制作用，如生物碱（吗啡、毒扁豆碱）、枸橼酸盐、氟化物、有机磷杀虫剂等。

临床上常规检查的 ChE 是 PChE，血清 ChE 活性是评估肝实质细胞损害和协助诊断有机磷中毒的重要手段。

【参考区间】 成年人：4 500～13 000 U/L（各实验室参考区间有差异）。

【解读要点】

1. 血清 ChE 降低：

（1）肝损伤：ChE 主要由肝合成后释放到血浆中，当肝受损或病变时，可导致 ChE 合成减少，释放入血减少。ChE 的半寿期约为 10 天，较白蛋白半寿期 21 天短，因此，可作为评价肝细胞合成功能的灵敏指标。各种慢性肝病，如肝炎（包括阿米巴肝炎、病毒性肝炎）、肝肿瘤和肝硬化，约有 50% 的患者血清 ChE 活性降低，而且降低程度与肝病病情相一致。肝胆疾病时血清 ALT、γ-GT 均升高，往往难以鉴别，如增加血清 ChE 测定，可发现 ChE 降低者均为肝疾患，而 ChE 正常者多为胆道疾患。

（2）有机磷中毒：有机磷和甲丙氨酯类杀虫剂中毒时，血清 ChE 活性明显降低。急性有机磷中毒时，血清 ChE 活性在 50%～70% 时为轻度中毒，30%～50% 时为中度中毒，30% 以下时为重度中毒。血清 ChE 可作为有机磷中毒的特异性标志酶，但是，其酶活性下降程度与病情及预后并不完全一致。因此，血清 ChE 活性不宜作为有机磷中毒的临床分度及治疗过程中的减药、停药依据，但其动态监测对判断急性中毒的预后有一定帮助。

2. 血清 ChE 升高：主要见于肾病综合征、甲亢、糖尿病、脂肪肝等。

◆ ● 拓展知识 11-3 5'-核苷酸酶

5'-核苷酸酶（5'-nucleotidase，5'-NT）是一种对底物的特异性不高的水解酶，可作用于多种核苷酸。5'-NT 在人体的运动、细胞生长发育、纤维蛋白合成、提高表皮或内皮屏障功能、神经传递及淋巴细胞的再循环及黏附、免疫应答等方面均发挥重要作用。近年来，5'-NT 在很多疾病，包括肝疾病等的发生发展过程中的作用越来越受到人们的重视。

5'-NT 在人体组织中分布广泛，如肝、胆、肠、脑、心、胰等，定位于细胞质膜上，在肝内主要存在于胆小管和窦状隙膜内，而 5'-NT 要释放入血必须经肝胆系统内的高浓度胆汁酸去垢处理。5'-NT 虽然分布在多个脏器，但血清中其活性升高却仅见于肝病患者。因此，血清 5'-NT 活性可作为肝胆疾病诊断与鉴别诊断的辅助指标。

【参考区间】　成年人：2～17 U/L（各实验室参考区间有差异）。

【解读要点】

1. 血清 5′-NT 增高：常见于各种肝胆系统疾病，如阻塞性黄疸、肝癌、肝炎等，其活性变化与 ALP 一致，而且与病情严重程度呈正相关。血清 5′-NT 是诊断肝肿瘤非常灵敏的酶学指标，可提高 AFP 阴性肝癌的检出率。

2. 协助诊断：

（1）血清 5′-NT 能协助判断 ALP 升高是肝胆系统疾病还是骨骼系统疾病，在骨骼系统疾病中 5′-NT 一般不升高。

（2）血清 5′-NT 有助于鉴别诊断肝细胞性黄疸和阻塞性黄疸，后者明显高于前者。

 微课视频 11-4　常见肝疾病典型血浆蛋白及酶的变化

第三节　血清胆红素

胆红素（bilirubin）是血红素化合物在体内的代谢产物，它们随胆汁分泌而排泄，是胆汁的主要色素。肝是胆红素代谢的重要器官。

胆红素的 80%～85% 来自衰老破坏的红细胞所释放的血红素，另外还有 10%～20% 的胆红素是由血红蛋白以外的肌红蛋白、游离血红素等在肝中生成。血红蛋白被肝、脾、骨髓内单核吞噬系统吞噬、破坏和分解，在组织酶的作用下，成为血红素和珠蛋白；血红素经微粒体血红素加氧酶催化转变为胆绿素，胆绿素由胆绿素还原酶还原成胆红素。上述胆红素是游离胆红素，因未经肝细胞摄取，未与葡糖醛酸结合，故称未结合胆红素（unconjugated bilirubin，UB）又称间接胆红素（indirect bilirubin，IB）。IB 由白蛋白运载到肝，进入肝细胞后，在微粒体内经葡糖醛酸转移酶催化，与葡糖醛酸基相结合，形成结合胆红素（conjugated bilirubin，CB）又称直接胆红素（direct bilirubin，DB）。由于 DB 分子中的极性基团增加，所以呈水溶性，有利于胆红素随胆汁排泄，又限制其通过生物膜而起到解毒作用。

微课视频 11-5　胆红素的前世今生

一、总胆红素

正常情况下，胆红素的来源和去路保持动态平衡，血中胆红素浓度维持在较低水平。正常人血清总胆红素（total bilirubin，TB）< 17.1 μmol/L，大约 4/5 是 IB，1/5 是 DB。如果胆红素代谢过程中某个环节发生故障，如某种原因造成胆红素生成过多，或者肝处理胆红素的能力下降，或者对胆红素的排泄发生障碍，都可以导致血清胆红素增高，临床上出现程度不等的高胆红素血症（hyperbilirubinemia），严重时造成黄疸（jaundice），甚至出现胆红素脑病（核黄疸）。

胆红素呈金黄色，由于胆红素在组织细胞内沉积而造成的黄染现象，称为黄疸。根据黄染的程度和血清胆红素升高的幅度，将黄疸分为隐性黄疸和显性黄疸。血清 TB 在

17.1 ~ 34.2 μmol/L 时，胆红素虽然增高，但肉眼看不到皮肤、黏膜、巩膜黄染的现象，称为隐性黄疸（latent jaundice）；血清 TB > 34.2 μmol/L 时，出现肉眼可见的黄染现象，称显性黄疸（clinical jaundice）。

【参考区间】　3.4 ~ 17.1 μmol/L。

【解读要点】

1. 判断有无黄疸及黄疸程度：血清 TB > 17.1 μmol/L 表示有黄疸，TB 在 34.2 ~ 171 μmol/L 之间为轻度黄疸，TB 在 171 ~ 342 μmol/L 之间为中度黄疸，TB > 342 μmol/L 为重度黄疸。

2. 反映肝细胞损害程度及预后判断：血清 TB 浓度明显升高提示有严重的肝细胞损害，如病毒性肝炎时，血清胆红素越高，肝细胞损害往往越严重，而且病程越长。某些疾病如淤胆型肝炎时，尽管肝细胞受损较轻，但血清 TB 升高。由肝疾病引起的黄疸，可见于急性黄疸性肝炎、慢性活动性肝炎、肝硬化、肝坏死等。

3. 肝外疾病：由肝外疾病引起的黄疸可见于胆结石、胰头癌、溶血性黄疸、败血症、恶性疟疾、异型输血等，血清 TB 升高。先天性非溶血性黄疸，血清 TB、DB、IB 均有升高。

4. 新生儿溶血症：血清 TB 有助于了解疾病严重程度。

5. 血清 TB 降低：主要见于再生障碍性贫血及各种继发性贫血，尤其是癌症或慢性肾炎引起的贫血。

二、直接胆红素与间接胆红素

血清胆红素增高时，应首先分清是 DB 升高为主还是 IB 升高为主，并结合尿胆素原和尿胆红素检验，初步判断属于哪一种类型的黄疸。根据血清胆红素升高的原因，可将黄疸分为溶血性黄疸、肝细胞性黄疸和阻塞性黄疸三大类。临床上通过测定血清 TB 和 DB，IB 通过计算得到，计算公式为 IB = TB−DB，以鉴别黄疸类型。

1. 溶血性黄疸：各种溶血（如输血不当、药物、某些疾病如恶性疟疾、过敏等），导致大量红细胞破坏，引起胆红素在体内形成过多，超过了肝的摄取、转化和结合能力，使大量的 IB 在体内聚积而引起高胆红素血症。

实验室检查特征：血中胆红素升高以 IB 升高为主，尿中胆红素阴性，尿胆素原升高。

2. 肝细胞性黄疸：由于肝细胞破坏，致使血液中 IB 的摄取、转化和排泄能力出现障碍，导致血中 IB 升高；另外，由于肝细胞肿胀，毛细胆管阻塞或毛细胆管与肝血窦直接相通，导致部分 DB 反流入血，使血中 DB 升高。由于 DB 能够通过肾小球，因此，尿中胆红素呈阳性。另一方面，肠道重吸收的胆素原通过受损的肝进入体循环，从而使尿胆素原排出增多。

实验室检查特征：血中 DB、IB 都升高，尿胆素原正常或升高，尿胆红素阳性。

3. 阻塞性黄疸：各种原因引起的胆汁排泄受阻，胆小管和毛细胆管内的压力增大而破裂，导致 DB 随胆汁通过破裂的胆小管和毛细胆管逆流入血，引起血中 DB 升高。由于胆管阻塞，肠道胆素原生成减少，尿胆素原水平降低。阻塞性黄疸可见于胆道结石、肿瘤、炎症、先天性胆管闭锁等疾病。

实验室检查特征：血中胆红素升高以 DB 升高为主，尿胆素原减少，尿胆红素强阳性。

【参考区间】　DB：1.7 ~ 3.4 μmol/L；IB：1.7 ~ 13.7 μmol/L。

【解读要点】

1. 血清 DB/TB 比值：可用于鉴别黄疸类型，比值 < 0.2，见于溶血性黄疸、阵发性血红蛋白尿、恶性贫血及红细胞增多症等；比值为 0.4 ~ 0.6，主要见于肝细胞性黄疸；比值 > 0.6，主要见于阻塞性黄疸。但以上几类黄疸，尤其是肝细胞性黄疸和阻塞性黄疸之间有重叠。

2. 协助鉴别黄疸类型：血清中 DB、IB 及尿液中的尿胆红素和尿胆素原等指标对黄疸的诊断与鉴别诊断有重要价值（表 11-2）。

表 11-2　三种类型黄疸的实验室鉴别诊断要点

类型	血清		尿液		粪便颜色
	直接胆红素	间接胆红素	尿胆红素	尿胆原	
正常人	无或极微	有	（−）	少量	棕黄色
溶血性黄疸	↑	↑↑↑	（−）	↑↑↑	加深
肝细胞性黄疸	↑↑	↑↑	（+）	↑	变浅
阻塞性黄疸	↑↑↑	↑	（++）	减少或无	变浅或无

注：↑ 表示轻度增加，↑↑ 表示中度增加，↑↑↑ 表示明显增加；（−）表示阴性，（+）表示阳性，（++）表示强阳性。

微课视频 11-6　胆红素代谢

微课视频 11-7　黄疸

<h1 align="center">第四节　血清总胆汁酸</h1>

胆汁酸（bile acid，BA）由胆固醇演变而来，是胆汁的主要成分，其主要生理功能是促进脂质的消化吸收及调节胆固醇代谢。

肝细胞以胆固醇为原料在肝合成初级胆汁酸，进而与甘氨酸或牛磺酸相结合，形成结合胆汁酸，并随胆汁排入肠腔。在回肠末端约 98% 的结合胆汁酸被重吸收，经门静脉回到肝。重吸收回肝的胆汁酸经肝细胞重新转化后，连同新合成的初级胆汁酸再分泌入胆汁，此为胆汁酸的肠肝循环。当肝细胞受损或胆管病变时，可引起胆汁中胆汁酸含量下降及分泌量减少，临床上可以出现如恶心、厌油腻和水性腹泻或脂肪泻等脂质消化吸收不良的症状。

由于胆汁酸在肝内合成、分泌、摄取、加工转化，因此，当肝细胞损伤或胆道阻塞时都会引起胆汁酸代谢障碍，患者首先表现出血清总胆汁酸（total bile acid，TBA）增高，其变化早于 ALT 和胆红素。故血清 TBA 水平是反映肝实质细胞损伤的敏感指标，对于肝病的诊断有十分重要的价值。

【参考区间】　血清 TBA：0.0 ~ 15.0 μmol/L。

【解读要点】

1. 餐后血清 TBA：血清 TBA 餐后 2 h 比空腹大约高 1 倍。餐后血清 TBA 的测定对检出肝轻度病变的灵敏度优于其他所有肝功能试验。

2. 病理性升高：血清 TBA 病理性升高主要见于各种原因引起的肝细胞损伤，如急性肝炎、慢性活动性肝炎、肝硬化、肝癌等；胆道肿瘤、胆结石等引起的胆道梗阻，血清 TBA 也可升高。肝胆疾病时，血清 TBA 升高与其他肝功能试验及肝组织学变化极为吻合。

（1）急性肝炎：由于肝细胞摄取胆汁酸减少和胆汁酸合成障碍，胆汁中的胆汁酸浓度降低，因此，血清 TBA 显著升高，可达正常人水平的 10～100 倍，甚至更高。急性肝炎初愈患者血清 TBA 由最初的高值几乎与 ALT、AST 在同一时间降至正常水平，若持续不降或反而上升则有可能发展为慢性。

（2）慢性活动性肝炎：由于肝细胞摄取胆汁酸障碍和肝内胆汁淤积而使血清 TBA 升高；当其有复发时，血清 TBA 增高出现于常规肝酶学异常之前，因此，血清 TBA 水平升高可作为提示慢性活动性肝病病情好转或加重或复发的指标。

（3）肝硬化：由于门体分流，胆汁酸不再局限于肠肝循环，导致胆汁酸分布异常，血清 TBA 升高。血清 TBA 对肝硬化的诊断具有特殊价值，当 TBA > 20 μmol/L 时，应考虑为慢性活动性肝炎；当 TBA > 30 μmol/L 时，肝硬化可能性很大。另外，在肝炎和肝硬化患者，由于肝实质细胞病变和肝功能障碍及肝细胞数量减少，可有胆汁酸的合成和结合发生改变，胆酸（cholic acid，CA）的合成显著减低，引起 CA 和鹅脱氧胆酸（chenodeoxycholic acid，CDDA）的比例异常，甚至出现倒置。因此，CA/CDDA 比值的改变可作为肝功能异常的一项诊断指标。

（4）胆汁淤积：由于胆道寄生虫、狭窄、结石或癌肿引起肝内胆汁淤积和肝外胆道梗阻所致胆汁淤积时，胆汁出现反流和门体分流，患者可表现为血清 TBA 浓度升高，尿中胆汁酸排出也增多。胆道梗阻时，CA/CDDA > 1；肝实质细胞损伤时，CA/CDDA < 1；因此，CA/CDDA 比值可作为肝胆阻塞性疾病和肝实质细胞损伤性疾病的实验室鉴别指标。另外，由于结合胆汁酸分泌减少，血清中增高以游离胆汁酸为主，胆汁淤积患者出现瘙痒症即是游离胆汁酸在皮肤沉着所致。因此，血清 TBA 测定对胆汁淤积的诊断有较高的特异度和灵敏度。

（5）酒精性肝病：当酒精性肝病（包括酒精性肝硬化）时，血清 TBA 明显升高，而轻、中度损伤时升高不明显。有报道认为，血清 TBA 测定对酒精性肝病诊断的可信度和灵敏度优于各种酶学检查等指标。也有人认为，餐后 60 min 血清 TBA 测定对酒精性肝病更有诊断意义。

 微课视频 11-8 *胆汁酸的前世今生*

本章小结

肝是人体重要器官，体内几乎所有的物质代谢与肝有关。因此，当肝有病变时，机体的各种功能均可能随之发生相应的变化。肝功能试验是针对性地选择能够反映肝某方面状况的指标，并将各个指标合理组合后进行综合分析，实施对肝疾病的诊断或疗效观察。

临床上肝功能试验的生化指标有很多，反映肝细胞蛋白质合成功能的指标主要有总蛋白、白蛋白、白球比值、前白蛋白和胆碱酯酶等。当肝合成功能下降时，以上指标在血液中的浓度也随之下降，其降低的程度与肝合成功能损害程度相关。

临床上用于肝胆疾病的血清酶学检查指标主要有：ALT、AST，是反映肝细胞损伤为主的酶；ALP、γ-GT 和 5′-NT 等，是反映肝内外胆道阻塞的酶；AFU 主要应用价值在肝病，目前它被认为是原发性肝癌的一种新的标志物。上述酶在肝胆疾病时，血清中酶活性增加。黄疸按病因可分为溶血性黄疸、肝细胞性黄疸和阻塞性黄疸。血清 TB、DB 和 IB 的检测主要用于黄疸的诊断和黄疸类型的鉴别诊断，可反映肝的排泄功能。

胆汁酸是在肝由胆固醇转变生成的一类胆烷酸的总称，其主要生理功能是促进脂质的消化吸收及调节胆固醇代谢。胆汁酸的合成和代谢与肝有着密切的关系，因此，血清 TBA 是反映肝实质损伤的敏感指标。

案例导引解读

根据患者的检验结果、病史并结合临床表现，该患者可能的诊断为肝硬化失代偿期，胆管癌不能排除。主要诊断依据：①出现尿黄伴乏力，厌油，皮肤、巩膜黄染 9 个月；②有肝功能不全，胆汁淤积性肝炎病史；③肝功能检查结果 TB、DB、γ-GT、ALP 明显升高；④肝穿刺活检提示肝组织伴部分间质纤维化，小胆管增生。⑤腹部增强 MRI 显示：肝门胆管狭窄，伴肝左右叶胆管扩张，胆囊内胆汁淤积。

白蛋白降低是肝硬化的特征，尤其是失代偿期，低于 30 g/L 将出现腹水。虽然该患者查体移动性浊音（−），但血清 Alb 29.6 g/L，为低白蛋白血症，且 A/G 比值倒置；血清 ChE 明显降低，PT 时间延长，均提示患者肝合成功能障碍。

肝硬化时，病变累及线粒体，血清 AST 升高程度超过 ALT，AST/ALT 比值 > 1.0。该患者 ALT 轻度升高，AST/ALT 比值达 1.7。

肝硬化患者由于门脉分流，胆汁酸不再局限于肠肝循环，导致胆汁酸分布异常，血清 TBA 升高。血清 TBA 对肝硬化的诊断具有特殊价值，当 TBA > 30 μmol/L 时，肝硬化可能性很大，该患者血清 TBA 高达 186.4 μmol/L。

肝内胆小管受压致胆红素排泄受阻，反流入血导致血清 TB、DB 升高；另外，ALP、γ-GT 是反映胆汁淤积最灵敏的血清酶。该患者腹部增强 MRI 显示肝门胆管狭窄和胆汁淤积；血清 TB 升高，尤其是 DB 明显升高；血清 γ-GT、ALP 明显升高，均提示该患者为胆汁淤积性黄疸。

大部分肝性脑病由肝硬化引起。该患者虽有血氨轻度升高，但神经系统查体无殊，未引出扑翼样震颤，可排除肝性脑病的发生。

♦ ♀ 临床案例分析 11-1

患者，男性，52 岁。2 个月前出现进食后腹胀，无明显腹痛，伴皮肤、巩膜发黄，解陶土样粪便，尿色偏黄。

体检：面色偏黑，T：37.4℃，体重减轻，黄疸，肝（脾）大，未见明显的皮肤及黏膜出血点。

实验室检查：尿胆红素强阳性，肝功能检验结果见表 11-3。

表 11-3 肝功能检验结果

No	项目	结果		参考区间	单位
1	总蛋白	65.0		65.0 ~ 85.0	g/L
2	白蛋白	32.9	↓	40.0 ~ 55.0	g/L
3	球蛋白	32.1		20.0 ~ 40.0	g/L
4	白球比值	1.02	↓	1.20 ~ 2.40	
5	谷丙转氨酶	116	↑	9 ~ 50	U/L
6	谷草转氨酶	52	↑	15 ~ 40	U/L
7	γ - 谷氨酰基转移酶	224	↑	10 ~ 60	U/L
8	碱性磷酸酶	303	↑	45 ~ 125	U/L
9	总胆红素	176.5	↑	3.4 ~ 17.1	μmol/L
10	直接胆红素	154.2	↑	1.7 ~ 3.4	μmol/L
11	间接胆红素	22.3	↑	1.7 ~ 13.7	μmol/L
12	总胆汁酸	5.9		0.0 ~ 15.0	μmol/L
13	α-L- 岩藻糖苷酶	34.1		0 ~ 40	U/L

问题 1. 该患者的黄疸类型最可能为哪一型？主要依据是什么？

问题 2. 为鉴别该患者的黄疸类型，最有帮助的酶学指标是哪些？

（褚美芬）

◆ 数字课程学习

📹 微课视频　　🅿 教学PPT　　📖 临床案例分析及参考答案　　👤 自测题

第十二章

肾功能检验报告单解读

学习目标

掌握：血清肌酐、尿素、尿酸等肾功能指标的参考区间和临床意义。

熟悉：内生肌酐清除率、血清胱抑素 C 的参考区间和临床意义，肾小管重吸收功能检验常用指标的参考区间和临床意义。

了解：肾功能实验室检查项目筛选的原则。

案例导引

患者，女性，78 岁。主诉头晕，腰酸，食欲缺乏，大便干，尿泡沫增多等不适为求复查及进一步治疗，门诊拟"慢性肾病 5 期"收入院。

病史：2 年前患者因反复头晕、乏力不适就诊，诊断为"抗中性粒细胞胞质抗体（ANCA）相关性血管炎肾损害"，并多次进行血液透析治疗。既往有高血压病史 2 年余，血压最高时达 200/110 mmHg。

体检：T：36.5℃，R：16 次 /min，P：73 次 /min，BP：178/90 mmHg。贫血貌，全身皮肤黏膜无黄染，全身浅表淋巴结无肿大。

实验室检查：总蛋白（TP）55.7 g/L，白蛋白（Alb）：30.5 g/L；血常规：Hb：70 g/L，WBC：5.6×10^9/L，PLT：140×10^9/L；尿常规：尿蛋白："++"。肾功能检查结果如下。

XX 医院检验报告单

姓名：XXX	病区：1–03 病区	标本种类：血清	样本编号：XXXXX
性别：女	科别：肾内科	标本性状：	病人类别：住院
年龄：78 岁	床号：XX	接收人员：XXX	条形码号：XXXXX
病员号：XXXXX	送检医生：XXX	送检单位：	临床初诊：慢性肾病 5 期

采集时间：2021-12-04 08：20　　　　接收时间：2021-12-04 08：57

备　注：

No	项目	结果		参考区间	单位
1	尿素	29.5	↑	2.9 ~ 8.2	mmol/L
2	肌酐	724	↑	45 ~ 84	μmol/L
3	尿素 / 肌酐（UREA/CRE）	0.04			

续表

No	项目	结果		参考区间	单位
4	尿酸	500	↑	155 ~ 357	μmol/L
5	肾小球滤过率估算（eGFR）	4.73			mL/（min · 1.73 m^2）

检验日期：2021-12-04　　　　报告时间：2021-12-04 11：11　　　　检验：XXX　　　　审核：XXX

注：此检验报告仅对本次标本负责。

问题：1. 如何解读该患者的检验报告单？

　　　2. 根据以上检验结果并结合患者的临床表现，该患者可能的诊断是什么？诊断依据有哪些？

肾不仅是人体重要的排泄器官，而且是重要的内分泌器官，通过排泄代谢产生的废物、进入机体的异物和毒素，调节水、电解质和酸碱平衡以维持机体内环境的相对稳定。各种肾疾病均可造成机体代谢紊乱，并导致血液和尿液生物化学指标（如肌酐、尿素等）的改变。因此，可通过测定血液和尿液相应的生物化学检验指标来了解和估计患者的肾功能。

临床上常用的肾功能实验室检查主要有肾小球功能检验（肾小球滤过功能检验、肾小球屏障功能检验）和肾小管重吸收功能检验。

第一节　肾小球滤过功能检验

血浆中除蛋白质以外的含氮化合物总称为非蛋白氮化合物（non-protein nitrogen，NPN），包括尿素、尿酸、肌酐、肌酸、氨、氨基酸、核苷酸等。NPN 是体内蛋白质、肌酸、核酸的代谢产物，均由肾排泄。正常情况下，它们在体内的生成和肾的排泄处于平衡状态。在摄入及代谢稳定时，血中 NPN 的浓度取决于肾的排泄能力。因此，血中 NPN 的浓度在一定程度上反映了肾的功能，是临床常用的肾功能指标。

肾小球滤过功能检验主要有肾小球滤过率（glomerular filtration rate，GFR）、血液中小分子代谢终产物（如尿素、肌酐、尿酸等）和小分子蛋白（如胱抑素 C 等）检测。其中，GFR 是指单位时间内两肾生成的滤液量，不能直接测定，临床上常应用肾清除试验原理，通过检测肌酐清除率的方法间接反映 GFR，或以血肌酐为基础估算 GFR（eGFR）。

一、尿素

尿素（urea）是体内蛋白质代谢的最终产物。尿素相对分子质量小（60×10^3），而且不与血浆蛋白结合，因此能够自由通过肾小球滤过膜滤入原尿，大约 50% 可被肾小管重吸收。人体内 90% 以上的尿素通过肾排泄，其余主要由胃肠道和皮肤排出。因此，在食物摄入及体内分解代谢比较稳定的情况下，血尿素的浓度取决于肾排泄能力，血尿素水平在一定程度上可反映肾小球的滤过功能。

【参考区间】　血尿素：2.9 ~ 8.2 mmol/L。

【解读要点】

1. 器质性肾功能损伤：原发性肾小球肾炎、肾动脉硬化症、严重肾盂肾炎、肾结核和肾肿瘤晚期等疾病导致较严重的肾小球病变时，血尿素浓度会增高。尤其是对尿毒症的诊断有特殊价值，其增高程度与病情严重程度成正比。

（1）肾功能不全代偿期：血尿素轻度增高（7.0 ~ 17.9 mmol/L）。

（2）肾衰竭失代偿期：血尿素中度增高（17.9 ~ 21.4 mmol/L）。

（3）尿毒症期：血尿素 > 21.4 mmol/L，为尿毒症的诊断指标之一。

由于肾有强大的储备能力，肾功能轻度受损时，血尿素可无变化。当其高于正常时，说明有效肾单位的 60% ~ 70% 已受到损害。因此，血尿素水平不能作为早期肾疾病的指标。

2. 肾外因素：血尿素还会受到许多肾外因素的影响。

（1）肾前性因素：包括严重失水、大量腹水、心脏循环功能衰竭、休克等引起肾血流量减少，GFR 减低而使血中尿素潴留。

（2）肾后性因素：如前列腺肿大、尿路结石、尿道狭窄、膀胱肿瘤致使尿道受压等，都可能使尿路阻塞引起血尿素浓度增加。

（3）蛋白质分解和摄入的影响：如急性传染病、高热、上消化道出血、大面积烧伤、严重创伤、大手术后和甲状腺功能亢进症，高蛋白质饮食、口服类固醇激素等都可使血尿素增高。

3. 血尿素降低：临床意义较小，除孕妇及低蛋白质高糖饮食者以外，偶见于急性肝萎缩、中毒性肝炎、类脂质肾病等。

二、肌酐

肌酐（creatinine，Cr）是肌肉中磷酸肌酸的代谢产物。人体内肌酐包括两部分：外源性肌酐，由食物摄取；内源性肌酐，由肌肉组织代谢生成，人体肌肉以 1 mg/min 的速度将肌酐排入血中。如果严格控制饮食，血浆内生肌酐浓度比较恒定。肌酐是小分子物质，不与血浆蛋白结合，主要从肾小球滤过，少量由近端小管排泌，不被肾小管重吸收。因此，在控制外源性肌酐摄入、无剧烈运动等条件下，血肌酐浓度主要取决于 GFR，它是反映 GFR 下降的重要指标。但由于肾的代偿能力比较强，GFR 降低到临界点（正常的 1/3）时，血肌酐浓度才急剧上升。所以，血肌酐不作为早期肾疾病指标。

在反映 GFR 下降方面，血肌酐比血尿素的灵敏度低，但血肌酐受饮食、运动、激素、蛋白质代谢等因素的影响较少，所以诊断特异性比血尿素高。由于其检测简便，故是临床上常用的肾功能指标。

【参考区间】　血 Cr：成年男性：62 ~ 115 μmol/L（Jaffé 法）；

成年女性：53 ~ 97 μmol/L（Jaffé 法）。

【解读要点】

1. 生理因素：血肌酐水平比较稳定，日内生理变动幅度在 10% 以内，与个体肌肉量有关。肌肉发达者与消瘦者（尤其是肌肉萎缩者）血肌酐浓度可有明显差异，老年人、肌肉量少者其水平偏低。妊娠期因生理原因 GFR 可上升，但肌酐生成速度不变，血肌酐因血液稀释作用比正常人偏低。因此，如果妊娠期妇女血肌酐 > 70.4 μmol/L 应视为有升高倾向。

2. 血肌酐增高：血肌酐是了解肾小球滤过功能受损的重要指标。由于肾储备能力很强，所以，在肾疾病初期，血肌酐通常不升高，只有在肾病变较为严重时才会升高。在正常肾血流量下，血肌酐浓度如升高至 $176 \sim 353$ μmol/L，提示中度至重度的肾损害。因此，血肌酐测定对中晚期肾疾病的临床意义较大。

血肌酐增高常见于各种肾病、急性或慢性肾衰竭、中毒充血性心力衰竭、心肌炎、肌肉损伤等。肾衰竭失代偿期血肌酐中度增高（可达 442.0 μmol/L）；尿毒症时血肌酐可达 1.8 mmol/L，为尿毒症的诊断指标之一。

3. 血肌酐降低：常见于进行性肌肉萎缩、白血病、贫血、肝功能障碍等；尿肌酐排泄量增高也可导致血肌酐降低，如甲状腺功能减退等。

4. 血尿素/血肌酐比值（UREA/CRE）：临床上同时测定血尿素和血肌酐浓度，在鉴别肾前性或肾后性尿毒症上有一定意义。正常人 UREA/CRE 为（$15 \sim 20$）：1，由于该比值波动较大，因此只能作为一个粗略的参考。

（1）比值下降伴血肌酐浓度正常：多见于急性肾小管损害（其比值可降至 10：1 以下），以及低蛋白质摄入和严重肝病等。

（2）比值升高伴血肌酐浓度正常：多见于肾前性氮质血症（如肾血流灌注不足）、蛋白质分解代谢旺盛、高蛋白质饮食、药物治疗等使血尿素浓度增高的情况，比值可达 40：1。

（3）比值升高伴血肌酐浓度升高：多见于肾性病变，血尿素增高比血肌酐更显著。

（4）肾后性因素引起的氮质血症时，血尿素与血肌酐同时增高，故比值变化不大。

🎦 **微课视频 12-1** 血肌酐与血尿素

三、尿酸

尿酸（uric acid，UA）是人体内食物中嘌呤代谢的最终产物，主要从肾排泄。血浆中尿酸能被肾小球滤过，原尿中的尿酸 $98\% \sim 100\%$ 被近端小管重吸收，同时一部分又被远端小管分泌，最后从终尿中排出的尿酸占滤过量的 $6\% \sim 12\%$。因此，血尿酸浓度受肾小球滤过功能、肾小管重吸收及分泌功能的影响。

高尿酸血症（hyperuricemia）是指 37℃时，血清尿酸浓度男性超过 420 μmol/L，女性超过 350 μmol/L。高尿酸血症的形成主要是由于肾的清除功能减退所致。GFR 下降或肾近端小管对尿酸的重吸收和（或）分泌功能减退均可导致高尿酸血症。在肾尿酸排泄障碍性疾病中，一部分是机制不明的多基因性遗传缺陷引起的原发性高尿酸血症，另一部分是由于肾小球滤过率下降和肾小管排泌尿酸减少的慢性肾疾患等引起。

高尿酸血症期，患者可以没有任何症状，而经常或间断性血尿酸升高，有人可以终身不出现症状。随着年龄增长，大多数人可因长期高尿酸血症使尿酸盐以结晶形式沉积在关节内，发生急性关节炎；或沉积在肾内，发生尿酸性肾病。高尿酸血症引起的疾病称为痛风。

【参考区间】 血 UA：男性：$210 \sim 420$ μmol/L；女性：$150 \sim 350$ μmol/L。

【解读要点】

1. 各种肾疾病：如慢性肾小球肾炎、肾盂肾炎、多囊肾、肾结核等，因肾小球滤过功能减退使尿酸排泄减少而导致血尿酸升高。肾排出尿酸较肌酐容易，因此，肾病变早期血尿酸可升高，有助于早期诊断。但由于尿酸受肾外因素影响较大，所以与肾功能损害不成正比。

2. 血尿酸升高的其他因素

（1）某些药物如氢氯噻嗪、依他尼酸、呋塞米、小剂量阿司匹林等，均可竞争性抑制肾小管分泌尿酸；血液中乳酸或酮酸等有机阴离子浓度增高时，肾小管对尿酸的分泌受到竞争性抑制而排出减少，可出现一过性高尿酸血症。慢性铅中毒可导致肾小管损害，使尿酸排泄受抑制而使血尿酸升高。

（2）高嘌呤饮食：短时间摄入大量含有嘌呤的食物时，嘌呤不能被组织利用，经氧化生成大量尿酸，超过肾排泄能力，导致血尿酸升高，尤其是对肾排泄能力本身就存在缺陷的患者。

（3）细胞破坏增多：骨髓增生性疾病如白血病、红细胞增多症、淋巴瘤等，体内核酸合成增加和周转加速；溶血性贫血、系统性红斑狼疮、牛皮癣、心肌梗死等组织细胞的破坏；恶性肿瘤化学和放射治疗后细胞核破坏过多等，均使尿酸生成增加而使血尿酸升高。

3. 血尿酸降低：见于恶性贫血、Fanconi 综合征、先天性黄嘌呤氧化酶和嘌呤核苷酸酶缺乏等。

🖱 📹 **微课视频 12-2**　*高尿酸血症与痛风*

四、胱抑素 C

胱抑素 C（cystatin C，CysC）又称半胱氨酸蛋白酶抑制蛋白 C，属于非糖基化的小分子碱性蛋白质，相对分子质量约 13×10^3，是一种半胱氨酸蛋白酶抑制剂。机体内几乎所有组织的有核细胞均能持续恒定产生而释放入血。CysC 可自由透过肾小球滤过膜，但在原尿中的 CysC 几乎全部被近端小管重吸收并迅速代谢分解。因此，血 CysC 能反映 GFR，即 GFR 下降时血 CysC 升高。

CysC 不与其他蛋白质形成复合物，其血清浓度变化不受炎症、感染、肿瘤及肝功能等因素的影响，与性别、饮食、体表面积、肌肉量无关，因此，血 CysC 是反映 GFR 变化较为理想的内源性标志物。

【参考区间】 血 CysC：0.6～2.5 mg/L（免疫透射比浊法）。

【解读要点】

1. 评估早期肾小球滤过功能下降：血 CysC 浓度与肾功能损害程度高度相关，能够准确反映人体 GFR 的变化。血 CysC 浓度与 GFR 的线性关系显著优于血肌酐，特别是在肾功能轻度减退时，血 Cys C 的敏感性高于血肌酐。

2. 其他：血 CysC 可用于糖尿病肾病早期肾损伤的评价、高血压肾功能损害早期诊断、肾移植患者肾功能的恢复情况评估、血液透析患者肾功能改变监测、老年人肾功能评价、儿科肾病的诊断和肿瘤化学治疗中肾功能的监测等。

五、内生肌酐清除率

肾清除是指当血液流经肾时，血浆中的物质通过肾小球滤过和（或）肾小管转运而排出体外的过程。检测肾清除物质能力的方法称为肾清除试验（renal clearance test），以肾清除率表示。

肾清除率（clearance，C）是 1928 年由 Van Slyke 制定的，表示肾在单位时间内

（min）将某物（X）从血浆中全部清除并由尿排出时被处理的血浆量（mL）。计算公式如下：

$$C_x = \frac{U_x}{P_x} \times V$$

式中：C_x 为某物质清除率（mL/min），U_x 为尿中某物质的浓度（mmol/L），P_x 为血中某物质的浓度（mmol/L），V 为每分钟尿量（mL/min）。

由于肾清除率受个体的高矮、胖瘦、年龄等影响，因此，应将其结果以标准体表面积 1.73 m² 进行标准化。标准化的肾清除率为：

$$C_x = \frac{U_x}{P_x} \times V \times \frac{1.73}{A}$$

个体体表面积（A）：$\lg A$（m²）= 0.425 lg［体重（kg）］+ 0.725 lg［身高（cm）］− 2.144

肾清除试验是反映肾功能最直接、最敏感的试验。常用于 GFR 测定的物质主要有菊粉、肌酐、甘露醇、硫代硫酸钠等。其中菊粉是一种无毒、不带电荷的果糖聚合物，相对分子质量为 5.2×10^3，体内不能合成也不能分解，进入体内的菊粉只能从肾清除。菊粉从肾小球滤过而不被肾小管重吸收和排泄。故菊粉清除率（inulin clearance，Cin）是测定 GFR 的"金标准"。但由于菊粉是外源性物质，为保持血中的浓度必须采取静脉滴注输入，试验过程中还要多次采血，操作麻烦，因此临床应用受限，仅用于研究领域。因肌酐的测定方法较菊粉简便，所以，临床上多采用内生肌酐清除率（endogenous creatinine clearance，Ccr）。

Ccr 是指肾在单位时间内（min），将肌酐从血浆中全部清除并由尿排出时被处理的血浆量（mL）。因为肌酐由肾小球滤过，不被肾小管重吸收，仅少量由肾小管排泄，因此，Ccr 可近似地反映肾小球滤过功能。若肾小球滤过功能下降，则对肌酐清除能力下降，Ccr 下降。通常收集 24 h 尿液并计算每分钟尿量，同时测定血肌酐和尿肌酐的浓度，按肾清除率公式计算 Ccr。

$$\text{Ccr（mL/min）} = \frac{\text{尿肌酐浓度（μmol/L）}}{\text{血肌酐浓度（μmol/L）}} \times \text{每分钟尿量（mL/min）}$$

$$\text{标准化 Ccr}\left[\text{mL（min} \cdot 1.73\text{ m}^2）\right] = \text{Ccr} \times \frac{\text{标准体表面积（1.73 m}^2）}{\text{个体体表面积（}A）}$$

【参考区间】　成年男性标准化 Ccr：85 ~ 125 mL/（min · 1.73 m²）；
　　　　　　　成年女性标准化 Ccr：75 ~ 115 mL/（min · 1.73 m²）。

【解读要点】

1. Ccr 降低可反映肾小球的早期损害：一般来说，只有 GFR 下降到正常的 50% 时，血尿素、血肌酐浓度才出现增高。而 Ccr 降低可较早反映肾小球滤过功能损伤，并可根据其降低的程度来判断肾小球滤过功能损伤程度。

（1）Ccr < 80 mL/（min · 1.73 m²）时，提示肾功能有损伤。

（2）Ccr 为 50 ~ 80 mL/（min · 1.73 m²）时，提示为肾功能不全代偿期。

（3）Ccr 为 25 ~ 50 mL/（min · 1.73 m²）时，提示为肾功能不全失代偿期。

（4）Ccr < 25 mL/（min · 1.73 m²）时，提示为肾衰竭期（尿毒症期）。

（5）Ccr < 10 mL/（min · 1.73 m²）时，提示为肾衰竭终末期。

2. Ccr 用于指导治疗：临床上常依据 Ccr 结果制订治疗方案并调整治疗手段，如 Ccr

出现异常，应及时调整由肾代谢或以肾排出为主的药物。

（1）Ccr 在 30～40 mL/（min·1.73 m²）时，通常限制蛋白质摄入。

（2）Ccr < 30 mL/（min·1.73 m²）时，噻嗪类利尿药常无效，需改用呋塞米、利他尼酸等袢利尿药。

（3）Ccr ≤ 10 mL/（min·1.73 m²）时，应采取透析治疗。

3. Ccr 可作为肾移植术是否成功的一种参考指征：如移植物存活，Ccr 会逐步回升，否则提示失败。一度上升后又下降，提示发生排斥反应。

◆ ● 拓展知识 12-1　肾小球滤过率估算

　　Ccr 是评估 GFR 的较好指标，但收集 24 h 尿液比较麻烦，而且有时难于控制尿量的准确性。目前临床上以血肌酐或血胱抑素 C 浓度为基础，结合患者的年龄、性别、身高、体重、种族等参数，采用公式计算肾小球滤过率估算值（estimated glomerular filtration rate，eGFR）。

　　目前被广泛验证和使用的公式主要有：肾疾病膳食改良（modification of diet in renal disease，MDRD）公式、慢性肾疾病流行病学协作组（Chronic Kidney Disease Epidemiology Collaboration，CKD-EPI）公式及用于儿童的床旁 Schwartz 公式。

1. MDRD 公式：

$$eGFR\,[\,mL/(min·1.73\ m^2)\,]=186×血\ Cr(μmol/L)^{-1.154}×年龄(岁)^{-0.203}×0.742(女性)$$

2. CKD-EPI 公式：

（1）女性血 Cr ≤ 62 μmol/L

$$eGFR\,[\,mL/(min·1.73\ m^2)\,]=144×[\,血\ Cr(μmol/L)/62\,]^{-0.329}×0.993^{年龄}$$

（2）女性血 Cr > 62 μmol/L

$$eGFR\,[\,mL/(min·1.73\ m^2)\,]=144×[\,血\ Cr(μmol/L)/62\,]^{-1.209}×0.993^{年龄}$$

（3）男性血 Cr ≤ 80 μmol/L

$$eGFR\,[\,mL/(min·1.73\ m^2)\,]=141×[\,血\ Cr(μmol/L)/80\,]^{-0.411}×0.993^{年龄}$$

（4）男性血 Cr > 80 μmol/L

$$eGFR\,[\,mL/(min·1.73\ m^2)\,]=141×[\,血\ Cr(μmol/L)/80\,]^{-1.209}×0.993^{年龄}$$

3. Schwartz 公式：

$$eGFR\,[\,mL/(min·1.73\ m^2)\,]=0.55×身高(cm)/血\ Cr(μmol/L)$$

　　上述计算公式中，MDRD 和 CKD-EPI 公式用于成人估算 GFR，Schwartz 公式用于儿童估算 GFR。

　　由于 eGFR 具有敏感性高于血 Cr，准确性与 Ccr 相当，而且不需收集尿样本，操作简便、费用低、可重复性好等特点，既易于应用于临床，也适用于大规模人群调查。

　　eGFR 主要适用于肾功能相对稳定的慢性肾衰竭患者，评定慢性肾疾病（chronic kidney disease，CKD）的分期，已被用于调查各国 CKD 流行率及 CKD 各期分布特征，指导公共健康政策制定。

　　但应注意，应用 eGFR 的前提是机体处于稳态，如果 GFR 快速变化，则 eGFR 不可靠。

 微课视频 12-3　内生肌酐清除率

第二节　肾小球屏障功能检验

肾小球滤过膜独特的结构使之具有一定的孔径屏障（size barrier）和电荷屏障（charge barrier）作用，对相对分子质量 $< 40 \times 10^3$ 的小分子物质有极高的通透性，而对相对分子质量 $> 70 \times 10^3$ 的中大分子物质有高度的截留作用。

不少肾疾病在早期可出现蛋白尿，临床上可以通过尿液蛋白质的含量及种类来了解肾疾病的部位和程度。由于肾小球滤过屏障损伤而产生的蛋白尿称为肾小球性蛋白尿，多为中大相对分子质量蛋白质，如白蛋白、转铁蛋白、IgG、IgA、IgM、C3、α_2 巨球蛋白等。它们的出现或增多，对各类肾小球病变具有鉴别诊断价值。

一、尿总蛋白

正常情况下，健康成人每天有 10～15 kg 血浆蛋白流经肾，但由于肾小球滤过膜存在分子屏障和电荷屏障，进入原尿的小分子蛋白质 95% 以上可被肾小管重吸收，加上肾小管分泌的蛋白质，每日仅有 30～130 mg 的微量蛋白质被排出体外。尿蛋白定性试验呈阳性或尿液中蛋白质含量 > 100 mg/L 或 > 150 mg/24 h 时称为蛋白尿（proteinuria）。蛋白尿可按照尿液中蛋白质含量的多少分为：①轻度蛋白尿：尿液蛋白质含量 < 1.0 g/24 h；②中度蛋白尿：尿液蛋白质含量 1.0～3.5 g/24 h；③重度蛋白尿：尿液蛋白质含量 > 3.5 g/24 h。

因此，肾疾病时尿蛋白检查十分重要，可以作为肾疾病的初筛试验。常用的指标：① 尿蛋白定性；② 24 h 尿蛋白定量；③ 随机尿蛋白 / 肌酐比值。

【参考区间】　尿蛋白定性：阴性；24 h 尿蛋白定量：< 150 mg/24 h 或 < 100 mg/L；随机尿蛋白 / 肌酐比值：< 45 mg/mmol Cr 或 < 200 mg/g Cr。

【解读要点】

1. 生理性蛋白尿：肾无器质性病变，由于各种体内外因素对机体的影响而导致的蛋白尿称为生理性蛋白尿。包括：

（1）功能性蛋白尿：因剧烈运动、发热、低温刺激、紧张、交感神经兴奋等所导致的轻度、一过性蛋白尿，当诱发因素消失后蛋白尿也会迅速消失。一般情况下，尿蛋白定性试验不超过（+），定量测定不超过 500 mg/24 h。

（2）体位性蛋白尿：由于直立体位或腰部前突引起的蛋白尿，而处于卧床状态时尿蛋白为阴性，可能与直立时脊柱压迫肾静脉、肾下移，导致肾淤血、淋巴及血液回流受阻有关，又称为直立性蛋白尿。

2. 病理性蛋白尿：各种肾及肾外疾病所导致的蛋白尿为病理性蛋白尿。

（1）肾前性蛋白尿：血浆中出现异常增多的小相对分子质量蛋白质，超过了肾小管重吸收阈值，见于溶血性疾病所致的血红蛋白尿、大面积肌肉创伤或炎症所致的肌红蛋白尿、多发性骨髓瘤所致的本周蛋白尿等，又称为溢出性蛋白尿。

（2）肾性蛋白尿：由于肾小球、肾小管疾病所致的蛋白尿。①肾小球性蛋白尿：急性肾小球肾炎、急性肾衰竭、红斑狼疮性肾病等引起肾小球毛细血管壁通透性增加，使较多的血浆蛋白质滤出，其中 70%～80% 为白蛋白，超过了肾小管的重吸收能力而形成的蛋白尿。②肾小管性蛋白尿：肾小管性酸中毒、肾盂肾炎、间质性肾炎，氨基糖苷类抗生素、重金属（镉、汞）等中毒，以及肾移植等，导致肾小管重吸收功能减退而出现的蛋白尿。

肾小管性蛋白尿以低相对分子质量蛋白质（如 β_2- 微球蛋白）为主，占 50% 以上。③混合性蛋白尿：见于各种肾疾病后期，如慢性肾炎、慢性肾盂肾炎及糖尿病、系统性红斑狼疮等全身性疾病，累及肾小球和肾小管而产生的蛋白尿。尿液中低相对分子质量蛋白质和中相对分子质量的白蛋白同时增加，但大相对分子质量蛋白质较少。

（3）肾后性蛋白尿：由于肾盂、输尿管、膀胱和尿道的炎症、结石、肿瘤等引起的蛋白尿。

二、尿微量白蛋白

在肾功能正常时，由于肾小球滤过膜的电荷屏障作用，带负电荷的白蛋白不能通过肾小球滤过膜，即使有少量白蛋白进入原尿中，也可被肾小管重吸收入血。因此，正常人尿液中白蛋白含量很低。而各种炎症、代谢异常和免疫损伤均可导致肾小球滤过膜上负电荷减少，静电排斥力下降，造成白蛋白从尿液中漏出增加。

尿微量白蛋白（microalbumin，mAlb）是指 24 h 尿白蛋白排出量为 30 ~ 300 mg，由于未达到尿常规检验的灵敏度水平，此时尿蛋白常规检验仍呈阴性，需用敏感的免疫学方法检测。故 mAlb 可作为早期肾损伤的一项灵敏指标。

【参考区间】 尿 mAlb < 30 mg/L，随机尿 mAlb < 30 mg/g Cr。

【解读要点】

1. 尿 mAlb 检测有助于肾小球病变的早期诊断：肾小球肾炎、糖尿病肾病及隐匿性肾炎时，尿液中白蛋白含量升高，并且出现时间早于尿蛋白定性阳性，是肾疾病早期诊断的指标之一。

2. 监测糖尿病和高血压患者的肾功能状态：高血压引起肾小球血流动力学的改变，促进白蛋白穿过基膜。

（1）肾小球损伤的结果使肾小球滤过膜上电荷丢失，尤其是孔径大小选择功能破坏所致。

（2）血流动力学的改变，糖尿病患者常有肾小球血管调节功能障碍而引起肾内高压。

（3）组织和血液中的蛋白质与高浓度的葡萄糖接触后增加了非酶糖酰化的速率，从而引起基膜屏障功能改变。

3. 尿 mAlb 检测有助于鉴别诊断肾小球损伤与肾小管损伤：尿液中白蛋白含量升高多见于肾小球损伤，并且其升高程度与肾小球受损程度相关；而肾小管损伤是以尿中 β_2- 微球蛋白升高为主。

4. 其他：尿 mAlb 升高也见于肾外恶性肿瘤、急性胰腺炎、外伤、大手术后等，最近还发现与慢性梗阻性呼吸道疾病及银屑病有关。

三、选择性蛋白尿指数

正常情况下，肾小球滤过膜对血浆蛋白质能否通过具有一定的选择性。当肾疾病较轻时，电荷屏障被破坏，尿中仅有少量中、大分子蛋白质，以白蛋白为主，称为选择性蛋白尿（selective proteinuria）（如肾病综合征）。当肾疾病较为严重时，尿液中除了白蛋白外，还有大量大分子蛋白质如 IgG、IgA、IgM、α_2 巨球蛋白等，称为非选择性蛋白尿（nonselective proteinuria），提示肾小球滤过膜结构严重破坏。

IgG 和转铁蛋白（transferrin，Tf）都是内源性蛋白，IgG 的相对分子质量为 150×10^3，

Tf 的相对分子质量为 77×10^3。用免疫学方法分别测定尿液和血液中 IgG 和 Tf 的含量，尿 IgG 和尿 Tf 的清除率的比值称为选择性蛋白尿指数（selective proteinuria index，SPI）。计算公式为：

$$SPI = \frac{尿\ IgG/\ 血\ IgG}{尿\ Tf/\ 血\ Tf}$$

【参考区间】 SPI < 0.1，选择性蛋白尿；SPI > 0.2，非选择性蛋白尿。

【解读要点】

1. 反映肾小球滤过膜的损害程度：SPI 可反映肾小球滤过膜的通透性，在某种程度上与肾小球疾病的病理组织学改变有一定关系。

（1）SPI < 0.1：表明肾小球滤过膜损害较轻，预后大多较好，见于肾病综合征、肾小球肾炎早期等原发性肾小球轻微病变。

（2）SPI > 0.2：表明肾小球滤过膜受损较重，预后大多不良，见于急进性肾炎、慢性肾炎、糖尿病肾病、系统性红斑狼疮性肾炎、膜增生性肾炎等。

（3）SPI 介于 0.1～0.2 之间：为中度选择性蛋白尿。

2. Alb 与 Tf：白蛋白（Alb）的相对分子质量为 66.46×10^3，分子直径 3.60 nm；Tf 相对分子质量为 77×10^3，分子直径 3.91 nm。虽然两者相对分子质量和分子直径相近，但 Tf 的负电荷较 Alb 少，在肾小球滤过膜电荷屏障发生损害的早期，Tf 比 Alb 更容易漏出。

3. 判断肾小球病变的严重程度：若同时检测尿 Tf、IgG、IgA、IgM 等，可推测肾小球病变的严重性。肾小球轻度病变时，尿 Alb 和尿 Tf 增高；当肾小球进一步受损时，尿 IgG 及 IgA 增高；肾小球严重病变时，尿中 IgM 增高。尿中 Alb 及 IgG 出现，提示病变向慢性过渡，尿中 IgM 出现对预测肾衰竭有重要价值。

第三节 肾小管重吸收功能检验

肾小管和集合小管的转运功能包括重吸收功能和排泌功能两个方面。近端小管是重吸收最重要的部位。肾小管的重吸收是肾小管上皮细胞将原尿中的水和某些溶质，部分或全部转运回血液的过程。评价肾小管重吸收功能的主要方法有尿中某物质排出量测定（如小分子尿蛋白等）、重吸收率测定或排泄分数测定和最大重吸收量测定等。肾小管和集合小管的上皮细胞将其产生的或血液中的某些物质转运到肾小管管腔中的过程称为分泌或排泌。评价肾小管排泌功能的试验主要有酚红排泄试验和对氨基马尿酸最大排泄率试验等，但均因需外源性物质注射，操作烦琐，目前临床已很少使用。

目前临床应用较多的是肾近端小管重吸收功能检查，主要指标包括：α_1- 微球蛋白、β_2- 微球蛋白和视黄醇结合蛋白。这三种蛋白质的相对分子质量都在 40×10^3 以下，能自由通过肾小球滤过膜，99% 以上能被肾近端小管上皮细胞重吸收。当肾近端小管上皮细胞受损时，这些小分子蛋白质重吸收障碍，排泄增加，故小分子蛋白尿又称为肾小管性蛋白尿。以 α_1- 微球蛋白、β_2- 微球蛋白和视黄醇结合蛋白等为主，多为轻度蛋白尿，是早期肾小管损伤的标志性指标。

一、α_1- 微球蛋白

α_1- 微球蛋白（α_1-microglobulin，α_1-MG）是肝细胞和淋巴细胞合成的糖蛋白，相对

分子质量为（26～33）×10^3。α_1-MG 有游离型及与免疫球蛋白、白蛋白结合型。结合型不能通过肾小球滤过膜，游离型可自由透过肾小球滤过膜，原尿中的 α_1-MG 绝大部分被肾小管重吸收，尿中含量极微。因此，α_1-MG 是反映肾小管功能的指标之一，任何原因的肾疾病如果累及肾小管都可能出现这项指标的异常。

【参考区间】　尿液 α_1-MG：＜ 20 mg/L；血清 α_1-MG：32～75 mg/L。

【解读要点】

1. 尿 α_1-MG 增高：尿 α_1-MG 是反映和评价各种原因包括肾移植后排斥反应所致的早期近端肾小管功能损伤的特异、灵敏指标，增高见于各种原因所致的肾小管功能损伤，且肾小管对 α_1-MG 重吸收障碍先于 β_2- 微球蛋白。因此，尿 α_1-MG 增高比 β_2- 微球蛋白更能反映肾早期病变，是肾近端小管损伤的标志蛋白。

2. 血清 α_1-MG 增高：血清 α_1-MG 与血肌酐呈明显正相关，可用于评估肾小球滤过功能，增高见于肾小球滤过率下降，如肾小球肾炎、间质性肾炎等。

3. 血清 α_1-MG 降低：见于肝炎、肝硬化等肝实质性疾病。

二、β_2- 微球蛋白

β_2- 微球蛋白（β_2- microglobulin，β_2-MG）是人体有核细胞特别是淋巴细胞和肿瘤细胞产生的低相对分子质量蛋白质，相对分子质量为 11.8×10^3。正常人 β_2-MG 的合成率与释放量相当恒定。β_2-MG 可以从肾小球自由滤过，约 99.9% 被近端肾小管上皮细胞重吸收并分解破坏；正常情况下，尿 β_2-MG 排出量极低。

【参考区间】　尿液 β_2-MG：＜ 0.3 μg/L（免疫比浊法）；

　　　　　　　血清 β_2-MG：1.28～1.95 mg/L。

【解读要点】

1. 尿 β_2-MG 增高：尿 β_2-MG 测定主要用于监测近端肾小管功能，是反映肾近端小管受损的非常灵敏和特异的指标。急性肾小管损伤或坏死、慢性间质性肾炎、慢性肾衰竭、肾移植排斥反应期、尿路感染等，尿中 β_2-MG 含量增加。

2. β_2-MG 清除率：是鉴别轻度肾小管损伤的良好指标。肾小管损伤时，β_2-MG 清除率呈高值；无肾小管损伤时，β_2-MG 清除率多在参考区间内。

3. 血清 β_2-MG 可反映肾小球滤过功能：GFR 及肾血流量降低时，血清 β_2-MG 升高与 GFR 呈负相关。当肾移植发生排斥反应时，由于肾功能下降及排斥反应引起的淋巴细胞增多而使 β_2-MG 合成增加，血清 β_2-MG 升高，且较血肌酐浓度增高更早、更显著。肾移植成功后血清 β_2-MG 很快下降，甚至比血肌酐浓度下降更早。

4. 其他疾病因素：系统性红斑狼疮活动期、造血系统恶性肿瘤（如慢性淋巴细胞性白血病）时，β_2-MG 生成明显增多，可导致血、尿 β_2-MG 均升高。

三、视黄醇结合蛋白

视黄醇结合蛋白（retinoid binding protein，RBP）是肝合成分泌至血液中的低相对分子质量蛋白质，相对分子质量约 22×10^3。血浆中 RBP 与视黄醇、前白蛋白以 1：1：1 摩尔比例结合形成复合物，并担负转运体内 90% 的视黄醇至机体组织。而 RBP 仅仅是血浆中视黄醇的携带者，当视黄醇被靶细胞摄取后，RBP 便游离在血浆中，迅速被肾小球滤过，但在肾近端小管几乎全部被重吸收分解，正常人尿中 RBP 排出量极少。

【参考区间】 成人尿 RBP：0.00 ~ 0.70 mg/L（免疫比浊法）。

【解读要点】

1. 尿 RBP 升高：尿 RBP 排量与肾小管间质损害程度明显相关，可作为监测病程、指导治疗和判断预后的一项灵敏的生物化学指标。

2. 血 RBP 降低：肝胆系统疾病、甲状腺功能亢进、吸收不良综合征等均能引起血中 RBP 降低。

四、尿钠和滤过钠排泄分数

尿钠排泄量取决于其滤过量和肾小管重吸收量的变化，滤过钠排泄分数（filtration sodium excretion fraction，FeNa）是指尿钠排出部分占肾小球滤过钠总量的比率。尿钠和 FeNa 均能反映肾小管重吸收功能。临床上通过分别检测血钠、血肌酐和尿钠、尿肌酐的浓度，计算 FeNa。计算公式如下：

$$FeNa（\%）= \frac{尿钠排出量}{滤过钠总量} = \frac{尿钠 / 血钠}{尿肌酐 / 血肌酐} \times 100$$

【参考区间】 尿钠浓度 < 20 mmol/L；FeNa：1 ~ 2。

【解读要点】

1. 估计肾小管坏死程度：在急性肾衰竭时，肾小管功能受损，不能很好地重吸收钠，故尿钠浓度 > 40 mmol/L，FeNa > 2。

2. 鉴别急性肾衰竭和肾前性氮质血症：以尿钠浓度表示肾小管功能状况只有参考价值，FeNa 则有更好的鉴别诊断价值。肾前性氮质血症主要是由于血容量不足，钠滤过量减少，而肾小管没有损坏，而且肾小管最大限度地重吸收钠以维持血容量，因此，尿钠浓度 < 20 mmol/L，FeNa < 1。

3. 预后判断：肾前性氮质血症是由于肾血流量灌注不足引起的肾功能损害，如果缺血严重或时间延长（超过 2 h），则可引起急性肾小管坏死，是急性肾衰竭的前奏。如果尿钠在 20 ~ 40 mmol/L 之间，则表明患者正在由肾前性氮质血症向急性肾衰竭发展。

◆ ● 拓展知识 12-2　尿 N- 乙酰 -β-D- 葡萄糖苷酶

正常人尿液中酶含量极少，可来自血液、肾实质和泌尿生殖道，但主要来源于肾小管，尤其是肾近端小管细胞。各种肾疾患，特别是肾小管细胞受损时，肾组织中的某些酶排出量增加或在尿中出现，从而使腺酶活性发生改变。

目前认为对肾疾病有诊断价值的腺酶有 10 多种，包括乳酸脱氢酶（lactate dehydrogenase，LDH）、碱性磷酸酶（aLkaline Phosphatase，ALP）、亮氨酸氨肽酶（leucine aminopeptidase，LAP）等反映代谢的酶，溶菌酶（lysozyme，LYS）、N- 乙酰 -β-D- 葡萄糖苷酶（N-acetyl-β-D-glucosaminidase，NAG）、β 葡糖苷酶（β-glucosidase，β-GLU）等溶酶体酶，γ- 谷氨酰转肽酶（γ-glutamyl transpeptidase，γ-GT）和丙氨酸氨肽酶（alanine aminopeptidase，AAP）等反映肾近端小管刷状缘功能的酶。

在这些腺酶中，NAG 在尿中比较稳定，检测方法相对简易，检测值可靠，采样方便，无创伤性，并较其他腺酶更能敏感地反映肾病变。因此，测定尿 NAG 对早期发现糖尿病肾损伤、高血压肾损伤，肾移植排斥反应监测等具有重要意义。

NAG 是一种广泛分布于哺乳动物身体各组织细胞中的溶酶体水解酶，与黏多糖类及糖蛋白代谢有关。NAG 相对分子质量为（130～140）×10³，血液中的 NAG 相对分子质量大，不能通过肾小球滤过膜。肾组织特别是肾近端小管细胞含有丰富的 NAG，其浓度远高于输尿管及下尿道。一般认为，尿中 NAG 活性增高可作为肾小管损伤的标志。

【参考区间】　成人尿 NAG：0～12 U/L（MPT 法）。

【解读要点】

1. 反映肾小管实质细胞损害：尿 NAG 是诊断肾早期损害的灵敏指标，可反映肾小管实质细胞损害。肾小管疾病如肾小管间质病变、先天性肾小管病变、急性肾衰竭、药物诱发肾损害等，均可引起肾小管损伤而使尿 NAG 升高。

2. 有助于早期排斥反应诊断：肾移植出现急性排斥反应时，尿 NAG 常明显升高，通常升高在排斥反应前 1～3 天，甚至早于肾功能的改变。

3. 尿 NAG 测定可作为氨基糖苷类药物的肾毒性监测。

4. 肾小球病变：肾小球肾炎、糖尿病肾病等引起的肾小球病变，尿 NAG 活性升高，且与病变程度相关。糖尿病肾病早期，由于肾小球滤过压增高，肾小球滤过膜负电荷减少，裂孔变化，血浆白蛋白滤出增加，在近端小管被重吸收后，尿白蛋白排泄可不增加，但此时因细胞溶酶体被激活，导致尿 NAG 升高。且尿 NAG/ 尿 Cr 比值增高，早于尿白蛋白排泄量的变化。

本章小结

肾小球滤过功能的检验一般以内生肌酐清除率作为常规首选指标，尿微量白蛋白检测作为协同指标，这两个指标的联合应用能对肾小球滤过功能的早期损伤进行评估。血尿素、血肌酐及血尿酸是临床上最常用的肾功能检验指标，但其敏感性都不高，只有在肾疾病的晚期或肾严重受损导致肾小球滤过率下降至正常的 50% 以下时，这些指标在血中的浓度才会升高。血胱抑素 C 浓度与肾小球滤过率呈良好的线性关系，其敏感性显著优于血肌酐。

肾小球屏障功能检验主要检测尿中大分子蛋白质。不少肾疾病在早期可出现蛋白尿，临床上可以通过尿蛋白的含量及种类来了解肾疾病的部位和程度。由于肾小球滤过屏障损伤而产生的蛋白尿称为肾小球性蛋白尿。

肾近端小管是肾小管中起重吸收作用的重要部分。肾小管重吸收功能检验一般以 α_1-微球蛋白、β_2- 微球蛋白和视黄醇结合蛋白等作为评价指标。这些小分子蛋白质在尿液中出现和增加，反映肾小管重吸收功能障碍。另外，尿钠和滤过钠排泄分数均能反映肾小管重吸收功能。

肾具有强大的储备能力，只有在肾损害到一定程度时才表现为异常；另外，由于大多数肾功能指标受肾外因素的影响，因此，应根据患者的整体情况进行综合分析。

案例导引解读

该患者最可能的诊断是慢性肾病 5 期。诊断依据主要有：

血尿素、血肌酐是器质性肾功能损伤的中晚期指标，血肌酐 > 442 μmol/L 为肾衰竭期，血尿素 > 21.4 mmol/L 为尿毒症的诊断指标之一。根据病史、肾功能检验结果及相关临床表现，初步判断该患者为慢性肾病（CKD）引起慢性肾衰竭，不排除尿毒症可能。

目前国际公认的 CKD 分期依据美国肾脏基金会制定的指南分为 1~5 期，该分期的主要依据是 GFR。GFR 不能直接测定，Ccr 是评估 GFR 的较好指标，但收集 24 h 尿液比较麻烦，而且有时难于控制尿量的准确性，故临床常用 eGFR 反映肾小球滤过功能。该患者 eGFR 为 4.73 mL/（min · 1.73 m²），明显低于 CKD 5 期 [< 15 mL/（min · 1.73 m²）] 诊断标准。

高血压和蛋白尿是加速肾功能恶化，促进肾小球硬化的主要因素。患者出现低白蛋白血症及蛋白尿，推测主要原因为肾小球滤过屏障受损，尿中白蛋白丢失所致。

肾是分泌促红细胞生成素的主要脏器，慢性肾功能不全者的红细胞生成素明显减少，影响骨髓中红细胞的释放和成熟；另外，慢性肾衰竭时血中蓄积的某些毒性物质对骨髓有直接抑制作用，也可引起造血功能障碍，故推测该患者为肾性贫血。

虽然血尿素和肌酐水平用于评价肾小球滤过功能，但这两者本身与尿毒症症状和体征无关。机体内各器官系统受损主要是由于肾排泄和代谢功能下降，导致水、电解质和酸碱平衡失调。因此，病程中需要不断检测水、电解质和酸碱情况，以防水钠潴留加重水肿、高血压和代谢性酸中毒的发生。

💡 临床案例分析 12-1

患者，女性，59 岁，双下肢水肿 4 个月余，具体性质不详，无下肢酸痛、无胸闷气促、无腰酸腰痛等不适，患者未予重视及诊治。5 天前，患者再次于久坐后出现双下肢水肿，表现为双小腿及双足背部水肿，轻度凹陷性，前来就诊。

体检：T：37℃，R：19 次 /min，P：81 次 /min，BP：121/76 mmHg。

实验室检查：TP：49.8 g/L，Alb：24.6 g/L；TG：1.93 mmol/L，TC：10.07 mmol/L，LDL–C：6.67 mmol/L，HDL–C：1.19 mmol/L；尿常规：尿蛋白"++++"。

问题 1. 该患者最可能的诊断是什么？诊断依据有哪些？

问题 2. 为进一步确诊，还应进行哪些生化检查？结果可能有哪些变化？

（褚美芬 夏 骏）

◆ 数字课程学习

📹 微课视频　　P 教学PPT　　📖 临床案例分析及参考答案　　👤 自测题

第十三章

心肌损伤标志物检验报告单解读

掌握：心肌损伤标志物的概念，心肌损伤标志物肌酸激酶、肌酸激酶同工酶、乳酸脱氢酶、心肌肌钙蛋白、肌红蛋白的参考区间及临床意义。

熟悉：心型脂肪酸结合蛋白的参考区间及临床意义，心力衰竭标志物检验的临床意义。

了解：急性心肌梗死的诊断标准。

案例导引

患者，女性，60 岁，1 天前无明显诱因感胸痛不适，位于胸骨后，压迫性，无出汗，无恶心呕吐，无黑蒙晕厥，自行缓解。但反复发作，今晨再感胸痛不适，持续 1 h 左右。就诊于本院急诊，心电图提示窦性心律，ST-T 改变。

体检：身高：168 cm，体重：79 kg，BMI：24.84 kg/m^2；BP：146/90 mmHg；HR：97 次 /min，律齐，余未见异常。

实验室检查结果如下。

XX 医院检验报告单

姓名：XXX　　　　病区：　　　　　　　标本种类：血清　　　样本编号：XXXXX

性别：女　　　　　科别：急诊医学科　　标本性状：　　　　　病人类别：急诊

年龄：60 岁　　　　床号：　　　　　　　接收人员：XXX　　　条形码号：XXXXX

病员号：XXXX　　　送检医生：XXX　　　送检单位：　　　　　临床初诊：急性心肌梗死

采集时间：2020-12-15 07：30　　　　　接收时间：2020-12-15 08：05

备　注：

No	项目	结果		参考区间	单位
1	肌酸激酶	539	↑	38 ~ 174	U/L
2	肌酸激酶同工酶	66.7	↑	0.0 ~ 12.0	U/L
3	乳酸脱氢酶	399	↑	109 ~ 245	U/L
4	谷草转氨酶	86	↑	8 ~ 40	U/L
5	心肌肌钙蛋白 I	7.06	↑	0 ~ 0.03	μg/L

检验日期：2020-12-15　　报告时间：2020-12-15 9：05　　检验：XXX　　审核：XXX

注：此检验报告仅对本次标本负责。

问题：1. 如何解读该患者的检验报告单？
2. 该患者可能的诊断是什么？诊断依据有哪些？

心肌损伤标志物是指当心肌受损时，大量释放到血液中具有心肌特异性的物质。通过检测血液中这些物质的浓度变化可以反映心肌是否受损及损伤程度，主要应用于急性心肌梗死（acute myocardial infarction，AMI）的诊断。2012 年，欧洲心脏病学会公布了更新的心肌梗死全球统一定义：血清心肌标志物（首选肌钙蛋白）升高（至少超过 99% 参考值上限），并至少伴有以下一项临床指标：①缺血症状；②新发生的缺血性心电图（ECG）改变（新发 ST-T 改变或左束支传导阻滞）；③ ECG 病理性 Q 波形成；④影像学证据显示有新的心肌细胞坏死或新发的局部室壁运动异常；⑤冠状动脉造影或尸检证实冠状动脉内有血栓。

AMI 的诊断标准提示，确诊必须有两方面证据，冠状动脉的梗阻和心肌细胞的坏死。而后者最直接与最确切的表现就是血清心肌损伤标志物升高。因此，心肌损伤标志物的检测对于诊断心肌梗死具有重要作用。目前临床常用的心肌损伤标志物包括蛋白类标志物和酶类标志物。蛋白类标志物包括心肌肌钙蛋白和肌红蛋白等，其已经取代了传统的心肌酶活性测定，成为更有效、可靠的心肌损伤标志物。酶类标志物也称为心肌酶谱，包括肌酸激酶及同工酶、乳酸脱氢酶及同工酶、谷草转氨酶等。

第一节　蛋白类标志物

心肌细胞中存在一些具有心肌特异性的蛋白质，在发生心肌损伤时，大量释放到血液中，使得这些蛋白质的浓度明显升高，通过检测这些蛋白类标志物的浓度变化，有助于辅助诊断心肌损伤。与酶类标志物相比，蛋白类标志物如心肌肌钙蛋白和肌红蛋白在特异性、持续时间和敏感性等方面均较优，在心肌损伤的诊断和治疗检测中具有重要作用。

一、心肌肌钙蛋白

肌钙蛋白（troponin，Tn）是肌肉组织收缩和舒张的调节蛋白，主要存在于骨骼肌和心肌肌原纤维的细丝中。Tn 由肌钙蛋白 T（TnT）、肌钙蛋白 I（TnI）和肌钙蛋白 C（TnC）三个亚基组成。TnT 与原肌球蛋白结合；TnI 含有肌原纤维 ATP 酶的抑制因子，可以防止肌肉收缩；TnC 则与 Ca^{2+} 结合，在肌肉收缩时活化细丝。心肌肌钙蛋白（cardiac troponin，cTn）中的 cTnT 和 cTnI 是只存在于心肌中的肌钙蛋白，与骨骼肌中的肌钙蛋白有不同的基因表达，具有显著的心肌特异性，可以作为心肌损伤的特异性标志物。

但是不同种属的 cTn 氨基酸序列具有较高的同源性，其抗原性相同，因此 cTn 的种属特异性较低。cTnT 的相对分子质量为 37×10^3，大部分以复合物形式存在于细丝上，约 6% 以游离形式存在于细丝外，当心肌细胞受损时，cTnT 便释放入血。cTnI 的相对分子质量为 22×10^3，婴儿出生 9 个月后仅在心肌中表达，而不在骨骼肌中表达，因此，成人 cTnI 在血液中浓度增高只表明有心肌损伤，骨骼肌损伤等其他疾病均不会出现 cTnI 增高。

心肌细胞质中有少量的 cTnT 为游离形式，心肌梗死后快速释放入血。而在肌原纤维中 cTnT 以 cTnT-I-C 复合物的形式存在，释放较慢。在梗死发生 3~4 h 时，血液中 cTnT 开始升高，并且可持续 10 天以上。在心肌细胞胞质内约 3% 的 cTnI 为游离状态，其余与心肌结构蛋白结合。当心肌缺血缺氧时，游离状态的 cTnI 首先释放，随后结合型 cTnI 逐渐分解释放。因此在发生 AMI 时，cTnI 在外周血中出现较早而且可以持续较长一段时间。

正常情况下，cTn 在血液中含量极低，只要有少量的心肌细胞坏死，血液中浓度即会快速升高。在 AMI 发作后 6 h，敏感性可达 90% 以上，并且维持 5 天以上。在胸痛发生 5～10 天内，其诊断特异性为 100%。因此，cTn 是诊断 AMI 的确诊性标志物。

【参考区间】 血清 cTnT：< 0.1 μg/L；cTnI： < 0.03 μg/L。

【解读要点】

1. AMI 时 cTn 的血液时相变化：AMI 发病早期，cTn 快速释放入血，3～6 h 即可升高，其中 cTnT 10～24 h 达峰值，峰值可达参考值的 30～200 倍，恢复正常需要 10～15 天；而 cTnI 达峰值时间稍晚于 cTnT，为 14～36 h，升高倍数为参考值的 20～50 倍，持续时间也较 cTnT 短，经 5～10 天恢复正常。

2. cTn 在辅助诊断 AMI 时的注意事项：

（1）由于 cTnT 和 cTnI 具有心肌特异性，因此在胸痛发生 4 h 后的患者可直接进行 cTnT 或 cTnI 的检测，血清水平的升高具有诊断意义，可以缩短 AMI 患者的诊断时间，为治疗争取宝贵时间。

（2）cTn 评估溶栓再灌注成功与否优于肌酸激酶同工酶（CK–MB）和肌红蛋白。

（3）cTn 的浓度与心肌梗死面积具有较好的相关性，可用来判断病情轻重，指导治疗。

（4）cTn 的窗口期较长，有利于诊断迟到的 AMI 和不稳定型心绞痛、心肌炎的一过性损伤。

3. cTnT 和 cTnI 可作为 AMI 的排除指标：在症状出现早期为阴性一般可排除 AMI。但是症状出现中晚期 cTnT 和 cTnI 不升高也不能完全排除 AMI，需要结合病情具体判断。

4. cTn 不足之处：

（1）cTnT 和 cTnI 在 AMI 发生后 6 h 内其敏感性低于肌红蛋白，对确定是否早期使用溶栓疗法价值较小。

（2）由于 cTn 窗口期长，对间隔时间较短的再梗死，其诊断效果较差。

（3）骨骼肌疾病可异常表达 cTnT，导致应用 cTnT 诊断心肌损伤时出现假阳性。

5. 其他引起 cTn 升高的疾病：cTn 的升高还可见于微小心肌损伤，如不稳定型心绞痛、心肌炎。不稳定型心绞痛患者的微小心肌损伤对 CK–MB 检测不敏感，需要结合检测血清 cTn 才可提高确诊率。cTn 升高者是发展为 AMI 或者猝死的高危人群，需要动态观察其水平变化。如果不稳定型心绞痛患者 cTn 正常，表明预后良好；若升高则应严密监视，及早介入治疗。

二、肌红蛋白

肌红蛋白（myoglobin，Mb）是横纹肌特有的一种氧转运蛋白，能够可逆地与氧结合，在肌细胞内有储存和运输氧的能力，主要存在于骨骼肌和心肌细胞的胞质中，约占横纹肌细胞中蛋白质的 2%。Mb 含 153 个氨基酸，由一条多肽链和一个血红素辅基组成，相对分子质量较小（仅为 17×10^3）。Mb 在心肌中含量丰富，且存在于胞质中，因此在心肌损伤早期可大量释放入血，升高的时间早于 CK–MB 和 cTn 等标志物，是诊断 AMI 的早期标志物。

【参考区间】 男性：28～72 μg/L；女性：25～58 μg/L。

【解读要点】

1. AMI 时 Mb 的血液时相变化：在 AMI 发生后 1 h，血中 Mb 水平即可超过参考区间上限，4～12 h 达高峰，24～36 h 恢复正常水平。Mb 的阴性预测价值为 100%，几乎所有的 AMI 患者血清 Mb 在 6～10 h 均升高，因此血清 Mb 正常有助于排除 AMI。

2. Mb 可用于判断再灌注和再梗死：Mb 升高快，恢复也快，AMI 发病后 18～30 h 即可恢复到正常水平。若 Mb 反复出现升高，则提示心肌梗死仍在发生。

3. Mb 不足之处：

（1）该指标特异性较差，骨骼肌中含有 Mb，因此，任何原因所致骨骼肌损伤，甚至剧烈运动、肌内注射，均会导致血清 Mb 升高。此外，Mb 主要由肾清除，休克、肾衰竭等引起 Mb 清除受阻，也可导致血清 Mb 水平升高。为提高 Mb 的诊断特异性，可同时测定仅存在于骨骼肌的碳酸酐酶Ⅲ用于鉴别诊断。

（2）Mb 的诊断窗口期太短，达峰值（12 h）后迅速下降，所以，在 AMI 发生后 16 h 测定 Mb 易出现假阴性，且无法用于回顾性分析。

三、心型脂肪酸结合蛋白

脂肪酸结合蛋白（fatty acid binding protein，FABP）是一种相对分子质量为 15×10^3 的小分子胞内蛋白质，可与长链脂肪酸发生可逆性非共价结合，在脂肪酸代谢活跃的组织含量丰富，如心肌和骨骼肌等。在心脏中存在的心型脂肪酸结合蛋白（heart type fatty acid binding protein，H-FABP）可与心肌内长链脂肪酸结合，将其运入线粒体，进行氧化分解生成 ATP，为心肌收缩提供能量。此外，H-FABP 还参与细胞信号转导，减少脂肪酸在细胞中的聚集，保护心肌组织。正常人血液中 H-FABP 浓度很低，心肌损伤后 H-FABP 迅速释放入血，由肾负责清除。

【参考区间】　< 5 μg/L。

【解读要点】

1. AMI 时 H-FABP 的时相变化：血清 H-FABP 在 AMI 发生后 0.5～1 h 即可显著升高，5～6 h 达峰值，可超过参考区间上限 10 倍，约 20 h 恢复正常，是敏感的早期心肌损伤标志物，变化规律与 Mb 相似，但是特异性高于 Mb。其浓度与梗死的面积有较好的相关性，可用于判断心肌梗死面积大小、冠状动脉再灌注等。H-FABP 也可作为 AMI 的早期排除指标。

2. H-FABP 使用时的注意事项：骨骼肌损伤、肾衰竭患者血清 H-FABP 水平也可增高。为提高 H-FABP 的诊断特异性，可同时测定血清 Mb 和 H-FABP，计算 Mb/H-FABP 比值来区分心肌损伤和骨骼肌损伤。由于心肌中 H-FABP 比骨骼肌丰富，故心肌损伤时，Mb/H-FABP 比值在 2～10 之间（趋近于 4.5）；骨骼肌损伤时，则比值在 20～70 之间（趋近于 47）。

 微课视频 13-1　*心肌损伤蛋白类标志物*

第二节　酶类标志物

20 世纪 50 年代，乳酸脱氢酶（lactate dehydrogenase，LD）、α-羟丁酸脱氢酶

（α-hydroxybutyrate dehydrogenase，HBDH）及谷草转氨酶［门冬氨酸氨基转移酶（aspartate aminotransferase，AST）］等广泛应用于临床辅助诊断 AMI，其灵敏度远高于其他诊断方法。60 年代初，人们逐渐发现肌酸激酶（creatine kinase，CK）在诊断 AMI 上具有更高的特异性。随后发现的肌酸激酶同工酶 CK-MB 和乳酸脱氢酶同工酶 LD_1 比其总酶活性测定的特异性和灵敏度更高，尤其是 CK-MB 已成为临床诊断 AMI 最有价值的酶学指标。

在 AMI 发生时，心肌细胞缺血坏死，细胞膜上的 ATP 生成受到影响导致离子泵功能障碍，无法维持细胞内外离子梯度，细胞渗透压改变，引起细胞肿胀，细胞膜孔隙增大，心肌细胞酶从细胞内溢出，造成血清心肌酶水平显著上升。但是不同的心肌酶其上升的幅度不尽相同，这主要与心肌酶的释放速度、分布和转运方式及血液中心肌酶的清除时间有关。首先，心肌酶的释放速度与酶分子的大小有显著相关性，如相对分子质量较小的 CK 就明显早于相对分子质量较大的 LD 释放。其次，酶在心肌细胞中的定位及存在形式也会影响酶的释放速度，如 AST 存在游离型和结合型两种形式，并且同时分布于胞质和线粒体中，当心肌细胞受损时，游离型 AST 先于结合型释放，而当心肌细胞出现严重坏死时，存在于线粒体中的 AST 最后释放，因此达峰时间较迟。心肌细胞中的酶一般经过两种方式进入血液，分别是毛细血管直接入血和进入组织液后经淋巴系统回流进入血液。当心肌细胞受损时，心肌酶主要采用后者方式进入血液，因此，心肌损伤时心肌酶的升高存在延缓期。最后，不同的酶在血清中的清除时间也影响着血清酶浓度的持续时间。如 CK 的半衰期为 15 h，而 LD_1 的半衰期则长达 113 h。

一、肌酸激酶及其同工酶

肌酸激酶（creatine kinase，CK）是存在于心肌、骨骼肌、肾和脑组织的细胞质及线粒体中的激酶。CK 能够可逆地催化肌酸与 ATP 之间高能磷酸键转换生成磷酸肌酸和 ADP，为肌肉收缩和物质运输等生理过程提供能量。CK 是由 M 和 B 亚基组成的二聚体，相对分子质量约为 86×10^3，在肝中被清除。CK 根据亚基的不同组合有 4 种不同的形式：存在于线粒体内的 CK-Mt（线粒体同工酶）及存在于细胞质中的同工酶 CK-MM（肌型）、CK-BB（脑型）和 CK-MB（心型）。不同类型的 CK 同工酶分布的部位也不同，CK-BB 主要存在于脑组织中，CK-MM 和 CK-MB 存在于肌肉组织中。其中骨骼肌中 98% 以上为 CK-MM，CK-MB 仅占约 2%。心肌中 80% 为 CK-MM，CK-MB 约 20%。可见 CK-MB 主要存在于心肌细胞中。

健康人血清中 CK 的含量较低，且大部分为 CK-MM，也含有少量 CK-MB，CK-BB 含量极微。因此，当心肌细胞受损时，血清中 CK 和 CK-MB 的活性明显升高。血清 CK 能够快速、经济地辅助诊断 AMI，对于估计梗死范围，判断再梗死及再灌注成功与否有重要参考作用，是目前应用广泛的心肌损伤标志物之一。但由于血清 CK 的特异性较差，因此目前临床趋向于采用敏感性和特异性均优于 CK 的 CK-MB 替代 CK 作为心肌损伤的常规检验项目。不过 CK-MB 活性检测存在许多不足之处，逐渐被 CK-MB 质量检测所替代。CK-MB 质量检测是指用免疫法测定 CK-MB 酶蛋白的质量，而非活性测定，以反映 CK-MB 的水平。CK-MB 质量测定可以更加准确地反映血清 CK-MB 的水平，提高检测的特异度和灵敏度。

CK-MB 按照电泳速度可以分为 $CK-MB_1$ 和 $CK-MB_2$ 两种亚型。CK-MM 也可以分为

CK-MM$_1$、CK-MM$_2$ 和 CK-MM$_3$ 三种亚型。在正常情况下，CK-MM$_1$ > CK-MM$_2$ > CK-MM$_3$，CK-MB$_1$ > CK-MB$_2$。发生 AMI 时，血清 CK-MM$_3$ 和 CK-MB$_2$ 会快速升高，使得 CK-MM$_3$/CK-MM$_1$ 和 CK-MB$_2$/CK-MB$_1$ 比值 > 1。这种浓度变化会早于总 CK 及 CK-MB 的升高。CK-MB$_1$ > CK-MB$_2$ 发病后 1 h 达到峰值，CK-MM$_3$/CK-MM$_1$ 在发病后 3 h 达峰值。因此，CK 亚型分析对诊断 AMI 与 CK 及 CK 同工酶相比，在特异度和灵敏度方面具有一定优势，目前是临床心肌酶学的研究焦点。

值得注意的是，临床检测 CK-MB 的过程中通常会发现巨 CK1 和巨 CK2 两种 CK 同工酶的复合物。巨 CK1 是一种 CK 同工酶与免疫球蛋白形成的复合物，最常见的是 CK-BB 与 IgG 或 IgA 的复合物，少数为 CK-MM 与 IgG 或 IgA 的复合物。巨 CK2 是一种低聚状态的线粒体 CK，即 CK-Mt，当细胞受损，线粒体被破坏时，位于线粒体膜上的 CK-Mt 释放进入血液，形成低聚状态。由于临床 CK-MB 的检测通常采用免疫抑制 - 酶动力学法，而抗 M 抗体不能封闭抗原性不同的 CK-Mt、CK-BB 及某些 CK 的变异体，从而导致 CK-MB 测定结果偏高。因此对于原有心肌缺血的患者往往会产生错误的判断，在临床解释时应加以注意。

由于 CK-MB 的升高和消失都较其他血清酶类标志物早，特别是特异性和敏感性均较优，因此是目前公认的诊断 AMI 最敏感的酶试验。

【参考区间】 总 CK：成年男性：38~174 U/L；成年女性：26~140 U/L。

CK-MB 活性：0.0~12.0 U/L。

CK-MB 质量：男性：1.35~4.95 μg/L；女性：0.97~2.88 μg/L。

【解读要点】

1. AMI 时 CK 及其同工酶的血液时相变化：AMI 胸痛出现后 4 h 总 CK 急剧上升，24~36 h 达高峰，2~4 天恢复正常。CK-MB 活性水平在发病后 4~6 h 开始升高，9~24 h 达峰值，48~72 h 恢复正常。平均值可达参考值的 20 倍，而且 CK-MB 升高程度与梗死面积成正比。

2. CK 及其同工酶在辅助诊断 AMI 时的注意事项：

（1）在 AMI 病程中，如血清 CK 活力再次升高，往往说明心肌再次梗死。但此酶活力增高持续时间短，2~4 天后就可恢复正常。所以在用此酶诊断 AMI 时，要注意发病的时间。

（2）如果在发生 AMI 时及时进行溶栓治疗，则梗死区心肌细胞中的 CK 就会被冲洗出来，导致血清 CK、CK-MB 的活性升高，使得血清 CK、CK-MB 峰值提前，因此有助于判断溶栓后再灌注情况。

3. CK 不足之处：总 CK 在 AMI 发病前 6 h 和 36 h 后诊断的敏感性较低，对微小心肌损伤也不敏感。此外，骨骼肌中 CK 含量很高，而且总量远大于心肌，在发生各种肌肉损伤（如挫伤、手术、肌内注射、癫痫发作）和疾病（如多发性肌炎、肌炎、横纹肌溶解症、进行性肌营养不良、重症肌无力、甲状腺功能减退症出现黏液性水肿）时，血清 CK 亦会明显上升。因此，总 CK 的特异性较差，需与骨骼肌损伤等疾病加以鉴别。

4. 其他引起血清 CK 升高的情况：

（1）心肌炎、心导管和无并发症的冠状动脉成形术等均可导致血清 CK 升高。心脏插管及冠状动脉造影在导致 CK 总活性升高的同时，也可引起血清 CK-MM 升高，而血清 CK-MB 的活性无明显升高。

（2）人体在运动后亦将导致血清CK升高，通常运动后12～20 h达到峰值，持续36～48 h。运动越剧烈，运动时间越长，血清CK升高的幅度越大。

（3）药物干扰：如两性霉素B、拉贝洛尔、琥珀酰胆碱、奎尼丁、利多卡因、贝特类降脂药等可致血清CK活性升高。

（4）溶血标本会引起血清CK升高：红细胞中含有丰富的腺苷酸激酶，溶血后进入血清会使得某些采用速率法测定的CK值升高，因此采血后1～2 h内需及时分离血清。

（5）CK在男女之间有显著差异：这主要是由于肌肉组织中含有大量的CK，而男性肌肉比女性发达，因此男性血清CK会明显高于女性。

二、乳酸脱氢酶及其同工酶

乳酸脱氢酶（lactate dehydrogenase，LD）是参与糖无氧酵解和糖异生的重要酶，属于氧化还原酶类，能够以NADH作为递氢体，催化乳酸和丙酮酸之间的氧化还原反应。LD几乎存在于所有体细胞的细胞质中，以心肌、骨骼肌和肾中含量最为丰富。LD由M和H亚基组成四聚体，可以形成5种结构不同的同工酶。按电泳时的泳动速度进行区分，可分为LD_1（H_4）、LD_2（H_3M）、LD_3（H_2M_2）、LD_4（HM_3）和LD_5（M_4）。正常时血清中的含量$LD_2 > LD_1 > LD_3 > LD_4 > LD_5$。$LD_1$主要分布于心肌细胞中，约占总$LD_1$活性的50%；$LD_2$主要分布于红细胞、肾及心肌中；$LD_3$主要分布于肺和脾；$LD_4$和$LD_5$主要分布于肝和骨骼肌中（表15-1），所以可以根据其组织特异性来协助诊断疾病。

此外，LD的专一性不强，可以催化一系列具有α-酮酸结构的物质，如α-羟丁酸可作为LD_1和LD_2的共同底物，此时检测LD的活性即是LD_1和LD_2活性的总和，也称为α-羟丁酸脱氢酶（HBDH）。在发生心肌梗死时HBDH活性显著升高，其特异性比总LD活性好。

表 15-1　LD同工酶亚基组成及分布特点

名称	亚基组成	主要分布组织及细胞
LD_1	H_4	心肌、红细胞、肾皮质、白细胞
LD_2	H_3M	白细胞、肾、红细胞、心肌、肝
LD_3	H_2M_2	白细胞、脾、肺、血小板、肝、淋巴组织等
LD_4	HM_3	肝、骨骼肌、白细胞、血小板
LD_5	M_4	骨骼肌、肝、血小板

【参考区间】　由于LD催化的酶促反应为可逆反应，因此检测时既可以采用乳酸氧化成丙酮酸的正向反应（LD-L法），也可以采用丙酮酸还原为乳酸的逆向反应（LD-P法）。参考区间根据选择的测定方法而有所区别。其中正向连续监测法是IFCC和我国检验学会的推荐方法。

LD-L法：成年人109～245 U/L；LD-P法：成年人200～380 U/L。

HBDH：90～220 U/L。

【解读要点】

1. AMI时LD及其同工酶的时相变化：血清总LD和LD_1在AMI发作后8～12 h开始升高，48～72 h达峰值，7～12天恢复正常。在发生AMI时LD活性升高迟，达峰晚，对

AMI 早期诊断价值不大，是诊断心肌梗死发生 1 周以上的指标。

2. LD 在辅助诊断 AMI 时的注意事项：

（1）由于 LD 广泛存在于多种器官组织中，因此血清 LD 诊断心肌损伤的特异性较低，需结合 LD_1/LD_2 的比值以提高 AMI 诊断的特异性。正常人血清中 LD_2 高于 LD_1，AMI 发病后，近半数患者血清 LD_1 和 LD_2 均会出现显著升高，以 LD_1 升高为主，使得 LD_1/LD_2 比值 > 1。

（2）$LD_1/LD_2 > 1$ 且伴有 LD_5 升高时，患者预后差，提示心力衰竭伴有肝淤血或肝衰竭。

（3）AMI 患者在溶栓治疗时通常会出现溶血，故血清 LD 无法用于评估溶栓后再灌注。

（4）心肌炎、巨幼细胞贫血和溶血性贫血也会导致 $LD_1/LD_2 > 1$，需加以鉴别。

3. 其他引起 LD 升高的情况：

（1）在病毒性肝炎、肝硬化等肝实质细胞病变时，LD_5 在血清中所占比例较少，因此总 LD 活性升高不明显，但同工酶检测可发现 $LD_5 > LD_4$。

（2）血清 LD 增高还可见于溶血性疾病、肾病、恶性肿瘤、肌营养不良、胰腺炎和肺栓塞等疾病。在胃癌、结肠癌、胰腺癌患者血清中 LD 5 种同工酶均可升高，但以 LD_3 增高最明显。

（3）剧烈运动、妊娠也可导致血清 LD 水平升高；新生儿血清 LD 为成年人的 2 倍，随年龄增长逐渐下降，14 岁时达成年人水平。但是儿童 LD_1 比成年人高，可出现 LD_1/LD_2 > 1。

（4）溶血会引起血清 LD 升高，由于红细胞中含有大量的 LD，因此在检测时标本应避免溶血。

三、谷草转氨酶

谷草转氨酶（glutamic oxalacetic transaminase，GOT）也称门冬氨酸氨基转移酶（aspartate aminotransferase，AST），广泛存在于人体的多个组织和器官中，其中心肌含量最多，其次为肝、骨骼肌等。AST 是体内重要的氨基转移酶，催化天冬氨酸和 α- 酮戊二酸生成草酰乙酸和谷氨酸的可逆反应。AST 有两种类型的同工酶，分布于线粒体中的为线粒体型同工酶（ASTm），分布于胞质的为胞质型同工酶（ASTc）。在这些细胞中 70% 的 AST 为 ASTm，约 30% 为 ASTc。正常情况下，血清 AST 含量极少，当心肌和肝等细胞受损时，胞内的 AST 释放到血清中，使得血清 AST 活性升高。

【参考区间】 成年人 AST：8 ~ 40 U/L。

【解读要点】

1. AMI 时 AST 的血液时相变化：发生 AMI 后 6 ~ 12 h，AST 明显升高，16 ~ 48 h 达峰值，并可持续 5 ~ 7 天后恢复正常。

2. 其他引起 AST 升高的疾病：

（1）各种肝病时，AST 也可升高，需结合 ALT 等肝功能指标进行分析。

（2）AST 增高还可见于肺栓塞、心肌炎、心包炎、骨骼肌疾病、胰腺炎和肠系膜栓塞等疾病。

3. AST 不足之处：

（1）AST 的组织特异性较差，肝细胞中含有丰富的 AST，急性肝损伤时，血清 AST

会快速急剧升高，因此单纯的血清 AST 升高不能作为诊断心肌损伤的依据，需要与心肌损伤的其他指标联合使用。

（2）血清 AST 诊断 AMI 的敏感性和特异性均不如 CK 等指标，发生 AMI 时 AST 的升高晚于 CK，而恢复正常又早于 LD，因此目前不推荐 AST 用于诊断 AMI。

🎥 **微课视频 13-2** 心肌酶

🌐 拓展知识 13-1　B 型利尿钠肽及 B 型利尿钠肽原 N 端肽

　　心脏除了泵血维持体内血液循环功能外，还具有内分泌功能。心脏可产生结构相关的利尿钠肽（natriuretic peptide，NP），包括 B 型利尿钠肽（B-type natriuretic peptide，BNP）又称脑钠肽（brain natriuretic peptide）和心房钠尿肽（atrial natriuretic peptide，ANP）。利尿钠肽具有利尿、利钠、舒张血管和降血压作用，参与体内水电解质调节。在 BNP 的合成过程中，心室和脑细胞合成前 BNP 原（pre-pro-BNP），在胞内水解产生前 BNP（pre-BNP）和信号肽。前 BNP 释放入血，在肽酶作用下生成 BNP 及等摩尔的无生物学活性的 B 型利尿钠肽原 N 端肽（N-terminal pro-BNP，NT-pro-BNP）。BNP 和 NT-pro-BNP 均可反映 BNP 的分泌水平。在正常情况下，血清中 BNP 的含量很低。当心室血容积和心室压力超负荷时可诱导 BNP 高表达。另外，BNP 的表达也受到去甲肾上腺素、血管紧张素 II 等神经内分泌激素的影响。BNP 的清除主要通过与受体结合后，通过细胞内吞作用后被溶酶体溶解，只有少量 BNP 经肾清除。而 NT-pro-BNP 主要通过肾小球滤过清除，因此 NT-pro-BNP 水平还受到肾功能的影响。BNP 半衰期为 22 min，NT-pro-BNP 半衰期比 BNP 长，为 120 min，有利于实验室测定。在临床使用过程中，心力衰竭患者血清 NT-Pro-BNP 浓度较 BNP 高 1～10 倍，更有利于心力衰竭的诊断。

　　【参考区间】　BNP 判断值：100 pg/mL；NT-pro-BNP 判断值：<75 岁为 125 pg/mL，>75 岁为 450 pg/mL。不同人群血清 BNP 参考区间不同，建议各实验室建立自己的参考区间。

　　【解读要点】

　　1. BNP/NT-pro-BNP 是慢性充血性心力衰竭的血浆标志物，可用于早期诊断急性状态下心力衰竭及症状不典型的心力衰竭。当患者出现心力衰竭时，BNP/NT-pro-BNP 水平显著增加。BNP 在 100～300 pg/mL 提示患者发生心力衰竭，BNP>300 pg/mL、>600 pg/mL、>900 pg/mL 分别表明轻度、中度和重度心力衰竭。但是 BNP/NT-pro-BNP 不能作为心力衰竭的唯一诊断性指标。这是由于 BNP/NT-pro-BNP 是容量依赖性激素，其他可产生血容量增多的疾病均可引起 BNP/NT-pro-BNP 升高，临床使用上应加以鉴别。

　　2. BNP/NT-pro-BNP 具有很高的阴性预测价值：BNP/NT-pro-BNP 正常可排除心力衰竭的存在。当心力衰竭通过治疗得到改善和控制后，血中 BNP/NT-pro-BNP 水平下降，但仍会高于心脏功能正常者，这有助于判断患者既往是否发生过心力衰竭，以便评估者的预后。

　　3. 心肌缺血可能是 BNP/NT-pro-BNP 合成和释放的重要刺激因素，BNP/NT-pro-BNP 升高的幅度与缺血的范围呈正相关，因此，AMI 患者血 BNP/NT-pro-BNP 浓度越高，发生心力衰竭的可能性越大。

　　4. BNP/NT-pro-BNP 可作为心源性和肺源性呼吸困难的鉴别指标：血 BNP/NT-pro-BNP 正常的呼吸困难患者基本可排除心源性因素，大多数心力衰竭所致呼吸困难者，血 BNP

> 400 pg/mL。

5. 其他引起 BNP/NT-pro-BNP 升高的情况：

（1）可产生血容量增多的疾病，如库欣综合征、原发性醛固酮增多症、肝硬化、肾衰竭等，均可导致 BNP/NT-pro-BNP 升高。

（2）在肺栓塞、慢性阻塞性肺疾病、肾透析、心脏病发作、服用心脏药物如强心苷或利尿药等情况下，也会使血浆 BNP/NT-pro-BNP 升高。

本章小结

心肌损伤标志物是指心肌受损时，大量释放到血液中具有心肌特异性的物质。测定这些物质的浓度可以用于诊断心肌损伤、损伤时间、损伤程度及指导治疗等。其中急性心肌梗死是临床常见的心肌损伤严重类型。急性心肌梗死是指由于冠状动脉急性、持久地缺血缺氧导致的心肌坏死。临床实验室检测血液中心肌损伤标志物的变化是诊断急性心肌梗死的重要方法。心肌损伤标志物主要包括蛋白类标志物和酶类标志物，前者主要有心肌肌钙蛋白和肌红蛋白，后者主要包括肌酸激酶及其同工酶、乳酸脱氢酶及其同工酶和谷草转氨酶。其中肌酸激酶及其同工酶对 AMI 的诊断有参考价值，乳酸脱氢酶及其同工酶是心肌损伤的晚期标志物。cTnI/cTnT 是诊断心肌梗死的首选标志物，Mb 是心肌损伤的早期标志物。AMI 发作 6 h 内应同时检测 cTnI/cTnT 和早期标志物 Mb，Mb 与 cTnI/cTnT（或 CK-MB）联合应用有助于 AMI 的排除诊断。因此，合理使用心肌损伤标志物有助于及时确诊疾病、评估病情和预后判断等。BNP/NT-pro-BNP 是诊断心力衰竭的较好标志物。

案例导引解读

该患者最可能的诊断为急性非 ST 段抬高心肌梗死。

主要诊断依据：临床上根据 ECG 有无 ST 段抬高将急性心肌梗死的患者分为两类：一类为 ST 段抬高，此类患者不需要等待心肌损伤标志物的检查结果，应立即进行冠状动脉再灌注治疗；另一类患者无 ST 段抬高，则有可能是非 ST 段抬高心肌梗死，此时应检测 cTn 等心肌损伤标志物。cTn 是急性心肌梗死的确诊性标志物，其浓度与梗死的面积具有良好的相关性，可用于评估病情轻重。该患者无明显诱因见胸骨后压迫性反复疼痛等症状，心电图提示 ST-T 改变；血清 cTnI 为 7.06 μg/L，明显高于参考区间上限；另外，心肌损伤酶类标志物 CK 及 CK-MB、AST、LD 均有明显上升。综合以上症状及实验室检查结果，该患者可诊断为急性非 ST 段抬高心肌梗死。

❖ ♀ 临床案例分析 13-1

患者，男性，58 岁，农民。胸骨后持续疼痛 4 h 急诊入院，疼痛呈压榨性，向左肩部放射，有濒死感，休息与口含硝酸甘油均不能缓解，伴大汗，无心悸、气短。高血压 8 年，吸烟，不嗜酒。

体检：T：36.9 ℃，P：100 次/min，R：18 次/min，BP：150/85 mmHg，急性痛苦面容，平卧位，无皮疹和发绀，浅表淋巴结未触及肿大。

检查结果：心电图显示 ST 段呈弓背向上抬高，T 波倒置和室性期前收缩；cTnI：90.2 μg/L（正常 cTnI≤0.03 μg/L）；凝血功能检查正常。

问题 1. 根据患者的临床表现及检查结果，最可能的诊断是什么？诊断依据有哪些？

问题 2. 临床医生根据检查结果，给患者进行了紧急溶栓治疗，哪些生化指标可反映心肌再灌注损伤？

问题 3. 当天晚上，患者突发胸闷、呼吸困难，心率 120 次 /min，室性期前收缩 5 次 /min，心尖部闻及第四心音奔马律，初步考虑可能并发急性左心衰竭。为明确诊断，此时首选的生化指标是什么？

（万　芬）

◆ **数字课程学习**

🎬 微课视频　　📄 教学PPT　　📖 临床案例分析及参考答案　　👤 自测题

病毒性肝炎标志物检验报告单解读

掌握：甲型、乙型、丙型、丁型和戊型肝炎标志物的参考区间和临床意义。

熟悉：肝炎病毒的类型和常用检验项目。

了解：乙型肝炎其他实验室检测方法和检测指标。

案例导引

患者，男性，21岁，因"恶心、食欲减退、尿黄3天"入院。

查体：T：36.7℃，R：21次/min，HR：77次/min，BP：128/88 mmHg；神志清，精神可，皮肤巩膜见轻微黄染，未见肝掌、蜘蛛痣，浅表淋巴结未及明显肿大。

肝功能检查：谷丙转氨酶（ALT）：3 453 U/L↑，谷草转氨酶（AST）：2 384 U/L↑，总胆红素（TB）：176.7 μmol/L↑，直接胆红素（DB）：104.9 μmol/L↑，间接胆红素（IB）：71.8 μmol/L↑，总胆汁酸（TBA）：353.2 μmol/L↑，碱性磷酸酶（ALP）：246 U/L↑。进一步查乙肝DNA定量和乙肝三系的结果如下。

XX医院检验报告单

姓名：XXX	病区：肝病科	标本种类：血清	样本编号：XXXXX
性别：男	科别：肝病科	标本性状：	病人类别：住院
年龄：21岁	床号：XX	接收人员：XXX	条形码号：XXXXX
病员号：XXXXX	送检医生：XXX	送检单位：	临床初诊：黄疸

采集时间：2021-11-27 05：50　　　　接收时间：2021-11-27 06：47

备　注：

No	项目	结果		参考区间	单位
1	乙肝DNA定量	1.16E+7	↑	低于检测限 （＜100 U/mL）	U/mL

检验日期：2021-11-27　　　报告时间：2021-11-27 11：05　　　检验：XXX　　　审核：XXX

注：此检验报告仅对本次标本负责。

XX医院检验报告单

姓名：XXX　　　　病区：肝病科　　　标本种类：血清　　　样本编号：XXXXX

性别：男　　　　　科别：肝病科　　　标本性状：　　　　　病人类别：住院

年龄：21岁　　　　床号：XX　　　　　接收人员：XXX　　　条形码号：XXXXX

病员号：XXX　　　送检医生：XXX　　　送检单位：　　　　　临床初诊：黄疸

采集时间：2021-11-27 05：50　　　　接收时间：2021-11-27 06：47

备　注：

No	项目	结果	参考区间	实验方法
1	乙肝表面抗原	＞250.00（阳性）	＜0.05（阴性）	雅培化学发光
2	乙肝表面抗体	0.00（阴性）	＜1.00（阴性）	雅培化学发光
3	乙肝 e 抗原	25.71（阳性）	＜1.00（阴性）	雅培化学发光
4	乙肝 e 抗体	2.01（阴性）	＞1.00（阴性）	雅培化学发光
5	乙肝核心抗体	5.18（阳性）	＜1.00（阴性）	雅培化学发光
6	乙肝核心抗体 –IgM	8.51（阳性）	＜1.00（阴性）	雅培化学发光

检验日期：2021-11-27　　报告时间：2021-11-27 11：05　　　检验：XXX　　审核：XXX

注：此检验报告仅对本次标本负责。

问题：1. 如何解读该患者的检验报告单？
　　　2. 根据以上检验结果并结合患者的临床表现，该患者可能的诊断是什么？诊断依据有哪些？

病毒性肝炎（viral hepatitis）是由多种肝炎病毒感染引起的，以肝炎症和坏死性病变为主的一组全身性传染病，具有传染性较强、传播途径复杂、流行面广泛、发病率高等特点。典型的肝炎病毒有 5 种亚型，分别是甲型肝炎病毒、乙型肝炎病毒、丙型肝炎病毒、丁型肝炎病毒和戊型肝炎病毒。乙型肝炎病毒是 DNA 病毒，其他 4 种肝炎病毒均为 RNA 病毒。

各型病毒性肝炎的临床表现相似，以疲乏、食欲减退、厌油、肝功能异常为主，部分病例出现黄疸，但无症状感染亦常见。甲型肝炎和戊型肝炎多经消化道途径传播，主要表现为急性肝炎；乙型肝炎、丙型肝炎和丁型肝炎主要经血液、体液等胃肠外途径传播，临床上少数为急性感染，大部分患者呈慢性感染，表现为慢性肝炎，部分病例可发展为肝硬化、重型肝炎（肝衰竭）或肝细胞癌。

病毒性肝炎标志物包括各种肝炎病毒抗原、抗体和核酸分子。临床实验室常用酶联免疫、分子生物学等方法对肝炎病毒标志物进行检测，以确定病毒性肝炎感染的病毒类型。主要肝炎病毒标志物及其诊断临床意义见表 14-1。本章重点解读常见的病毒性肝炎标志物。

表 14-1　肝炎病毒标志物及其临床意义

肝炎型别	血清标志物	临床意义
甲型病毒性肝炎	抗 -HAV IgM	现症感染（急性 / 慢性）
	抗 -HAV IgG	既往感染，疫苗接种（保护性抗体）
乙型病毒性肝炎	HBsAg	现症感染（急性 / 慢性）
	抗 -HBs	既往感染，疫苗接种（保护性抗体）
	抗 -HBc IgM	活动性复制（有传染性），高滴度时为急性或近期感染指标，慢性肝炎活动期也可呈阳性，但一般滴度低
	抗 -HBc IgG	低滴度提示既往感染，高滴度提示病毒复制
	HBeAg	活动性复制（传染性大）
	抗 -HBe	复制能力降低（持续阳性提示"整合"可能）
	HBV DNA	活动性复制（有 Dane 颗粒，传染性大）
丙型病毒性肝炎	抗 -HCV	现症感染 / 既往感染
	HCV cAg	活动性复制（传染性标志）
	HCV RNA	活动性复制（传染性标志）
丁型病毒性肝炎	抗 -HDV IgM/IgG	似抗 -HBc IgM/IgG 的临床意义
戊型病毒性肝炎	抗 -HEV IgM	现症感染
	抗 -HEV IgG	现症感染，近期感染

第一节　甲型病毒性肝炎标志物

甲型肝炎病毒（hepatitis A virus，HAV）为小 RNA 病毒科中的嗜肝 RNA 病毒属，机体在感染后可产生 IgM 型和 IgG 型抗体，成年人多因早年隐性感染而获得免疫力，血清抗 -HAV IgG 的阳性率达 80% 以上。HAV 对外界抵抗力较强，人群中普遍易感，甲型肝炎病后免疫力持久。

甲型病毒性肝炎简称甲肝（hepatitis A），是由 HAV 感染所致的急性传染病，主要因污染食物或水源而引起感染，经粪—口途径传播。有乏力、食欲降低、厌油等消化道症状，以及尿色加深，巩膜及皮肤黄染，肝脾大，肝功能损害等临床特征。初接触 HAV 的儿童和青少年易感性强，学龄前儿童发病率最高。甲肝病程呈自限性，常无慢性感染。

HAV 感染标志物有 HAV 抗体（抗 -HAV）、HAV 抗原和 HAV 核酸。常用检验项目是抗 -HAV IgM 和抗 -HAV IgG。

一、甲肝抗体 IgM

在甲肝的显性感染或隐性感染过程中，机体可产生抗体。血清中抗体（抗 -HAV）分为两种，即抗 -HAV IgM 和抗 -HAV IgG。血清抗 -HAV IgM 是 HAV 急性感染的标志，在感染早期即已出现，是早期诊断甲肝最简便而可靠的血清学标志，也是流行病学区分新近感染（包括临床感染和无症状的亚临床感染）与既往感染 HAV 的有力证据。

【参考区间】　阴性。

【解读要点】

1. 抗 –HAV IgM 阳性见于甲肝患者。抗 –HAV IgM 出现于 HAV 感染的早期（发病后数天），黄疸期达到高峰，高滴度可持续 2~4 周，在短期内降至较低水平，通常在 3~6 个月转为阴性，个别患者可持续 1 年。无症状感染者抗 –HAV IgM 存在时间短于有症状患者。

2. 类风湿因子阳性标本可出现抗 –HAV IgM 假阳性，应引起注意。若抗 –HAV IgM 低滴度，应隔 2 周复查。

二、甲肝抗体 IgG

抗 –HAV IgG 出现较晚，而持续时间较长，在感染初期常为阴性，抗 –HAV IgG 阳性提示曾受过 HAV 感染，常用于流行病学调查。抗 –HAV 属于保护性抗体，是具有免疫力的标志。

【参考区间】 阴性。

【解读要点】

1. HAV 急性感染发作时或其后不久出现抗 –HAV IgG，但滴度低。随着肝炎发作几周后抗 –HAV IgM 逐渐下降，抗 –HAV IgG 逐渐升高，并成为主要的抗 –HAV 免疫球蛋白。大多数患者在急性感染后终身存在可检测的抗 –HAV IgG，代表着患者预后的免疫状况。

2. 单份抗 –HAV IgG 阳性表示受过 HAV 感染或疫苗接种后反应。如果急性期及恢复期双份血清抗 –HAV IgG 滴度有 4 倍以上增长，亦是诊断甲肝的依据。

第二节　乙型病毒性肝炎标志物

乙型肝炎病毒（hepatitis B virus，HBV）属于嗜肝 DNA 病毒科，是一种不完全双链 DNA 病毒，呈球状或杆状，有包膜，具有明显的嗜肝性，主要感染肝细胞，也可感染食管上皮细胞、肝内皮细胞等。HBV 本身不是造成肝细胞损伤的主要因素，其损伤主要通过免疫病理机制诱导，可引起急性肝炎、慢性肝炎、肝纤维化、肝硬化，甚至诱发肝癌。

乙型病毒性肝炎（viral hepatitis B）简称乙肝，是由 HBV 感染后引起，以肝炎症性病变为主，并可引起多器官损害的一种疾病，呈世界范围性流行，以儿童及青壮年患病为多数，少数患者可转化为肝硬化或肝癌，是严重威胁人类健康的世界性疾病，无一定的流行期，一年四季均可发病，多数散发。

人体感染 HBV 后血清中可出现一系列相应的抗原或抗体标志，乙肝三系（乙肝两对半）就是常见的检测项，包括乙肝表面抗原（HBsAg）、乙肝表面抗体（抗 –HBs）、乙肝 e 抗原（HBeAg）、乙肝 e 抗体（抗 –HBe）、乙肝核心抗体（抗 –HBc），可作为临床诊断和流行病学调查的指标。正常情况下，乙肝三系五项血清标志物均为阴性。接种过乙肝疫苗者抗 –HBs 可阳性。

一、乙肝表面抗原

乙肝表面抗原（hepatitis B surface antigen，HBsAg）可由共价闭合环状 DNA（covalently closed circular DNA，cccDNA）转录为 mRNA 翻译产生，也可由整合人宿主基因组的 HBV

DNA 序列转录翻译而来。HBsAg 在 HBV 感染早期出现于患者血液循环中，可持续数月、数年乃至终身，是诊断 HBV 感染最常用的指标。

【参考区间】 阴性。

【解读要点】

1. 成人感染 HBV 后最早 1～2 周，最迟 11～12 周血中首先出现 HBsAg。

2. 急性自限性 HBV 感染时，血中 HBsAg 大多持续 1～6 周，最长可达 20 周。

3. 无症状携带者和慢性患者 HBsAg 可持续存在多年，甚至终身。

4. HBsAg 本身只有抗原性，无传染性。

5. HBsAg 阳性反应表示肝细胞中 HBV 转录翻译活跃，窗口期或 S 基因突变可出现 HBsAg 阴性反应，因此，阴性反应不能完全排除 HBV 感染。

6. 近年来，HBsAg 定量检测已在临床广泛应用。定量分析 HBsAg 用于动态评价患者病情和抗病毒治疗效果有非常重要的价值，HBsAg 定量对了解慢性乙肝患者的进程及病毒感染情况有明显作用。HBeAg 阴性者抗病毒治疗时，HBsAg 的下降速度是判断其清除率的主要依据，下降速度快的患者发生 HBsAg 清除的概率更大。HBsAg 再次升高意味着病毒复发或进入活动期。HBsAg 定量可作为判断何时停药的指标，HBsAg 转阴并出现抗 –HBs 是 HBV 感染抗病毒治疗的最终目标。

二、乙肝表面抗体

乙肝表面抗体（hepatitis B surface antibody，抗 –HBs）为 HBsAg 刺激机体产生的中和抗体，有清除病毒、防止再感染的作用。对患者而言，出现抗 –HBs 表明曾经感染过 HBV，是乙肝痊愈的临床标志。对疫苗注射者而言，出现抗 –HBs 是免疫成功的标志。

【参考区间】 阴性。

【解读要点】

1. 抗 –HBs 是一种保护性抗体，能够保护机体不受 HBV 侵袭，并可在体内存在相当长的时间。一般在急性感染后期，HBsAg 转阴后一段时间开始出现，在 6～12 个月内逐步上升至高峰，可持续多年，但滴度会逐步下降。

2. 约半数病例抗 –HBs 在 HBsAg 转阴后数月才可检出，少部分病例 HBsAg 转阴后始终不产生抗 –HBs。一般情况下，抗 –HBs 和 HBsAg 不会同时存在。如果同时检出，一种可能是抗 –HBs 产生的早期，另一种可能是不同亚型的 HBV 感染，或 HBV 基因变异所致。

3. 免疫注射乙肝疫苗（即 HBsAg），机体会产生抗 –HBs，可预防 HBV 感染。一般 10 mU/mL 抗 –HBs 为对 HBV 具有免疫力的临界水平，低于此值则说明免疫失败。接受乙肝疫苗接种者，体内血液循环中除了抗 –HBs 外，不应出现其他 HBV 感染标志物。一旦出现除抗 –HBs 以外的其他标志物，应视为既往有过 HBV 感染。

4. 抗 –HBs 阳性表示对 HBV 有免疫力，见于乙肝恢复期、既往感染及乙肝疫苗接种后。

三、乙肝 e 抗原

乙肝 e 抗原（hepatitis B e antigen，HBeAg）是一种可溶性蛋白，由前 C 区编码，是临床判断 HBV 复制的血清标志物。HBeAg 一般仅见于 HBsAg 阳性血清。HBeAg 与 HBV

Dane 颗粒、HBV DNA 具有伴随关系，是 HBV 复制活跃的血清学指标，也是乙肝患者传染性强弱的主要血清学指标。HBeAg 可半定量，与 HBV DNA 血清水平相关，但改变的时间可能落后，两者均是目前应用最广、最可靠的评估 HBV 复制与传染性的指标。

【参考区间】　阴性。

【解读要点】

1. 血清 HBeAg 与 HBV 复制的关系：在 HBV 感染的过程中，HBeAg 随 HBV 复制增加，活跃的复制继发免疫应答，肝细胞被破坏，ALT 升高，而后 HBV DNA 水平降低，HBeAg 被清除。HBeAg 的清除一般先于 HBsAg，有些 HBV 感染者在 HBeAg 清除前，可有血清氨基转移酶升高，慢性肝炎表现短暂加剧的现象。HBeAg 的转阴，或随后转换为抗 –HBe 阳性，一般反映 HBV 复制趋于静止。

2. HBeAg 的存在表示患者处于高感染低应答期。急性 HBV 感染时 HBeAg 的出现时间略晚于 HBsAg。血清 HBeAg 阳性者，一般 HBsAg 也为阳性。但当 HBV 的有关基因发生冲突时，可使 HBeAg 无法表达，表现为血清中 HBeAg 或抗 –HBe 测定持续阴性，而血清中的 HBsAg 或 HBV DNA 为阳性。有时实验室也可见到 HBsAg 阴性、抗 –HBs 阳性、HBeAg 阳性的模式，这也与病毒的有关基因发生了突变有关。

3. 血清 HBeAg 与 ALT 的关系：HBV 无症状携带者肝组织多无显著炎症，在 ALT 正常的漫长"无症状"期间自然转阴；而 HBeAg 阳性并结合 ALT 反复波动，则近 70% 肝组织病变累积加重，约 25% 可向肝硬化发展，因此，HBeAg 阳性需结合 ALT 长期观察才能确定其临床意义。

四、乙肝 e 抗体

乙肝 e 抗体（hepatitis B e antibody，抗 –HBe）是 HBeAg 刺激机体产生的特异性抗体。抗 –HBe 不是保护性抗体，这一点与抗 –HBs 不同。抗 –HBe 阳性说明病毒复制减弱，传染性减弱，但并非没有传染性。

【参考区间】　阴性。

【解读要点】

1. 当血清 HBeAg 转阴后，可出现抗 –HBe，两者同时阳性者较为少见。在 HBeAg 转阴，出现抗 –HBe 之间，也可出现"窗口期"，一般为 1 年左右。抗 –HBe 出现，说明机体对 HBeAg 有一定的免疫清除能力。

2. 抗 –HBe 多出现于急性乙肝恢复期、慢性乙肝、肝硬化或无症状 HBV 携带者，可长期存在，无保护作用。

3. HBeAg 消失伴抗 –HBe 出现称为 HBeAg 的血清转换，是慢性乙肝治疗的近期目标；每年有 10% 左右的病例发生自发血清转换。转换过程通常意味着机体由免疫耐受转为免疫激活，传染性降低。

4. 抗 –HBe 转阳后，通常反映 HBV 感染进入低复制或非复制期，传染性降低。但不能确定传染性已消失或病情已康复，相当一部分阳性者，血清中仍可检出 HBV DNA，一段时间后才逐渐消失。

五、乙肝核心抗体

乙肝核心抗原（hepatitis B core antigen，HBcAg）主要存在于 Dane 颗粒的核心，通常

由核壳蛋白包裹在病毒外膜中，血液循环中游离状态的 HBcAg 极少，并不能直接在血中检出，仅在个别感染者体内可检测到 HBcAg 暴露在病毒颗粒的表面；但把血清中的完整 HBV 颗粒用去垢剂裂解处理后，可以检出 HBcAg，而对于肝细胞大量坏死的个别重症患者，细胞内的 HBcAg 可释放进入血液。血清中 HBcAg 阳性反映病毒复制及存在传染性。HBcAg 的临床意义与 HBeAg、HBV DNA 相似，但血清中检测 HBcAg 在技术上仍不十分稳定，故较少用于临床常规检测。

乙肝病毒核心抗体（hepatitis B core antibody，抗 -HBc）是 HBcAg 刺激机体产生的特异性抗体，包括 IgA、IgG 及 IgM 型。抗 -HBc 存在于绝大多数 HBV 感染者的血清中，HBV 感染早期便出现，效价迅速达到较高水平，随后逐渐下降，一般持续 3～12 个月。HBcAg 较 HBsAg 免疫原性更强，因而抗 -HBc 较抗 -HBs 产生时间早、血清水平高、存在时间更长。

【参考区间】　阴性。

【解读要点】

1. 高滴度的抗 -HBc（主要是 IgM）表示现行感染，常与 HBsAg 并存；低滴度的抗 -HBc（主要是 IgG）表示既往感染，常与抗 -HBs 并存，抗 -HBc IgG 在血清中可长期存在。

2. 抗 -HBc 应答是 HBV 感染的印证。在急性期几乎所有感染者都可检出抗 -HBc，有时是唯一的血清标志物，除非 HBV C 基因序列出现极少见的变异或感染者有免疫缺陷。

3. 抗 -HBc IgM 是 HBV 感染后较早出现的抗体，绝大多数出现在发病第 1 周，多数在 6 个月内消失，抗 -HBc IgM 阳性提示急性期或慢性肝炎急性发作。抗 -HBc IgM 的检测受类风湿因子（RF）的影响较大，低滴度的抗 -HBc IgM 应注意假阳性。

4. 无论肝病是否存在或病毒是否被清除，抗 -HBc 可持续存在数十年，在我国有大量抗 -HBc 阳性的既往感染者，因此，抗 -HBc 不宜作为筛检的标志物。高滴度的抗 -HBc 常伴有肝损害，同时肝酶异常，抗 -HBc 降低与肝酶逐渐恢复一致；低滴度的抗 -HBc 无肝损害或损害早已静息。

六、乙肝病毒 DNA

乙肝病毒 DNA（HBV-DNA）检测是判断 HBV 复制的最准确和最常用的方法。HBV-DNA 出现早于其他 HBV 感染血清标志物，其拷贝数高低是反映患者体内病毒复制与传染性的直接证据。此外，患者抗病毒治疗时，血清 HBV-DNA 定量检测能准确地测定体内病毒数量，有助于动态观察，避免盲目用药。

【参考区间】　阴性。

【解读要点】

1. HBV-DNA 直接反映 HBV 的存在，是病毒活动性复制及具有传染性的标志，对于确诊 HBV 感染具有重要价值。

2. 低水平 HBV 感染时，在血清中 HBsAg 阴性的情况下，HBV-DNA 对于确定 HBV 的感染有重要意义。尤其是在 HBeAg 阴性的 HBV 突变株感染的情况下，其检测意义尤为重要。

3. HBV-DNA 检测结果结合乙肝三系各项定量指标更能客观反映体内 HBV 的状态，正确判断预后及治疗。

（1）HBV-DNA 阴性而 HBsAg、HBeAg 或抗 -HBe 及 HBcAb 浓度均较高，提示并未痊愈，有可能病毒再次出现复制情况，或转为慢性病程，需密切观察。

（2）HBV-DNA 阴性而 HBsAg、HBeAg 或抗 -HBe 及 HBcAb 浓度均很低或阴性并持续一段时间，提示病情好转或可能痊愈，预后良好。

乙肝血清病毒标志物常见组合模式及临床意义见表 14-2。

表 14-2　乙肝血清病毒标志物常见组合模式及临床意义

模式号	HBsAg	抗 -HBs	HBeAg	抗 -HBe	抗 -HBc	HBV DNA	临床意义
1	+	−	+	−	−	+	急性 HBV 感染早期，HBV 复制活跃
2	+	−	+	−	+	+	急慢性 HBV 感染，HBV 复制活跃
3	+	−	−	−	+	+	急慢性 HBV 感染，HBeAg/ 抗 -HBe 空白期
4	+	−	−	+	+	+	HBeAg 阴性慢性乙肝（CHB）
5	+	−	−	+	+	−	急慢性 HBV 感染，HBV 复制极低或停止
6	−	−	−	−	+	−	HBV 既往感染，未产生抗 -HBs，或 HBV 复制极低
7	−	−	−	+	+	−	抗 -HBs 出现前阶段，HBV 复制低
8	−	+	−	+	+	−	HBV 感染恢复阶段，已获得免疫力
9	−	+	−	−	+	−	HBV 感染恢复阶段，已获得免疫力
10	+	+	+	−	+	+	不同亚型 HBV 感染
11	+	−	−	−	−	−	HBV DNA 整合
12	−	+	−	−	−	−	病后或接种疫苗后获得免疫力

⬤ 拓展知识 14-1　乙肝前 S1 抗原

　　HBV 外膜蛋白包括 S、前 S2 和前 S1 三种成分。前 S1 蛋白在病毒侵入肝细胞的过程中起重要作用。病毒附着于肝细胞上，最重要的介导部位是前 S1 蛋白的氨基酸 21～47 片段，变异的病毒只要这一区段完好就有传染性。前 S1 蛋白主要存在于 Dane 颗粒和管型颗粒上。前 S1 蛋白在病毒感染、装配、复制和刺激机体产生免疫反应等方面起重要作用。

　　HBV 前 S1 抗原（pre -S1Ag）位于 HBV 外膜蛋白上，它存在于完整的 HBV 颗粒表面，与 HBV 的感染及复制关系密切。

　　人体感染 HBV 后，由于 pre-S1Ag 出现在 HBV 感染的最早期，在 HBsAg 消失之前消失，是病毒清除的最早迹象，因而可以起到早期诊断的作用。

　　【参考区间】阴性。

　　【解读要点】

　　1. 感染状况指标：

　　（1）pre-S1Ag 主要存在于血清 HBV 表面，提示机体内含有 HBV 就有 pre-S1Ag。

（2）pre-S1Ag 与 HBV-DNA、HBeAg 检出率高度符合，是一项十分重要的病毒复制指标。提示 pre-S1Ag 可作为 HBAg 和 HBV-DNA 检测的补充和对照。

（3）抗 -HBe 阳性的慢性乙肝患者和 HBV 慢性无症状携带者中，pre-S1Ag 阳性表示病毒复制，提示临床上只检测"乙肝三系"是不够的，补充 pre-S1Ag 的测定十分必要，可弥补因病毒变异和其他原因造成的 HBeAg 阴性的"误导"。

2. 早期诊断 HBV 感染：

（1）pre-S1Ag 出现在急性乙肝感染的最早期，在氨基转移酶升高前即可检出，提示可早期诊断 HBV 感染。

（2）在体检和献血员中加查 pre-S1Ag，可起到疾病的早期诊断和尽早切断传染源的重要作用。

3. 预后及疗效判断：

（1）急性乙肝患者 pre-S1Ag 阴转越早，预后越好，是病毒清除的最早迹象；反之，pre-S1Ag 持续阳性，将发展至慢性肝炎。

（2）因病毒基因变异的抗 -HBe 阳性慢性乙肝患者，较易进展为肝硬化，甚至肝癌。加强检测 pre-S1Ag，是一种检测疾病预后的良好手段。

（3）pre-S1Ag 可作为药物抗病毒疗效的指标，是对 HBV-DNA 和 HBeAg 指标的补充和加强。

微课视频 14-1　成人乙肝疫苗打不打

第三节　丙型病毒性肝炎标志物

丙型肝炎病毒（hepatitis C virus，HCV）属于黄病毒科丙型肝炎病毒属，基因组为单股正链 RNA，全长约 9 500 bp。HCV 颗粒具有包膜和刺突结构，病毒体呈球形，在外界环境中的生存能力低，干燥、室温下 72 h 病毒失去感染活性。HCV 感染呈世界性分布，各年龄段均易感，一般儿童和青少年感染率低，中年人次之，老年人最高，男性感染率高于女性。主要经肠道外途径传播，但家庭聚集现象不如 HBV 感染明显。

丙型病毒性肝炎（viral hepatitis C）简称丙肝，是由 HCV 感染引起的病毒性肝炎，临床以慢性丙肝为主，主要经输血、针刺、吸毒等传播。HCV 慢性感染可导致肝慢性炎症坏死和纤维化，部分患者可发展为肝硬化甚至肝细胞癌（hepatocellular carcinoma，HCC）。HCV 感染面较广，既有急性肝炎、慢性肝炎，甚至急性重型肝炎，更有大量无症状感染者；感染后易慢性化是丙肝的重要特点。目前丙肝缺乏特异性治疗药物，也无特异性免疫预防疫苗。

目前临床应用最为广泛、最有价值的 HCV 感染标志物主要有：HCV RNA、抗 -HCV 和 HCV 核心抗原。

一、丙肝病毒 RNA 与丙肝核心抗原

丙肝病毒 RNA（HCV RNA）阳性是病毒感染和复制的直接标志。HCV RNA 定量方法

包括 bDNA 探针技术、竞争 PCR 法、荧光定量法等，定量测定有助于了解病毒复制程度、抗病毒治疗的选择及疗效评估等。

人感染 HCV 后，HCV 核心抗原（HCV cAg）与 HCV RNA 几乎同时出现，因此，HCV cAg 可作为丙肝早期诊断标志物。

【参考区间】　HCV RNA：阴性；HCV cAg：阴性。

【解读要点】

1. HCV 感染首先引起病毒血症，第 1 周即可在外周血中检出 HCV RNA 和 HCV cAg。HCV cAg 与 HCV RNA 伴随存在是 HCV 感染的直接证据，可用于 HCV 现行感染的判断。

2. HCV RNA 阳性，而 ALT、AST 值正常者，应定期进行 HCV RNA 跟踪检测，确保检测结果的准确性。

3. HCV 感染后易慢性化，可发生肝硬化，但进展缓慢，其原因可能是：

（1）HCV 复制过程中因依赖 RNA 的 RNA 聚合酶缺乏校正功能而易出错；因机体的免疫力，导致 HCV 不断发生变异以逃避机体的免疫监视，导致慢性化。

（2）HCV 对肝外细胞的泛嗜性，特别是外周血单核细胞中的 HCV，是反复感染的细胞来源。

（3）HCV 在血中滴度低，免疫原性弱，机体易对它产生免疫耐受，造成病毒持续感染。

二、丙肝抗体

抗 -HCV（包括抗 -HCV IgM 和抗 -HCV IgG）不是保护性抗体，仅作为 HCV 感染的标志物之一，是临床实验室常用的 HCV 感染检测项目，不能区分现行感染与既往感染，需要结合临床症状进行分析，必要时进一步检测 HCV RNA 或 HCV cAg。

抗 -HCV 检测可用于丙肝病原学诊断、流行病学调查，筛选献血员和血液制品等。

【参考区间】　阴性。

【解读要点】

1. 抗 -HCV 是非中和抗体，是 HCV 感染的标志，抗 -HCV 的存在一般表示有传染性。

2. 高效价的抗 -HCV 阳性，常与 HCV 现存感染有关，如能同时查到 HCV RNA 即可确诊病毒复制和有传染性。

3. 在疾病急性期，抗 -HCV 通常在丙肝起病和接触病毒 3 ~ 6 个月后升高。抗体的升高可与氨基转移酶峰值一致或在其后。

4. 抗 -HCV 一般在感染发展成慢性的患者中持续存在。在缓解病例，抗体在 6 ~ 12 个月内消失，然而，抗 -HCV 也可能在长达 4 年的时间内被检测到。

5. 抗 -HCV 和 HCV RNA 检测结果可出现以下 4 种模式：

（1）抗 -HCV 及 HCV RNA 均为阳性并伴近期 ALT 升高：存在以下三种可能：①结合近期高危暴露史，考虑是否为急性 HCV 感染；②慢性 HCV 感染急性加重；③合并其他病原体导致急性肝炎的慢性 HCV 感染。

（2）抗 -HCV 阳性而 HCV RNA 阴性：① HCV 感染痊愈；②急性 HCV 感染后 HCV RNA 的清除期；③假阳性或假阴性结果，此时建议 4 ~ 6 个月后再行 HCV RNA 检测以明确诊断。

（3）抗 -HCV 阴性而 HCV RNA 阳性：提示为抗体产生之前的急性感染早期或免

疫抑制患者慢性 HCV 感染，也有可能为 HCV RNA 假阳性结果，建议 4～6 个月后复查抗 –HCV 和 HCV RNA。

（4）患者 ALT 升高而抗 –HCV 及 HCV RNA 均为阴性：考虑可除外急性或慢性丙肝诊断。

需要说明是，抗 –HCV 和 HCV RNA 不能用于确定疾病的严重性，也不能用于预测疾病的预后和进展。

📹 **微课视频 14-2**　丙型病毒性肝炎标志物解读

第四节　丁型病毒性肝炎标志物

丁型肝炎病毒（hepatitis D virus，HDV）是一种缺陷性单股负链 RNA 病毒，直径为 35～37 nm，呈球形，其外膜为 HBsAg，核心内含有特异的丁型肝炎病毒抗原（HDAg）和病毒 RNA。HDV 在成熟过程中，需要借助于 HBsAg 作为外膜蛋白而装配成完整的病毒颗粒。HDV 本身不能感染，只能感染 HBsAg 阳性者，引起重叠感染，抗 –HBs 可以阻断 HDV 感染。

HDV 感染常用检验项目有 HDV Ag 和抗 –HDV。

一、丁肝抗原

丁肝抗原（HDAg）存在于受感染的肝组织细胞内，或外周血的完整病毒内。患者外周血中 HDAg 阳性表明体内有 HDV 复制，血中有 HDV。由于丁肝与乙肝感染同时存在，外周血经除污剂处理后，可能 HDAg 与 HBcAg 同时存在，因此要注意防止 HBcAg 的干扰，故酶标记物中必须加入非标记的特异性中和 HBcAg 的单克隆抗体以排除之。

【参考区间】 阴性。

【解读要点】

1. HDAg 是 HDV 颗粒内部成分，阳性是诊断急性 HDV 感染的直接证据。HDAg 在病程早期出现，持续时间平均为 21 天，随着抗 –HDV 的产生，HDAg 多以免疫复合物形式存在，此时检测 HDAg 为阴性。

2. 在慢性 HDV 感染中，由于有高滴度的抗 –HDV，HDAg 多为阴性。

二、丁肝抗体

HDV 急性感染时，首先出现 HDAg，HDAg 抗原性较强，可刺激机体产生 IgM 和 IgG 抗体，这些抗体均为非中和抗体，对机体无保护作用。

【参考区间】 阴性。

【解读要点】

1. 抗 –HDV IgM 阳性是现症感染的标志，当感染处于 HDAg 和抗 –HDV IgG 之间的"窗口期"时，可仅有抗 –HDV IgM 阳性。

2. 高滴度抗 –HDV IgG 提示感染的持续存在，低滴度提示感染静止或终止。

3. HDV 慢性感染时，HDV RNA、HDAg、抗 –HDV IgM 和抗 –HDV IgG 可持续性同时存在。

第五节 戊型病毒性肝炎标志物

戊型肝炎病毒（hepatitis E virus，HEV）是 1982 年发现的一种新型肝炎病毒，属嵌杯状病毒科的嗜肝 RNA 病毒属。HEV 内部核酸为单股 RNA，全长 7.2～7.6 kb，含 3 个可读框。HEV 感染均为急性感染，无慢性感染和病毒携带者，经胃肠传播，水源污染是其暴发流行的主要原因。HEV 所致戊型病毒性肝炎（简称戊肝）的临床症状和流行病学特点均与甲肝相似，是一种自限性急性肝炎。孕妇感染 HEV 有较高的重症肝炎发生率。

HEV 感染的实验室诊断指标均不理想，标志物的阳性率不高，临床症状接触史是诊断的主要依据。常用检验项目有 HEV RNA、HEAg 和抗 -HEV。

一、戊肝病毒 RNA 和戊肝抗原

HEV 为经肠道传播引起戊肝的病原体，故 HEV 感染早期血液中可检出 HEV RNA 和 HEV 抗原（HEAg），持续时间较短，粪便中 HEV RNA 和 HEAg 持续时间较血液长。

【参考区间】 阴性。

【解读要点】

1. 采用 RT-PCR 法在粪便和血液标本中检测到 HEV RNA，可明确诊断。

2. 采用免疫组织化学方法在约 40% 的戊肝病例肝组织标本中发现 HEAg，它主要定位于肝细胞质。血液中检测不到 HEAg。

二、戊肝抗体

戊型肝炎病毒抗体（hepatitis E virus antibody）是人体感染 HEV 后产生的特异性抗体，包括抗 -HEV IgM 和抗 -HEV IgG 类型。抗 -HEV IgM 阳性表示急性期感染，在潜伏期末出现临床症状之前即可检测到，并在症状最典型期达到峰值，持续时间约 1 个月。抗 -HEV IgM 产生不久，即可检测到抗 -HEV IgG，并紧随抗 -HEV IgM 之后达到峰值，持续约 1 年。抗 -HEV IgG 主要适用于血清流行病学调查，以研究 HEV 人群感染率、流行因素和流行规律等。

【参考区间】 阴性。

【解读要点】

1. 抗 -HEV IgM 在发病初期产生，是近期 HEV 感染的标志，大多数在 3 个月内转阴。在急性期血清中可测出高滴度的抗 -HEV IgM，恢复期抗 -HEV IgM 滴度下降或消失。

2. 抗 -HEV IgG 在急性期滴度较高，恢复期则明显下降。如果抗 -HEV IgG 滴度较高，或由阴性转为阳性，或由低滴度升为高滴度，或由高滴度降至低滴度甚至转阴，均可诊断为 HEV 感染。

3. 少数戊肝患者始终不产生抗 -HEV IgM 和抗 -HEV IgG，两者均阴性时不能完全排除戊肝。

本章小结

病毒性肝炎是由肝炎病毒引起的，以肝炎症和坏死性病变为主的一组全身性传染病。

按病原学分类目前有甲肝、乙肝、丙肝、丁肝和戊肝。各型病毒性肝炎的临床表现相似，以疲乏、食欲减退、厌油、肝功能异常为主，部分病例出现黄疸。

病毒性肝炎标志物包括各种肝炎病毒抗原、抗体和核酸分子。临床实验室常用酶联免疫、分子生物学等方法对肝炎病毒标志物进行检测，以确定病毒性肝炎感染病毒类型。HAV 感染常用检验项目是抗 –HAV IgM 和抗 –HAV IgG，HBV 感染常用检测项目包括 HBsAg、抗 –HBs、HBeAg、抗 –HBe、抗 –HBc 和 HBV–DNA，HCV 感染常用检测项目包括 HCV RNA、HCV cAg 和抗 –HCV，HDV 感染常用检验项目有 HDAg 和抗 –HDV，HEV 感染常用检验项目有 HEV RNA、HEAg 和抗 –HEV。

乙肝其他实验室检测方法包括 HBV 病毒学检测、HBV 新型标志物检测等。

案例导引解读

1. 乙肝 DNA 定量检验报告单显示 HBV–DNA 检出且呈高滴度（1.16E+7），表示该患者是 HBV 感染者，目前处于病毒复制期。也可出现在 HBV 携带者和各种急慢性乙肝患者中。乙肝三系检验报告单 HBsAg（+），HBeAg（+），抗 –HBc（+），也就是俗称的"大三阳"。该血清学模式常提示患者具有较高的传染性，该患者的乙肝三系"大三阳"结果与其 HBV–DNA 结果一致。另外，抗 –HBc IgM 阳性是急性乙肝的标志物，也可出现在慢性乙肝的急性发作中。

2. ①患者 ALT 和 AST 明显升高且 AST/ALT 比例＜1，应怀疑肝细胞损伤大量释放肝酶所致的肝炎。患者总胆红素、直接胆红素和间接胆红素均明显升高，提示肝细胞性黄疸。胆汁酸和碱性磷酸酶的升高与肝炎引起的胆汁淤积相关，也佐证了肝炎存在的可能性。②该患者年轻，"食欲减退，尿黄 3 天"入院，皮肤巩膜轻度黄染及未见肝掌、蜘蛛痣，提示肝炎的存在与急性期或慢性肝炎急性发作相关。③总胆红素、直接胆红素和间接胆红素的升高与"尿黄"、巩膜黄染符合，提示患者存在肝细胞性黄疸。主诉、体检和生化检查强烈提示患者有急性黄疸性肝炎或慢性肝炎的急性发作，但不确定为何种原因引起的肝炎，而 HBV–DNA 高滴度表达和乙肝三系为"大三阳"高度提示为 HBV 感染引起。由于该患者无明确的既往肝炎病史的描述，抗 –HBc IgM 阳性结果可能出现在急性乙肝患者中，也可出现在慢性乙肝急性发作患者中。

3. 综合以上所述，该患者初步诊断为急性黄疸性乙肝或慢性乙肝急性发作，但需与其他病毒性肝炎（如甲肝、丙肝）、酒精性肝炎、自身免疫性肝炎等相鉴别。

临床案例分析 14-1

患者，男性，16 岁，因体检发现 HBsAg 阳性就诊。

查体：神志清，精神可，皮肤巩膜无黄染，未见肝掌、蜘蛛痣，腹平软，肝脾肋下未及，移动性浊音阴性，双下肢无水肿。

经进一步检查发现，肝功能正常：ALT：17 U/L，AST：10 U/L，TB：16.1 μmol/L；乙肝三系：HBsAg：阳性，抗 –HBs：阴性，HBeAg：阳性，抗 –HBe：阴性，抗 –HBc：阳性，HBV–DNA：3.14×10^8 U/mL，肝胆脾胰 B 超：未见明显异常。患者母亲 HBsAg 为阳性。

问题 1. 该患者最可能的诊断是什么？诊断依据有哪些？

问题 2. 该患者的治疗方案是什么?

患者出院后未规范复查。3 年后,因乏力、食欲减退 1 周就诊,近 1 个月常熬夜玩电子游戏,查肝功能:ALT:223 U/L,AST:145 U/L,TB:20.1 μmol/L。

问题 3. 此时考虑有哪些可能?

问题 4. 为进一步确诊,需要进一步检查的项目或询问病史有哪些?

(宋广忠　杨　珺)

◆ **数字课程学习**

📹 微课视频　　　🅿 教学PPT　　　📑 临床案例分析及参考答案　　　👤 自测题

第十五章

自身免疫相关检验报告单解读

学习目标

掌握：抗核抗体、可提取核抗原抗体、类风湿因子等指标的临床意义。

熟悉：抗链球菌溶血素"O"、C 反应蛋白、红细胞沉降率等指标的临床意义。

了解：风湿性疾病的分类与发病机制，抗核抗体荧光模式与疾病的关系。

案例导引

患者，女性，54 岁，因"反复四肢关节肿痛 10 年"入院。

查体：T：36.9 ℃，P：77 次/min，R：19 次/min，BP：138/88 mmHg，神志清，精神可，面部无皮疹，双手尺侧偏斜，第 2～4 手指可见天鹅颈样改变，双手掌指 2～5 关节肿胀压痛，双腕关节肿胀压痛，左肘关节成角畸形，双侧踝关节跖屈和背曲均受限，余四肢关节未见明显肿胀畸形，心肺听诊无殊，腹平软。

实验室检查：血常规示 WBC：5.1×10^9/L，LY：18.3%，GR：70.5%，Hb：89 g/L，PLT：91×10^9/L；免疫球蛋白示 IgG：16.6 g/L↑，IgA：4.9 g/L↑，IgM：4.6 g/L↑，均为轻度增加；尿酸：259 μmol/L（正常）。进一步查抗核抗体、可提取核抗原抗体及相关风湿类标志物如下。

XX 医院检验报告单

姓名：XXX	病区：风湿免疫科	标本种类：血清	样本编号：XXXXX
性别：女	科别：风湿免疫科	标本性状：	病人类别：住院
年龄：54 岁	床号：XX	接收人员：XXX	条形码号：XXXXX
病员号：XXXXX	送检医生：XXX	送检单位：	临床初诊：

采集时间：2020-10-07 09：00　　　　　接收时间：2020-10-07 09：12

备　注：

No	项目	结果	参考区间	实验方法
1	抗核抗体	弱阳性	阴性	间接免疫荧光法
2	抗核抗体主核型	颗粒型	阴性	间接免疫荧光法
3	抗核抗体主核型滴度	1：32	<1：32	间接免疫荧光法
4	抗 ds-DNA 抗体	阴性	阴性	间接免疫荧光法

续表

No	项目	结果	参考区间	实验方法
5	抗 Sm 抗体	阴性	阴性	免疫印迹法
6	抗 U1RNP 抗体	阴性	阴性	免疫印迹法
7	抗 SS-A 抗体	阴性	阴性	免疫印迹法
8	抗 SS-B 抗体	阴性	阴性	免疫印迹法
9	抗 Scl-70 抗体	阴性	阴性	免疫印迹法
10	抗 Jo-1 抗体	阴性	阴性	免疫印迹法

检验日期：2020-10-07　　　报告时间：2020-10-07 15：35　　　检验：XXX　　　审核：XXX

注：此检验报告仅对本次标本负责。

XX 医院检验报告单

姓名：XXX　　　　　　病区：风湿免疫科　　标本种类：血清　　　　样本编号：XXXXX

性别：女　　　　　　　科别：风湿免疫科　　标本性状：　　　　　　病人类别：住院

年龄：54 岁　　　　　床号：XX　　　　　　接收人员：XXX　　　　条形码号：XXXXX

病员号：XXXXX　　　送检医生：XXX　　　送检单位：　　　　　　临床初诊：

采集时间：2020-10-07 09：00　　　　　　　接收时间：2020-10-07 09：12

备　注：

No	项目	结果		参考区间	单位	实验方法
1	抗链球菌溶血素 O	112		< 120	IU/mL	散射比浊法
2	类风湿因子	4 750	↑	< 20	IU/mL	散射比浊法
3	C 反应蛋白	42.6	↑	< 8	mg/L	散射比浊法
4	红细胞沉降率	57	↑	< 20	mm/h	魏氏法

检验日期：2020-10-07　　　报告时间：2020-10-07 10：35　　　检验：XXX　　　审核：XXX

注：此检验报告仅对本次标本负责。

问题：1. 如何解读该患者的检验报告单？

　　　2. 根据以上检查结果，结合患者的临床表现，该患者最可能的诊断是什么？依据有哪些？

　　正常情况下，机体能识别"自我"，对自身成分不产生免疫应答，或仅产生微弱免疫应答，这种现象称为自身免疫耐受。在某些情况下，自身免疫耐受遭到破坏，机体免疫系统对自身成分发生免疫应答，产生针对自身抗原成分的抗体或反应性 T 淋巴细胞，这种现象称为自身免疫。由自身免疫引起的疾病称为自身免疫病（autoimmune disease，AID）。AID 涉及的疾病非常广泛，根据组织器官损伤特点，可分为器官特异性和非器官特异性两大类。器官特异性 AID 有桥本甲状腺炎、Graves 病（毒性弥漫性甲状腺肿）、萎缩性胃炎、溃疡性结肠炎、原发性胆汁性肝硬化、自身免疫性溶血性贫血和特发性血小板减少性紫癜等。非器官特异性 AID 有类风湿关节炎（rheumatoid arthritis，RA）、原发性干燥综合征（primary Sjögren syndrome，PSS）、系统性红斑狼疮（systemic lupus erythematosus,

SLE）、系统性硬化（systemic scleredema，SS）和混合性结缔组织病（mixed connective tissue disease，MCTD）等。

风湿性疾病泛指累及骨、关节、血管及其周围软组织的一组疾病。1993年，美国风湿病协会将风湿性疾病分为弥漫性结缔组织病、脊柱关节病、退行性变、代谢和内分泌相关的风湿病、感染相关的风湿病、非关节性风湿病等10大类。根据发病机制，风湿性疾病以累及多组织多系统的AID多见，包括RA、强直性脊柱炎（ankylosing spondylitis，AS）、PSS、SLE等。部分风湿性疾病可由感染通过激发遗传易感人群所引发，包括常见的链球菌感染后急性风湿热、风湿性关节炎，结核分枝杆菌感染后的变应性关节炎等。

由上可知，AID和风湿性疾病有诸多交叉，其中非器官特异性AID与自身免疫引起的风湿性疾病更是疾病谱类同，此类疾病多在风湿免疫科就诊。

AID与风湿性疾病种类繁多，实验室检查是诊断和鉴别诊断的重要依据，也是病情活动与疗效监测的重要依据。除基本检查如血常规、尿常规检查，肝、肾功能检查等之外，类风湿因子、自身抗体谱等检查有助于自身免疫性风湿病的诊断与鉴别诊断；抗链球菌溶血素O、艾滋病抗体、丙型肝抗体等检测有助于感染性风湿病的诊断与排除诊断；红细胞沉降率、C反应蛋白、免疫球蛋白和补体检查有助于病情活动性的判断。

本章介绍几个常见的自身抗体，包括抗核抗体、抗双链DNA抗体、可提取核抗原抗体、类风湿因子，以及与自身免疫性风湿性疾病相关的标志物，如C反应蛋白、抗链球菌溶血素O和红细胞沉降率（ESR）等，阐述这些标志物在风湿性疾病诊疗和病情评估中的应用。

第一节　常见自身抗体

在自身免疫耐受遭到破坏时，机体免疫系统对自身成分发生免疫应答，产生针对自身成分的抗体或反应性T淋巴细胞，其中针对自身成分的抗体即为自身抗体（autoantibody），可引起AID。AID具有以下特征：患者血液中可测到高效价的自身抗体；病情转归与自身免疫反应强度密切相关；多数病情呈反复发作和慢性迁延；女性发病率高于男性，有一定的遗传倾向等。其中高效价自身抗体的检出是AID实验室诊断的重要内容。

自身抗体种类繁多，有概念相对广泛的针对自身细胞成分为靶抗原的抗体，如抗核抗体，细胞核中诸多小分子RNA与对应蛋白质组成的核糖核蛋白抗体，如可提取核抗原抗体；也有针对组织细胞或蛋白分子相对特异的抗体，如抗双链DNA抗体、抗核小体抗体、抗中性粒细胞胞质抗体、抗平滑肌抗体、抗线粒体抗体、抗环瓜氨酸肽抗体、类风湿因子、抗心磷脂抗体、抗甲状腺球蛋白抗体等。

本节主要介绍非器官特异性AID的实验室检查中常见的自身抗体，如抗核抗体、可提取核抗原抗体、抗双链DNA抗体和类风湿因子等。

一、抗核抗体

抗核抗体（antinuclear antibody，ANA）原指以细胞核成分为靶抗原的自身抗体，现泛指以各种细胞成分作为靶抗原的自身抗体的总称。ANA主要存在于血清中，以IgG型为主。最常用的ANA检测方法为间接免疫荧光试验（indirect immunofluorescence test，IF），以Hep-2细胞（人喉癌传代培养细胞）和鼠肝冷冻切片作为基质固定于载玻片上，与血液中 ANA 结合后加入异硫氰酸荧光素（fluorescein isothiocyanate，FITC）标记的二抗反应，在荧光显微镜下观察基质片的荧光着色强度和荧光模式，从而提示 ANA 的有无和强度，进而反映相应的疾病。至 2019 年，基于 Hep-2 细胞的 ANA 荧光模型国际共识列出了涉及细胞核、细胞质及分裂象三个方面的 29 种荧光模型（AC-1 ~ AC-29）。

1. 常见针对细胞核的荧光模型：

（1）核均质型：间期，细胞核质呈均匀荧光染色，核仁区可无荧光；分裂期细胞的浓缩染色体呈增强的均匀荧光。均质型的靶抗原主要为双链 DNA、核小体及组蛋白，对应的自身抗体为抗双链 DNA 抗体、抗核小体抗体及组蛋白抗体。均质型常见于 SLE、慢性自身免疫性肝炎或幼年特发性关节炎患者。

（2）核膜型：也称周边型，荧光着色主要显示在细胞核周边形成荧光环，或在均一荧光背景上核周荧光增强，分裂期细胞浓缩染色体阴性。核膜型的靶抗原主要是板层素、核孔复合体等。高滴度的核膜型荧光主要见于原发性胆汁性肝硬化患者。

（3）核粗颗粒型：间期，细胞核质呈粗颗粒样荧光，核仁不着色；分裂期细胞浓缩染色体的荧光染色为阴性。粗颗粒型的靶抗原主要为不均一核糖核蛋白（如 U1RNP），Sm 抗原，RNA 聚合酶Ⅲ。常见于 SLE、SS、MCTD 等。

（4）核仁型：与抗 RNA 聚合酶抗体、抗 Scl-70 抗体、抗 PM-Scl 抗体等相关。

2. 常见针对细胞质的荧光模型：如线粒体型、核糖体型、高尔基体型、溶酶体型等。

3. 常见针对分裂期细胞的荧光模型：如纺锤体型、中间体型、中心粒型等。

对于 ANA 免疫荧光模型，应该指出的是，同一种自身抗体可以出现不同的荧光模型，不同的自身抗体也可以出现相同的荧光模型。荧光模型具有一定的提示作用，但是仅根据荧光模型来推断抗体特性是片面的。少数抗体如着丝点抗体、高尔基体抗体、中心体抗体等可利用特殊的荧光模型进行判断，大多自身抗体的特异性判断应根据诸如免疫印迹法等特异性抗体检测方法来确定。

【参考区间】 阴性。

【解读要点】

1. 健康人中也有 5% ~ 10% 的阳性率（通常低滴度），过敏性体质患者也常有低滴度的 ANA，所以 ANA 阳性不代表一定患有自身免疫病。

2. 目前还没有 ANA 高滴度阳性的统一定义，但一般滴度在 1∶160 或更高有助于区分健康者或患病者。

3. 高滴度的核均质型主要见于 SLE 患者，高滴度的核粗颗粒型主要见于 MCTD、干燥综合征、系统性硬化等，高滴度的核膜型以原发性胆汁性肝硬化多见，高滴度的核仁型对硬皮病的诊断有价值，着丝点型常见于局限性皮肤系统性硬化病患者。

4. 注意筛选试验（ANA 荧光试验）与各种特定抗体的确诊试验（如免疫印迹试验）的合理组合，一般先进行 ANA 的筛选试验，阳性者再行各种抗体的确诊试验。如果 ANA 低滴度或阴性，而临床症状强有力提示疾病时，此时可同时进行特异性的 ENA 抗体检测，避免不必要的漏诊。

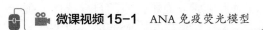

微课视频 15-1　ANA 免疫荧光模型

二、可提取核抗原抗体

可提取核抗原（extractable nuclear antigen，ENA）又称可溶性核抗原，是指细胞核在盐水中可以溶解的部分抗原成分。ENA 为一组酸性核蛋白抗原，是由许多小分子 RNA 与各自对应的蛋白质组成的核糖核蛋白，分子中不含 DNA。针对 ENA 产生的抗体称为可提取核抗原抗体（抗 ENA 抗体），常见的有抗 Sm 抗体、抗 RNP 抗体、抗 SS–A 抗体、抗 SS–B 抗体、抗 Scl–70 抗体和抗 Jo–1 抗体等。抗 ENA 抗体常用免疫印迹法进行检测。

1. 抗 Sm 抗体：是一组对核糖核酸酶（RNase）敏感但胰蛋白酶抗性的抗 ENA 抗体，是 SLE 的特异性标志物。它在 SLE 初始筛查中不如 ANA 敏感，阳性率不如 anti-dsDNA，只在约 1/3 的 SLE 患者中发现。然而，由于其特异性较高（达 96%），所以抗 Sm 抗体阳性有助于 SLE 确诊。

2. 抗 U1RNP 抗体：RNP 是一种核糖核酸酶和胰蛋白酶均敏感的 ENA，高滴度的抗 U1RNP 抗体对 MCTD 具有特异性，是诊断所必需的，尽管它也见于 SLE、皮肌炎 / 多发性肌炎、硬化症患者。

3. 抗 SS–A/ 抗 SS–B 抗体：SS–A/Ro 是一个 60×10^3 的 RNA 结合蛋白，SS–B/La 是一个 52×10^3 的 RNA 结合蛋白。抗 SS–A 和抗 SS–B 抗体对检出干燥综合征（PSS）具有较高阳性率。抗 SS–A/ 抗 SS–B 抗体在部分 SLE 患者中也有检出。需要注意的是，来自孕妇的抗 SS–A–IgG 抗体可以经胎盘转移到新生儿身上，由于该抗体影响心脏的传导组织，新生儿可能表现出心脏传导阻滞的特征。因此，建议在患有 SLE 和 SS 的孕妇中筛查该抗体。

4. 抗 Scl–70 抗体：其靶抗原为拓扑异构酶，该抗体存在于 40% ~ 70% 的进行性系统性硬化患者。系统性硬化的临床特征包括皮肤增厚、硬化，伴肺动脉高压和（或）间质性肺病及雷诺现象等。其他系统性硬化相关抗体包括抗着丝粒和抗 RNA 聚合酶Ⅲ抗体。

5. 抗 Jo–1 抗体：其靶抗原为组氨酰 –tRNA 合成酶，是一种针对胞质蛋白的自身抗体，最初发现于肌炎患者的血清中。尽管抗 Jo–1 抗体对肌炎 / 皮肌炎具有相当高的特异性，然而，阳性率仅有 20% ~ 30%。

【参考区间】　抗 Sm 抗体：阴性；抗 U1RNP 抗体：阴性；抗 SS–A 抗体：阴性；抗 SS–B 抗体：阴性；抗 Scl–70 抗体：阴性；抗 Jo–1 抗体：阴性。

【解读要点】

1. 抗 ENA 抗体为可溶性核抗原抗体，其出现通常情况下与 ANA 阳性相符，少数情况下亦可 ANA 阴性而抗 ENA 抗体阳性，常见现象如 ANA 阴性而抗 SS–A 抗体阳性或抗 Jo–1 抗体阳性，这种现象的出现与抗 SS–A 较高的水溶性或 Jo–1 抗体滴度较低相关。

2. 抗 Sm 抗体与 SLE 高度相关，抗 U1RNP 抗体与 MCTD 高度相关，抗 SS–A/ 抗 SS–B 与 PSS 高度相关，抗 Scl–70 与 SS 高度相关，而抗 Jo–1 与肌炎 / 皮肌炎相关。

3. 除外 EAN 抗体与 ANA 的相关性，ENA 抗体间也存在相关性，如抗 SS–A、抗 SS–B 同时阳性，可提高 SS 的诊断阳性率；SS 患者与抗 Scl–70 抗体、抗着线点抗体和抗 U3RNP 抗体相关。

三、抗双链 DNA 抗体

双链 DNA 是重要的遗传物质。抗双链 DNA 抗体（anti-double stranded DNA，anti-dsDNA）的靶抗原即为双螺旋 DNA。以绿蝇短膜虫为基质的间接免疫荧光法是检测 anti-dsDNA 的标准方法。因为每一绿蝇短膜虫都有一个巨大的线粒体，其中包含卷曲的环状 dsDNA，且没有其他混杂的抗原，也没有单链 DNA 的污染。anti-dsDNA 抗体是 SLE 诊断标准中的免疫学指标之一，为 SLE 的标志性抗体，对 SLE 的诊断特异性高。在未治疗的 SLE 患者中，anti-dsDNA 抗体的诊断特异性为 70% ~ 90%，敏感度 60% ~ 90%。anti-dsDNA 抗体的滴度与疾病活动呈正相关，高滴度抗体中 90% 以上为活动期，可作为 SLE 病情变化及预后评估的参考指标，anti-dsDNA 抗体滴度显著增加可能预示随后 6 个月出现症状加重。

【参考区间】 阴性。

【解读要点】

1. anti-dsDNA 抗体是 SLE 的特征性标志抗体，是 SLE 重要的诊断指标之一。

2. anti-dsDNA 抗体滴度与疾病的活动程度相关，可用于疾病的治疗监控；抗 Sm 抗体滴度与 SLE 的活动程度不相关，SLE 患者治疗后仍可呈阳性。

3. anti-dsDNA 抗体的出现与 ANA 的荧光模型相关，通常 anti-dsDNA 抗体阳性，荧光模型为核均质型。

4. 以绿蝇短膜虫为基质的间接免疫荧光法是检测 anti-dsDNA 抗体的标准方法，其他免疫学方法（如酶联免疫吸附试验）也能检测 anti-dsDNA 抗体，但存在一定的假阳性。

四、类风湿因子

类风湿因子（rheumatoid factor，RF）是一种以变性免疫球蛋白 G（IgG）的 Fc 段为靶抗原的自身抗体。RF 主要为 19S 的 IgM，也有 7S 的 IgG 和 IgA 型。RF 与变性 IgG 或免疫复合物中的 IgG 结合，可活化补体或被吞噬细胞吞噬，进而释放溶酶体酶、前列腺素 E_2 等活性物质，并在细胞因子和炎性黏附分子的参与下导致组织炎症。IgG 型 RF 与变性 IgG 结合还可形成中等大小的复合物沉积在关节滑膜等部位，在补体和炎性因子的作用下形成关节炎性损伤。

RF 的检测方法包括：①间接乳胶凝集试验：该法灵敏度和特异性不高，只能定性或半定量检出血清中 IgM 型 RF。②免疫比浊法：该法快速，敏感性高，适用于定量分析 IgM 型 RF。③酶联免疫吸附试验：该法可因加入酶标抗体的类型不同（如抗 IgG 型 RF）而检出不同类型的 RF。

RF 在类风湿关节炎（RA）中的阳性率较高，患者血清中 RF 检出率为 70% ~ 90%，滑膜液中 RF 检出率为 60%。此外，在 SLE、PSS 等风湿性疾病中也可检出 RF。

RA 的相关自身抗体检测还包括抗环瓜氨酸肽抗体（anti-cyclic citrullinated peptide antibody，抗 CCP）、抗角蛋白抗体（antikeratin antibody，AKA）及抗核周因子（antiperinuclear factor，APF）等。

【参考区间】 RF： < 20 U/mL。

【解读要点】

1. 高滴度的 RF 有助于 RA 的早期诊断，且滴度与临床表现相关。IgM 型 RF 效价 > 80 U/mL 且进行性增高并伴有严重关节功能障碍时，常提示 RA 预后不良。RF 的滴度下降可作为病情缓解的指标之一。

2. IgG 型 RF 在关节软骨表面沉积可引发炎性损伤，因此滑膜液中测出 IgG 型 RF 比血清中检出更有意义。

3. RF 并非诊断 RA 的特异性抗体，1%~5% 的正常人及其他自身免疫病如 SLE、PSS、MCTD 等患者也可检出 RF。

4. 抗 CCP 在 RA 早期即可出现，对 RA 的敏感性和特异性均较高，也是侵蚀性 RA 和非侵蚀性 RA 的鉴别指标之一；AKA 与 APF 对 RA 的诊断也有较高的敏感性和特异性，联合 RF、AKA 和 APF 的检测可提高 RA 诊断的敏感性和特异性。

◆ ● 拓展知识 15-1 修订的 RA 评分标准

RA 诊断需结合患者的临床表现、影像学和血清学特点综合考虑，2010 年美国风湿病学会（American College of Rheumatology，ACR）和欧洲抗风湿病协会（European League Against Rheumatism，EULAR）共同制定了新的 RA 分类标准，将血清学指标列为评分标准（表 15-1），并规定：如果 A~D 项评分总和 ≥6 分，则 RA 诊断成立。

表 15-1　2010 年 ACR/EULAR 修订的 RA 评分标准

评分项	描述	评分
A 项：关节受累情况	1 个大关节	0 分
	2~10 个大关节	1 分
	1~3 个小关节	2 分
	4~10 个小关节	3 分
	>10 关节（至少 1 个小关节）	5 分
B 项：血清学指标	RF 和抗 CCP 抗体均阴性	0 分
	RF 或抗 CCP 抗体低水平阳性	2 分
	RF 或抗 CCP 抗体高水平阳性	3 分
C 项：急性期反应标志物	CRP 和 ESR 结果均正常	0 分
	CRP 或 ESR 结果升高	1 分
D 项：症状持续时间	<6 周	0 分
	≥6 周	1 分

注：①RF 及抗 CCP 抗体阴性：结果 ≤ 参考区间上限；②低水平阳性：结果在参考区间上限及 3 倍上限之间；③高水平阳性：结果 >3 倍参考区间上限；④CRP 或 ESR 结果正常或升高依实验室标准判定。

第二节　其他自身免疫相关标志物

非器官特异性 AID 与自身免疫引起的风湿性疾病的疾病谱类同，此类疾病多在风湿免疫科就诊。风湿性疾病由感染因素导致的有急性风湿热、急性肾小球肾炎、风湿性心脏病、肠源性反应性关节炎、变应性关节炎等。在这些疾病中，由于感染源与宿主之间有相同或相似的抗原决定簇，可通过分子模拟、旁路活化等途径引起自身组织器官的病变。如链球菌感染后引起的急性风湿热、急性肾小球肾炎、风湿性心脏病等。此外，一些非特异性的蛋白标志物如 C 反应蛋白和实验室指标如红细胞沉降率等，无论是在非器官特异性 AID 还是在风湿性疾病中，它们在提示疾病的活动度上均有广泛的应用。本节主要介绍链球菌感染后的指标，如抗链球菌溶血素 O、C 反应蛋白及红细胞沉降率。

一、抗链球菌溶血素 O

链球菌种类繁多，是人和某些动物的寄生菌。以链球菌在血平板上的溶血现象分为：①甲型溶血性链球菌：菌落周围有 1 ~ 2 mm 的草绿色溶血环，称甲型溶血，该类细菌又称为草绿色链球菌；②乙型溶血性链球菌：菌落周围有 2 ~ 4 mm 的透明溶血环，称为乙型溶血，该类细菌又称为溶血性链球菌；③丙型链球菌：菌落周围无溶血环。

以链球菌的抗原结构进行分类，可分为 A、B、C、D 等 20 余群。

临床上引起急性风湿热、急性肾小球肾炎或风湿性心脏病的致病菌常为 A 群溶血性链球菌。链球菌溶血素 O 为该菌的代谢产物，机体针对该产物产生相应的抗体称为抗链球菌溶血素 O（anti-streptolysin O，ASO）。

【参考区间】　< 200 U/mL（乳胶凝集法）；< 120 U/mL（免疫比浊法）。

【解读要点】

1. A 族链球菌感染后 1 周，ASO 即可升高，4 ~ 6 周达峰值，可持续数月。由于链球菌在自然界中广泛存在，正常人也有低滴度的 ASO，一般当 ASO > 200 U/mL 时，才被认为对 A 族溶血性链球菌的近期感染有参考价值。

2. ASO 升高：提示近期（2 ~ 3 周前）有过链球菌感染，可导致活动性风湿热、风湿性关节炎、急性肾小球肾炎和风湿性心脏病等。在这些疾病之前，可有扁桃体炎、脓疱疮、猩红热等前驱症状。

3. A 族链球菌感染后，ASO 阳性率达 60% ~ 80%，大多数患者半年内恢复正常。乙型溶血性链球菌的培养阳性率约 30%，特别是早期使用抗生素治疗者不易检出。

4. ASO 升高联合补体 C3 下降、CRP 升高等，有助于急性肾小球肾炎、风湿性心脏病等疾病的诊断。

◆ ● 拓展知识 15-2　风湿性关节炎与类风湿关节炎

在临床实践中，经常有患者混淆风湿性关节炎与类风湿关节炎这两种疾病。事实上，它们的发病机制、临床表现及实验室标志物检查等诸多方面都不尽相同，以下就这两种疾病的区别要点进行比较（表 15-2）。

表 15-2　风湿性关节炎与类风湿关节炎的比较

比较点	风湿性关节炎	类风湿关节炎
发病人群	多为儿童、青少年	多为中老年人
发病机制	超敏反应	自身免疫
急慢性	急性发作	慢性过程
累及关节	膝、踝、肩等大关节游走性	手、腕等小关节对称性
标志物	ASO、抗 DNA 酶	RF、抗 CCP
治疗	抗生素治疗	免疫调节剂、激素

二、C 反应蛋白

C 反应蛋白（C-reactive protein，CRP）是 Tillet 和 Francs 于 1930 年，在肺炎球菌性肺炎患者血清中首先发现的。该蛋白能与肺炎链球菌细胞壁 C 多糖反应，在细胞因子如 IL-6 的诱导下，于肝中快速合成，并协助补体结合和吞噬细胞的吞噬功能。CRP 升高是众多炎症和（或）组织损伤的急性期反应指标。

CRP 的检测一般应用免疫比浊法，包括透射比浊法和散射比浊法。CRP > 8 mg/L 常提示有感染或炎症存在，用更加敏感的方法（如乳胶增强免疫比浊法）可检测到 0.1 mg/L 水平的 CRP，该浓度水平的 CRP 称为超敏 CRP（hypersensitive C-reactive protein，hs-CRP）。

【参考区间】 CRP： < 8.0 mg/L。

【解读要点】

1. CRP 是临床鉴别细菌或病毒感染的首选指标：通常细菌感染后 CRP 升高明显，而病毒感染时 CRP 正常或轻微升高。

2. CRP 作为急性时相反应蛋白：在外科手术等组织损伤后 6 h 内明显升高，若无感染发生，术后 24 ~ 48 h 血清 CRP 可下降 50%。

3. CRP 升高的程度可以反映炎症的强度：如 CRP 在 10 ~ 50 mg/L，表示轻度炎症，常为局部细菌感染，如膀胱炎、支气管炎、手术、非活动性风湿性疾病和病毒感染。CRP 在 100 mg/L 以上，常表示存在严重的细菌感染，革兰氏阳性菌和寄生虫感染时 CRP 在 100 mg/L 左右，而革兰氏阴性菌感染可升高达 500 mg/L。

4. CRP 作为风湿性疾病活动性的观察指标：如 RA 患者 CRP 与疾病相关性较大，急性期和活动期 CRP 升高，疾病缓解后下降。

5. hs-CRP 是心血管疾病的危险指标：其水平可预测心肌梗死及脑卒中的相对危险度。hs-CRP < 1 mg/L 为低风险，1 ~ 3 mg/L 为中风险，> 3 mg/L 为高风险。在应用 hs-CRP 时，应当与其他心血管危险指标一起使用（如糖尿病、高血压、高脂血症等）。研究发现，总胆固醇、甘油三酯、低密度脂蛋白胆固醇异常的患者，若同时 hs-CRP 升高，发生心血管疾病的概率比 hs-CRP 正常者高出 2 ~ 4 倍。

三、红细胞沉降率

红细胞沉降率（erythrocyte sedimentation rate，ESR）简称血沉。红细胞的密度比血浆高出 6% ~ 7%，在重力作用下，红细胞会缓慢下沉。同时红细胞表面有负电荷（Z 电位），Z 电位维持红细胞的悬浮状态。在疾病状态下，Z 电位减少，可造成 ESR 加快。

ESR 测定方法有魏氏法和动态血沉测定法。①魏氏法：将一定量的抗凝血置于特制的刻度管内，于室温下直立 1 h 后测量刻度管内血浆高度，即为 ESR。②动态血沉测定法：抗凝血于特制的小管内垂直放置于仪器内部，实时扫描小管，记录血浆高度与时间的变化关系，进而报告 ESR 的动态变化（H-t 曲线）。

【参考区间】 男性： < 25 mm/h；女性： < 20 mm/h。

【解读要点】

1. 生理性增高：女性妊娠和月经期 ESR 会有生理性增高，老年人 ESR 较年轻人高。

2. 病理性增高：

（1）风湿病活动期、活动性结核病、组织严重受损等，严重贫血致红细胞计数明显减少时，ESR 呈病理性增高。

（2）慢性炎症性疾病如 SLE、风湿性多肌痛等，CRP 正常或仅轻微升高，而此时 ESR 可有明显升高。

3. 病理性降低：红细胞增多症如口形红细胞增多症，红细胞形态异常疾病如镰状细胞贫血等，ESR 呈病理性下降。

4. 红细胞沉降过程分为三个阶段：第一阶段是聚集期，第二阶段为快速沉降期，第三阶段是慢性沉积期，不同疾病所表现的 H–t 曲线不同。风湿热、SLE 等以快速沉降期增加最为明显。

🖱 **微课视频 15-2**　红细胞沉降率

⊕ **拓展知识 15-3　风湿性疾病与超敏反应**

　　前述提及，部分风湿性疾病如 SLE 与自身免疫相关，部分风湿性疾病如急性肾小球肾炎与感染引发的超敏反应相关。那么，什么是超敏反应？风湿病与超敏反应之间的关系如何？

　　超敏反应（allergy）是指机体接触某种抗原并致敏后，再次接触相同的抗原刺激后表现出的异常或病理性的免疫应答。引起超敏反应的抗原称为变应原（allergen）。

　　根据超敏反应的参与成分和发生机制的不同，可将超敏反应分为 Ⅰ 型、Ⅱ 型、Ⅲ 型和Ⅳ型 4 种类型。

　　1. Ⅰ 型超敏反应：又称速发型超敏反应。

　　（1）发生过程：变应原通过呼吸道、消化道等途径进入体内，诱导机体产生特异性 IgE 抗体，该抗体与肥大细胞或嗜碱性粒细胞膜上的高亲和力的 IgE 受体结合，使机体处于致敏状态。当相同的变应原再次进入机体时，即可与肥大细胞或嗜碱性粒细胞膜上的特异性 IgE 抗体结合，使靶细胞膜表面的 IgE 受体发生交联，导致细胞脱颗粒，释放组胺、激肽原酶、白三烯等生物活性介质，进而导致平滑肌收缩、毛细血管扩张、腺体分泌增加，使机体出现一系列相应的临床表现。

　　（2）主要特征：反应发生快，由特异性免疫球蛋白 E（IgE）介导，存在明显的个体差异和遗传倾向，以机体的生理功能紊乱为主要表现。常见的疾病有过敏性休克、变应性鼻炎、支气管哮喘、荨麻疹和特应性皮炎等。

　　（3）实验室检查：包括皮肤激发试验（皮内试验、点刺试验、划痕试验）和体外血清特异性 IgE 检测（放射变应原吸附试验、免疫印迹试验等）。

　　2. Ⅱ 型超敏反应：又称细胞毒型超敏反应。

　　（1）发生过程：外来抗原、变性的自身抗原、共同抗原等刺激机体产生相应的 IgG 和 IgM 型抗体，此类抗体与靶细胞表面的抗原结合，通过激活补体形成膜攻击复合物，增强中性粒细胞与吞噬细胞的调理作用，以及激活 NK 细胞的抗体依赖性细胞介导的细胞毒作用（ADCC）使靶细胞损伤或溶解。

　　（2）主要特征：由 IgG 和 IgM 型抗体与靶细胞表面的抗原结合，激活补体和炎症细胞所导致的以细胞裂解和组织损伤为主的病理性免疫应答。常见的疾病有新生儿溶血、药物过敏性血细胞减少症、自身免疫性溶血性贫血和自身免疫性甲亢等。

　　（3）实验室检查：主要围绕血细胞及相应抗体展开，包括 RH 抗体检测和抗人球蛋白检测（直接 Coombs 试验和间接 Coombs 试验）等。

3. Ⅲ型超敏反应：又称血管炎型超敏反应。

（1）发生过程：内源性抗原（如变性 IgG）、外源性抗原（如病原微生物、异种血清等）刺激机体产生相应的 IgG 和 IgM 型抗体，此类抗体与可溶性抗原结合形成中等分子量大小的免疫复合物，复合物于毛细血管迂回处沉积，进而激活补体与吸引中性粒细胞释放溶酶体酶等，造成沉积部血管炎性反应和周围组织损伤。

（2）常见疾病：常见局部免疫复合物病，包括 Arthus 反应与类 Arthus 反应；全身免疫复合物病，如链球菌感染后肾小球肾炎、SLE 和类风湿关节炎等。

（3）实验室检查：主要检测抗原非特异性免疫复合物，包括 PEG 沉淀法、结合 C1q 法、单克隆类风湿因子凝胶扩散试验等。

4. Ⅳ型超敏反应：也称为迟发型超敏反应。

（1）发生过程：主要由效应 T 细胞介导，通过分泌效应分子（γ-IFN、β-TNF、IL-2 和穿孔素等），引起单个核细胞浸润（CD4$^+$Th1 和 CD8$^+$Tc 细胞及单核巨噬细胞），进而导致组织损伤为特征的炎症反应。此型反应以慢为特点，再次接受相同抗原刺激需经 24～72 h 出现炎症反应。

（2）常见疾病：结核分枝杆菌引起的传染性Ⅳ型超敏反应、接触性皮炎、移植排斥反应等。

（3）实验室检查：结核菌素皮肤试验（OT 或 PPD 试验）、斑贴试验等。

风湿性疾病经常累及骨、关节、血管、皮肤等多个组织，是多个超敏反应共同作用的结果，如 SLE 患者血细胞减少可由Ⅱ型超敏反应引发，狼疮性肾炎可由Ⅲ型超敏反应引发，而 SLE 患者的皮疹可由Ⅳ型超敏反应引发，故风湿性疾病是多个超敏反应共同参与的结果。

本章小结

风湿性疾病种类繁多，临床表现多样的同时也有骨、关节、周围软组织累及的共同特点。在风湿性疾病的实验室诊断中，RF、自身抗体谱等检查有助于自身免疫性风湿病如类风湿关节炎、系统性红斑狼疮等的诊断与鉴别诊断；ASO、γ-IFN 释放试验有助于感染性风湿病如急性肾小球肾炎、结核性关节炎的诊断与排除诊断；而 ESR、CRP、免疫球蛋白和补体检查有助于风湿性疾病病情活动的判断，其中 ESR 多在慢性迁延性的风湿性疾病（如 SLE、风湿性多肌痛等）中表现升高，CRP 多在风湿性疾病的急性期明显升高，如类风湿关节炎活动期。

风湿性疾病的实验室诊断指标也非常丰富，其中特异性较高的如抗 ds-DNA 抗体、抗 Sm 抗体，也有特异性不是很高的如抗 SSA 抗体、抗 SS-B 抗体及 RF 等，以及一些非特异性的风湿性标志物如 ESR、CRP 等。我们应清楚地认识到，上述标志物中没有一种能够完全独立诊断风湿病，实验室多指标的联合或与临床相结合才是风湿类标志物的正确使用方法。

案例导引解读

案例导引中第一张检验报告单为患者自身抗体检验报告单，其中 ANA 低滴度颗粒型与抗 dsDNA 抗体阴性及各种抗 ENA 抗体阴性相符。考虑到正常人群中也有一定比例的 ANA 低滴度阳性，因此可基本排除受检者患有 SLE、MCTD、PSS 及 PBC 等疾病。第二张检验报告单为风湿性疾病相关检验报告单，其中 RF 高滴度阳性、CRP 和 ESR 升高，提示存在 RA 可能；ASO 正常，可排除常见的链球菌感染引起的关节炎。

结合患者的临床表现主要为：双手第 2~4 手指的天鹅颈样改变，双手掌指 2~5 关节肿胀压痛，双腕关节肿胀压痛，左肘关节成角畸形，双侧踝关节跖曲和背曲均受限。按 2010 年 RA 的评分标准，包括小关节在内的多关节累及积分可达 5 分。RF 为 4750 mU/mL，远超 RF 参考区间上限的 3 倍，故 RA 血清学指标评分可达 3 分。综合临床表现与 RA 的血清学指标，该患者可诊断为 RA。

另外，该患者四肢肿痛反复达 10 年，近期血 CRP 与 ESR 均明显升高，病程及急性期标志的结果进一步确立该患者为急性期 RA；同时面部无皮疹，ANA 仅低滴度阳性而抗 ENA 抗体均为阴性，ASO、尿酸正常等结果进一步排除 SLE、MCTD、PSS 和痛风等伴发症。

💡⚡ 临床案例分析 15-1

患者，女性，38 岁，因"21 天前无明显诱因出现发热伴咽痛，14 天前出现双下肢多处结节性红斑"而入院（入院前曾接受阿莫西林静脉滴注 2 天治疗）。

查体：T：37.2℃，右膝关节、右胫前、右腕关节外侧、左胫前、左足背均有结节性红斑，红斑突出皮面，局部皮温偏高有按压痛，无瘙痒感，面部和躯干无皮疹，咽充血，扁桃体 I 度肿大，心肺听诊无特殊，腹平软，肝脾肋下未及。

辅助检查：WBC：$10.7 \times 10^9/L \uparrow$，GR：83.3%↑，Hb：130 g/L，PLT：$139 \times 10^9/L$，CRP：85.1 mg/L↑，ESR：87 mm/h↑。

问题 1. 该患者最可能的诊断是什么？诊断依据有哪些？

问题 2. 如何作进一步诊断与鉴别诊断？

问题 3. 引发该患者双下肢多处结节性红斑的机制是什么？

问题 4. 该患者实验室检查示：咽拭子化脓性链球菌（+），ASO：1190.0 U/mL↑，RF：< 20.0 U/mL，ANA：阴性。明确诊断的疾病是什么？还应关注哪些疾病的可能性？

（陈永健）

◆ 数字课程学习

🎥 微课视频　　Ｐ 教学PPT　　📖 临床案例分析及参考答案　　👤 自测题

甲状腺功能检验报告单解读

第十六章

学习目标

掌握：甲状腺功能指标包括三碘甲状腺原氨酸、甲状腺素、促甲状腺激素的临床应用。

熟悉：甲状腺功能相关抗体包括甲状腺过氧化物酶抗体、甲状腺球蛋白抗体、促甲状腺激素受体抗体在疾病病因分析与鉴别诊断中的作用。

了解：反式三碘甲状腺原氨酸、甲状腺功能动态试验的临床意义，常见甲状腺疾病（甲亢、甲减）的实验室诊断要点。

案例导引

患者，男性，48岁，自诉饥饿时浑身震颤无力。

既往史：8年前曾有无明显诱因出现多汗、消瘦。

体检：身高：169 cm，体重：70.5 kg。神志清，精神可。皮肤巩膜无黄染，全身体表淋巴结未及肿大，甲状腺未见肿大。双肺呼吸音清，心律齐。腹部平软，无压痛和反跳痛，未及明显包块。余未见异常。

实验室检查结果如下：

XX 医院检验报告单

姓名：XXX　　　　病区：内分泌科　　　标本种类：血清　　　样本编号：XXXXX

性别：男　　　　　科别：内分泌科　　　标本性状：　　　　　病人类别：住院

年龄：48 岁　　　　床号：XX　　　　　接收人员：XXX　　　　条形码号：XXXXX

病员号：XXXXX　　送检医生：XXX　　　送检单位：　　　　　临床初诊：

采集时间：2021-09-14 04：31　　　　　接收时间：2021-09-14 07：43

备　注：

No	项目	结果		参考区间	单位
1	总三碘甲状腺原氨酸（TT_3）	1.90	↑	0.66 ~ 1.61	μg/L
2	总甲状腺素（TT_4）	137.37	↑	54.40 ~ 118.50	μg/L
3	促甲状腺激素（TSH）	< 0.01	↓	0.34 ~ 5.60	mU/L
4	游离三碘甲状腺原氨酸（FT_3）	5.46	↑	2.14 ~ 4.21	ng/L

No	项目	结果		参考区间	单位
5	游离甲状腺素（FT₄）	16.21	↑	5.90～12.50	ng/L
6	甲状腺球蛋白抗体（TgAb）	10.00	↑	＜4.00	U/mL
7	甲状腺过氧化物酶抗体（TPOAb）	9.30	↑	＜9.00	U/mL

检验日期：2021-09-14　　　　报告时间：2021-09-14 10：15　　　　检验：XXX　　　　审核：XXX

注：此检验报告仅对本次标本负责。

问题：1. 如何解读该患者的检验报告单？
　　　2. 根据以上检验结果并结合患者的临床表现，该患者可能的诊断是什么？诊断依据有哪些？

甲状腺功能紊乱是最常见的内分泌疾病，包括甲状腺功能亢进症（甲亢）、甲状腺功能减退症（甲减）、自身免疫性甲状腺炎、甲状腺功能正常的甲状腺肿、甲状腺肿瘤等。

甲状腺功能紊乱的根本原因是甲状腺激素代谢紊乱。与甲状腺功能紊乱相关的生物化学检测指标主要包括：促甲状腺激素（thyroid stimulating hormone，TSH）、总三碘甲状腺原氨酸（total T_3，TT_3）、总甲状腺素（total T_4，TT_4）、游离三碘甲状腺原氨酸（free T_3，FT_3）、游离甲状腺素（free T_4，FT_4）、甲状腺球蛋白抗体（TgAb）和甲状腺过氧化物酶抗体（TPOAb）等。

进行甲状腺功能相关的生化指标检测时，需留取血液标本。在分析相应的检测结果时，需要考虑以下主要影响因素：①在采集血液前，受检者应避免喝咖啡，不吃海带和紫菜等富含碘的食物。②在采血前应尽量使受检者处于平静状态，可静坐休息，避免剧烈运动和过度紧张。③某些药物会影响甲状腺功能的检测结果，如雌激素、口服避孕药、吩噻嗪、他莫昔芬等，可使 TT_3、TT_4 测定结果偏高；雄激素、糖皮质激素、生长激素、利福平、水杨酸、保泰松等，可使 TT_3、TT_4 测定结果偏低。

甲状腺功能相关的生物化学检验指标在甲状腺功能紊乱的分型、诊断、病情监控、疗效评估及并发症的诊断和鉴别中都有重要的意义。

第一节　甲状腺激素

甲状腺分泌的激素包括三碘甲状腺原氨酸（3,5,3′-triiodothyronine，T_3）和甲状腺素（thyroxine，T_4），两者均为酪氨酸的含碘衍生物。甲状腺激素的生理作用比较广泛，可影响机体多种基本生命活动：①甲状腺激素促进机体糖、脂质、蛋白质的氧化分解，增加耗氧量，并释放大量热量，从而使机体的基础代谢率升高；②甲状腺激素主要影响身体的生长、发育和组织分化；③甲状腺激素也会在神经系统、肌肉组织、循环系统、造血组织等多个部位发挥作用。体内甲状腺激素的增多或减少都会引起疾病。

一、三碘甲状腺原氨酸

T_3 在甲状腺滤泡上皮细胞内合成，其中，碘是 T_3 合成过程中必需的元素。具体合成过程如下。①摄取碘：甲状腺是体内吸收碘能力最强的器官。其主要通过滤泡上皮细胞膜上的"碘泵"，将血液中的碘转移至细胞内。②活化碘：进入细胞后的碘，在过氧化物酶的作用下，转化为活性碘。临床上通常应用过氧化物酶抑制药物（如丙硫氧嘧啶等）治疗甲亢。③碘化蛋白：活性碘与存在于甲状腺滤泡上皮细胞内的甲状腺球蛋白（thyroglobulin，Tg）酪氨酸残基结合，形成碘化的蛋白，随后进一步缩合形成 T_3。T_3 可暂时储存在甲状腺组织中，在受到特定刺激后可大量分泌入血。

血液中的 T_3 有两种存在形式，即结合型和游离型。这两种形态的 T_3 可互相转化，两者始终保持动态平衡。在血液中，99% 以上的 T_3 都将与血浆蛋白结合，即为结合型 T_3。这些 T_3 大部分与甲状腺素结合球蛋白（thyroxin binding globulin，TBG）结合，少量与白蛋白或前白蛋白结合。与之相对应的是不与血浆蛋白结合的 T_3，即为游离型 T_3（free T_3，FT_3）。血液中 FT_3 占比不到甲状腺激素总量的 1%。结合型 T_3 与 FT_3 可互相转化，两者之和，称为总 T_3（total T_3，TT_3）。

机体中 T_3 的合成及分泌过程，主要受下丘脑 – 腺垂体 – 甲状腺轴的影响。来源于下丘脑的促甲状腺激素释放激素（thyrotropin releasing hormone，TRH）作用于腺垂体，促进其合成并分泌促甲状腺激素（thyroid stimulating hormone，TSH）。TSH 能够与甲状腺组织中的受体相结合，从而促进甲状腺合成并分泌 T_3。这是 T_3 分泌调控中的重要正向调控机制。此外，T_3 的分泌调控系统像其他内分泌系统一样，还存在相应的负反馈调节机制，即血液中游离的 T_3 反作用于下丘脑和垂体，从而影响其分泌 TRH 和 TSH，最终调控血液中的 T_3 含量。

T_3 是体内作用于靶器官并发挥生理作用的主要甲状腺激素。T_3 不仅可以在甲状腺内合成，也可由外周组织中的甲状腺素（T_4）转换而来。虽然血清中 T_3 浓度比 T_4 低，但其生物学效应却比 T_4 强数倍。

FT_3 能透过细胞膜进入组织细胞，是 T_3 具有活性的部分。结合型 T_3 无法进入组织细胞，只有转化为 FT_3 后，才可进入细胞发挥其生理作用，故检测 FT_3 比 TT_3 的实际意义更大。此外，检测 FT_3 可以单独评估甲状腺功能，而不需要考虑血浆 TBG 浓度的影响。但是生理情况下，体内主要以结合型 T_3 为主，FT_3 含量甚少，具有生物活性的 FT_3 仅占 TT_3 的 0.3%，故 TT_3 仍是判定甲状腺功能的基本指标。

【参考区间】　TT_3：0.66 ~ 1.61 μg/L；FT_3：2.14 ~ 4.21 ng/L（化学发光法）。

【解读要点】

1. TT_3 的临床意义：TT_3 是诊断甲亢的特异性指标，也可用于 T_3 型甲亢和假性甲状腺毒症的诊断。同时，TT_3 也是监控复发性甲亢的重要指标。

（1）TT_3 升高：见于甲亢、T_3 型甲亢、亚急性甲状腺炎。妊娠、家族性 TBG 增多症、多发性骨髓瘤、口服避孕药、雌激素治疗时，TT_3 也会升高。但如果此时游离甲状腺激素无变化，则机体的甲状腺功能无异常。因此，此时虽然 TT_3 增高，但是患者可能没有甲亢的表现。相反，在甲亢时，TT_3 含量增高，但是 TBG 含量降低。

（2）TT_3 降低：见于甲减、低 T_3 综合征（如各种严重感染，慢性心、肾、肝、肺功能衰竭，慢性消耗性疾病）。此外，低蛋白血症、家族性 TBG 缺乏症、肾病综合征、雄激素或糖皮质激素治疗时，TT_3 测定结果偏低。但是患者没有甲状腺功能减退的表现。相反，在甲状腺功能减退时，TT_3 含量降低，但是 TBG 含量增高。

2. FT_3 的临床意义：FT_3 含量对诊断甲状腺功能是否正常、亢进或减退有重要意义。其中对甲亢的诊断较为敏感，是诊断 T_3 型甲亢的特异性指标。FT_3 的浓度水平不受 TBG

浓度的影响，所以 FT_3 可以用于评判 TBG 浓度升高或降低的患者（如妊娠者、雌激素或雄激素治疗的患者、家族性 TBG 增高或缺乏的患者等）的甲状腺功能。

（1）FT_3 升高：见于甲亢、亚临床甲亢、T_3 型甲亢、甲状腺激素不敏感综合征等。

（2）FT_3 降低：见于甲减、低 T_3 综合征、甲亢治疗中、摄入药物（如糖皮质激素、多巴胺）、垂体功能减退及严重的全身性疾病等。

二、甲状腺素

甲状腺素（T_4）的合成和分泌调节过程与 T_3 类似。但是，T_4 全部由甲状腺滤泡上皮细胞合成并分泌，是甲状腺分泌最多的激素。T_4 以游离形式释放入血，并迅速与血浆 TBG、白蛋白、前白蛋白相结合，形成结合型 T_4。体内约 0.03% 的 T_4 呈游离状态，为游离型 T_4（free T_4，FT_4）。结合型 T_4 与 FT_4 可互相转化，两者之和称为血清总 T_4（TT_4）。

结合型 T_4 是 T_4 的储存和运输形式，结合型 T_4 不能进入组织细胞，只有转变成 FT_4 后，才可进入细胞发挥其生理作用。FT_4 是 T_4 的活性部分，直接反映甲状腺功能状态，并且不受血清 TBG 浓度变化的影响，故测定 FT_4 比测定 TT_4 的实际意义更大。但是在生理情况下，几乎所有的 T_4 都呈结合型，因此，目前血清 TT_4 测定仍是甲状腺功能的基本指标。

T_4 的代谢主要是脱碘反应。T_4 在机体的肝、肾等外周组织中，在酶的催化作用下，发生脱碘反应，生成 T_3 或反 T_3。此外，甲状腺激素最终将通过脱氨基与脱羧基等方式进行代谢，其代谢产物的水溶性增强，从而有利于其从泌尿道和消化道进行排泄。

【参考区间】 TT_4：54.40 ~ 118.50 μg/L；FT_4：5.90 ~ 12.50 ng/L（化学发光法）。

【解读要点】

1. TT_4 的影响因素：血清中 99% 以上的 T_4 与血浆蛋白结合，其中大部分与 TBG 结合，少量与白蛋白和前白蛋白结合。因此，TT_4 的浓度将受到血清中这些蛋白浓度的影响。由于这些蛋白主要来源于肝，所以当肝病变时，机体的 TT_4 含量可能降低。

2. TT_4 的临床意义：TT_4 测定可用于甲亢和甲减的诊断，同时也可用于监测 TSH 抑制治疗的效果。在 TBG 浓度正常的情况下，TT_4 对健康人、甲亢患者及甲减患者的诊断符合率高达 95% 以上。

（1）TT_4 升高：见于甲亢、亚急性甲状腺炎、慢性甲状腺炎急性恶化期、甲状腺激素不敏感综合征、遗传性高 TBG 血症、妊娠、口服雌激素或避孕药、大量服用甲状腺素等。

（2）TT_4 降低：见于甲减、地方性甲状腺肿、肾病综合征、慢性肝病、蛋白丢失性肠病、遗传性低 TBG 血症、甲状腺功能亢进 ^{131}I 治疗后、甲状腺手术后、垂体功能减退症、下丘脑病变、慢性淋巴细胞性甲状腺炎、危重患者。此外，服用雄激素、糖皮质激素、生长激素、利福平等药物时，TT_4 测定结果可偏低。

3. FT_4 的临床意义：血清 FT_4 是甲状腺功能的灵敏指标。即使在 TBG 浓度改变时，FT_4 也能比较准确地反映甲状腺功能。此外，FT_4 测定还可用于监测甲状腺抑制治疗的效果。当怀疑甲状腺功能紊乱时，FT_4 和 TSH 常常一起测定。

（1）FT_4 升高：见于甲亢、甲亢危象、甲状腺激素不敏感综合征、无痛性甲状腺炎、非甲状腺疾病（如急性发热、危重患者）等。

（2）FT_4 降低：见于甲减、亚临床型甲减、甲亢治疗中、摄入药物（如糖皮质激素、苯妥英钠、利福平）等。

目前认为，FT_3、FT_4 联合 TSH 检测，是临床工作中评估甲状腺功能的首选方案。因为 FT_3 和 FT_4 直接反映甲状腺功能状态，所以其敏感性和特异性均明显高于 TT_3 和 TT_4。

需要注意的是，当 TBG 含量出现明显异常时，TT_3 和 TT_4 不适用于评估甲状腺功能，则需要用 FT_3 和 FT_4 进行判断。此时，如果继续用 TT_4 评估甲状腺功能，则需要排除 TBG 对 TT_4 的影响。可通过计算 TT_4（μg/L）与 TBG（mg/L）的比值对甲状腺功能进行判断。当该比值介于 3.1 ~ 4.5 时，可认为甲状腺功能无异常。如该比值偏高，则提示甲状腺功能亢进；如该比值偏低，则提示甲状腺功能减退。

FT_3、FT_4 比较稳定，不易受其他因素影响，是目前诊断甲状腺功能亢进或减退的常用检测指标。FT_3 在甲状腺功能亢进的早期或复发初期最先升高，对甲状腺功能亢进诊断意义较大。FT_4 在甲状腺功能亢进时也增高，但甲状腺功能减退时最先降低，对甲状腺功能减退诊断优于 FT_3。

三、反式三碘甲状腺原氨酸

反式三碘甲状腺原氨酸（reverse triiodothyronine，rT_3）是 T_4 在外周组织中发生脱碘反应后形成的降解产物。rT_3 与 T_3 在化学结构上属于同分异构体。T_3 是体内重要的甲状腺激素，而 rT_3 几乎没有生物活性。尽管如此，rT_3 和 T_3 在体内始终维持一定比例，因此 rT_3 也可以反映甲状腺激素在体内的代谢情况。

【参考区间】　0.31 ~ 0.95 ng/mL（化学发光法）。

【解读要点】

1. 甲状腺功能亢进：血清 rT_3 增高与血清 T_3、T_4 的变化基本一致，而部分甲亢患者在甲亢初期或者复发早期，只有 rT_3 增高。

2. 非甲状腺疾病：如急性心肌梗死、肝硬化、糖尿病、尿毒症、部分癌症患者中，血清 rT_3 也会增高。但是此时 TT_3 往往降低，因此 rT_3 也是诊断低 T_3 综合征的重要指标。

3. rT_3 降低：主要见于甲状腺功能减退，因此，rT_3 是鉴别甲减与非甲状腺疾病功能异常的重要指标之一。

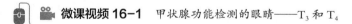

微课视频 16-1　甲状腺功能检测的眼睛——T_3 和 T_4

第二节　促甲状腺激素

促甲状腺激素（TSH）是腺垂体分泌的，由 α 和 β 两个亚基组成的一种糖蛋白，其主要生理功能是刺激甲状腺的发育，并促进甲状腺激素的合成与分泌。TSH 的分泌受下丘脑 – 垂体 – 甲状腺轴调节。同时，机体中游离的 T_3 和 T_4 通过负反馈机制，反向调节垂体释放 TSH 的过程。

TSH 虽然并非由甲状腺合成与分泌，但却是非常重要的评估甲状腺功能的特异性指标。当甲状腺功能改变时，TSH 的变化往往领先于甲状腺激素水平的变化。不仅如此，血浆中的游离甲状腺激素浓度即使仅产生微小变化，也可能导致 TSH 浓度发生显著变化。因此，血清 TSH 是比甲状腺激素更敏感的指标。与甲状腺激素不同，TSH 不与血浆蛋白结合，所以其含量不会受到 TBG 的影响。此外，对 TSH 进行测定时，可能存在的其他干扰因素也比检测甲状腺激素时少，所以结果更可靠。

目前，TSH 被认为是评估甲状腺功能的首选筛查项目。TSH 特别适用于早期检测或排除下丘脑－垂体－甲状腺中枢调节环路的功能紊乱。此外，甲状腺癌术后或放射治疗以后，TSH 是监测甲状腺素抑制治疗效果的重要指标。同时，TSH 也是妊娠甲状腺疾病的重要监测指标之一。

在临床检验工作中，可以通过检测 TT_3、TT_4、FT_3、FT_4 的浓度，对甲状腺功能亢进或减退进行诊断。如果结合 TSH 浓度的升高或降低，可以进一步证实相应的诊断，TSH 是鉴别诊断原发性（病变部位在甲状腺）和继发性（病变部位在下丘脑或垂体）甲状腺功能紊乱时不可缺少的指标。

需要注意的是，TSH 的分泌存在昼夜节律，每天的分泌高峰大概在 2:00—4:00，而分泌低谷大概在 17:00—18:00。

【参考区间】 0.34 ~ 5.60 mU/L（化学发光法）。

【解读要点】

1. TSH 增高：见于原发性甲减、垂体瘤、亚急性甲状腺炎恢复期、亚临床型甲减、慢性淋巴细胞性甲状腺炎、缺碘性地方性甲状腺肿、异位 TSH 综合征、甲状腺激素抵抗综合征患者及长期居住在缺碘地区的人等。此外，正常人处于紧张、恐惧、寒冷、运动、创伤等所致的应激状态时，TSH 也会增高。因此在实际采血过程中，应尽量避免这些因素对 TSH 测定结果的影响。

2. TSH 降低：见于原发性甲亢、继发性甲减、亚临床甲亢、催乳素瘤、库欣病、活动性甲状腺炎、慢性危重疾病及临床应用大剂量糖皮质激素或抗甲状腺药物等。

3. TSH 测定配合甲状腺激素的测定，对甲状腺功能紊乱及病变部位的判断有重要价值。

（1）原发性甲亢时，T_3、T_4 增高，TSH 降低，病变主要在甲状腺；继发性甲亢时，T_3、T_4 增高，TSH 也增高，病变主要在垂体或下丘脑。

（2）原发性甲减时，T_3、T_4 降低而 TSH 增高，主要病变在甲状腺；继发性甲减时，T_3、T_4 降低而 TSH 也降低，主要病变在垂体或下丘脑。

（3）临床上如果仅有 TSH 变化，TT_3、TT_4、FT_3、FT_4 均正常，往往诊断为亚临床甲状腺功能减退（TSH 增高）或甲状腺功能亢进（TSH 降低）。

● 拓展知识 16-1　甲状腺功能动态试验

一、碘 –131 的摄取试验

试验过程：给受试者应用一定剂量的碘 –131（^{131}I）后，测定受试者甲状腺区的放射性强度变化，以此来评估甲状腺摄取碘的能力，进而反映出甲状腺合成与分泌甲状腺激素的能力。

临床意义：甲亢患者的摄取峰前移，并且摄取率升高；甲减患者的摄取峰平坦，并且摄取率下降。

二、T_3 抑制试验

试验过程：首先检测受试者的基础 ^{131}I 摄取率，然后口服 T_3，再次检测 ^{131}I 摄取率，最后对比两次摄取率。

临床意义：正常人，^{131}I 摄取率下降 50%。甲亢患者的摄取率下降小于 50%。

三、TRH 兴奋试验

试验过程：给受试者静脉注射 TRH，分别在注射前和注射后 0.5 h，检测血清中的 TSH 水平。根据 TSH 的升高幅度，判断受试者垂体合成与储存 TSH 的能力。如果结果为阴性反应，表明垂体无法合成和储存足够多的 TSH；阳性反应，则说明垂体合成和储存 TSH 的能力较强。

临床意义：甲亢患者，TSH 基础值低，并且在注射 TRH 后 TSH 无明显升高。目前，由于 TSH 测定的广泛应用，TRH 兴奋试验在临床工作中已经很少开展。

第三节 甲状腺自身抗体

多数甲状腺功能紊乱都有自身免疫机制的参与，甲状腺相关的自身抗体检测对自身免疫性甲状腺疾病的诊断具有重要意义。

甲状腺球蛋白抗体（thyroglobulin antibody，TgAb）、甲状腺过氧化物酶抗体（thyroid peroxidase antibody，TPOAb）、促甲状腺素受体抗体（thyrotropin-receptor antibody，TRAb）和甲状腺微粒体抗体（thyroid microsomal antibody，TMAb）均属于甲状腺自身抗体，分别为针对甲状腺激素合成必需的甲状腺滤泡胶质中甲状腺球蛋白、过氧化酶、甲状腺细胞膜上 TSH 受体、甲状腺细胞质中微粒体的自身抗体。上述抗体与甲状腺内淋巴细胞浸润相关，是发生甲状腺功能损伤的重要危险因素。即使甲状腺功能正常人群，甲状腺自身抗体阳性也预示着潜在的甲状腺功能异常风险增加。

一、甲状腺球蛋白抗体

甲状腺球蛋白抗体的靶抗原为甲状腺球蛋白（thyroglobulin，Tg），Tg 是一种由甲状腺滤泡上皮细胞合成和分泌的可溶性碘化糖蛋白，它是 T_3、T_4 的生物合成前体。Tg 一般不分泌至血液中，正常人血清中含量极微（10 ~ 40 ng/mL），但是当其进入血液后，可刺激机体产生抗甲状腺球蛋白抗体（TgAb）。TgAb 是甲状腺疾病中首先发现的自身抗体，具有高度种属特异性。

【参考区间】 TgAb：< 4.00 U/mL（化学发光法）。

【解读要点】

1. TgAb 的临床意义：TgAb 是诊断自身免疫性甲状腺疾病的常用指标。大约 95% 的桥本甲状腺炎（慢性自身免疫性甲状腺炎）患者的 TgAb 呈阳性，Graves 病（毒性弥漫性甲状腺肿）患者的 TgAb 阳性率约为 60%。据统计，10% ~ 20% 的亚急性甲状腺炎患者及 60% ~ 70% 的甲亢患者 TgAb 水平升高。对部分 TgAb 低水平阳性者作甲状腺活检发现，这类患者甲状腺组织中均有局限性的淋巴细胞浸润。TgAb 还可作为甲状腺肿物鉴别诊断的指标，其阳性一般考虑为慢性淋巴细胞性甲状腺炎，而非甲状腺肿物。

2. TgAb 的影响因素：由于甲状腺球蛋白的异质性，使得 TgAb 在患有其他病症的老年人或甲状腺功能正常的患者（如糖尿病、艾迪生病、孕妇、自身免疫病）体内也同样可以检出。

二、甲状腺过氧化物酶抗体

甲状腺过氧化物酶（thyroid peroxidase，TPO）是甲状腺微粒体抗原的主要成分，该酶是一种结合糖基化亚铁血红素的膜蛋白质，是甲状腺激素合成过程的关键酶，催化甲状腺球蛋白内的酪氨酰基团的碘化反应。甲状腺过氧化物酶抗体（TPOAb）直接对抗 TPO，与甲状腺组织的免疫性损伤密切相关。TPOAb 可通过细胞介导和抗体依赖的细胞毒作用，使甲状腺激素分泌不足，造成自身免疫相关的甲状腺功能减退。目前研究表明，在甲状腺功能正常的健康人体内也可能存在低水平的 TPOAb。

TPOAb 是自身免疫性甲状腺疾病的重要标志性抗体，结合 TSH 水平测定，对甲状腺疾病的诊断、治疗及预后评估有重要价值。目前，TPOAb 已成为诊断自身免疫性甲状腺疾病的首选指标。TPOAb 可用于 Graves 病（TPOAb 几乎都是阳性）、桥本甲状腺炎（TPOAb 阳性率 70%）等疾病的诊断，也用于监测免疫治疗效果。

【参考区间】 TPOAb：< 9.00 U/mL（化学发光法）。

【解读要点】

1. TPOAb 增高：见于桥本甲状腺炎、Graves 病、亚急性淋巴细胞性甲状腺炎，85% 的甲亢或甲减患者，产后甲状腺炎、萎缩性甲状腺患者，部分结节性甲状腺肿患者。

2. TPOAb 的影响因素：某些自身免疫病（如类风湿疾病、系统性红斑狼疮）患者、少数健康人群（尤其是老年人和女性）也可见 TPOAb 升高。

三、促甲状腺激素受体抗体

促甲状腺激素受体抗体（thyrotropin-receptor antibody，TRAb）即 TSH 受体抗体，是指针对甲状腺细胞膜上的 TSH 受体的自身抗体。该抗体也常在血清中被检测到，与甲状腺功能紊乱相关。在该过程中，TRAb 主要通过与 TSH 受体结合发挥作用。

TRAb 是一组多克隆抗体。根据其作用于 TSH 受体的位点不同，可将 TRAb 分为两类，分别是甲状腺刺激抗体和甲状腺刺激阻断抗体。前者与甲状腺细胞上的 TSH 受体结合后，刺激甲状腺组织增生，并促进甲状腺激素的合成与分泌。该抗体是导致 Graves 病的主要原因，后者则可能引起甲减。

【参考区间】 TRAb：< 1.5 U/L（化学发光法）。

【解读要点】

1. TRAb 增高：见于 Graves 病、桥本甲状腺炎、新生儿甲亢，也可见于老年人。早期甲亢患者，可表现为 TSH 轻度偏低，甲状腺激素在参考区间内，但此时患者体内的 TRAb 可能升高，这有助于甲亢的诊断。

2. TRAb 在抗甲状腺药物治疗过程中的监测作用：如果治疗后 TRAb 逐渐下降，说明治疗有效。

◆ ⊕ 拓展知识 16-2 常见甲状腺疾病

> 目前，甲状腺功能紊乱是最常见的内分泌疾病，临床工作中最常见的甲状腺疾病是甲状腺功能亢进症，其次为甲状腺功能减退症。

一、甲状腺功能亢进症

甲状腺功能亢进症简称甲亢，是由多种病因引起的甲状腺激素分泌过多，甲状腺功能增强，导致机体多个系统的兴奋性异常增高，同时伴随机体代谢能力增强的临床综合征。主要包括：原发性的甲状腺性甲亢和继发性的垂体性甲亢（如垂体 TSH 瘤）两大类。在甲状腺性甲亢中，以毒性弥漫性甲状腺肿伴甲状腺功能亢进（即 Graves 病）最为常见，在甲亢中占比高达 75%。其次，在慢性淋巴细胞性甲状腺炎（即桥本甲状腺炎）早期阶段的患者也常常有甲亢的表现。

甲亢患者临床表现的主要特征：①基础代谢率增高。患者体内的三大营养物质及能量代谢亢进。患者可表现为多食、多汗、怕热、消瘦等。②神经系统兴奋性增高。患者可表现为烦躁、易怒、肌肉震颤等。③心血管系统的指标异常。心率加快，血压升高，严重时还可能出现心律失常。④突眼症。⑤甲状腺肿大。

甲亢患者的实验室诊断要点：

1. TT_3、TT_4、FT_3、FT_4 均升高：T_3 是诊断甲亢的敏感指标，FT_3、FT_4 因其不受血清 TBG 含量的影响，诊断甲亢均较 TT_3、TT_4 灵敏；观察治疗中甲亢患者的 FT_3、FT_4 更有价值。

2. TSH 可进一步鉴别病变的部位：如果 T_3、T_4 升高，TSH 降低，为原发性甲亢；如果 T_3、T_4 升高，TSH 也升高，则为继发性甲亢。

3. rT_3 升高：甲亢时血清 rT_3 与 T_3、T_4 的变化基本一致，部分甲亢患者初期或复发早期仅有 rT_3 升高。治疗后 T_3 下降较快而 rT_3 下降较慢。

4. TRAb 的阳性率高达 80%~100%，TgAb 和 TPOAb 的阳性率为 50%~90%。

二、甲状腺功能减退症

甲状腺功能减退症简称甲减，是指由各种病因引起的甲状腺激素分泌减少，甲状腺功能减弱，导致机体多个系统的兴奋性异常降低，同时伴随机体代谢能力不足的临床综合征。

甲减按起病年龄可分为三类：①起病于胎儿或新生儿，称为呆小症或克汀病。②起病于儿童期，称为幼年型甲减。③起病于成年者，则为成年型甲减。

甲减按发病原因不同可分为两类：①原发性甲减：最常见于慢性甲状腺炎（如桥本甲状腺炎）的中后期，也可见于甲状腺切除术后、使用抗甲状腺功能亢进药物、^{131}I 治疗过量及缺碘等情况。该病将直接导致甲状腺合成和分泌的甲状腺激素减少。②继发性甲减：可见于肿瘤、手术、放射治疗等原因导致的下丘脑或垂体损伤，从而引起 TRH 或 TSH 合成与分泌不足，最终导致甲状腺功能减退。

甲减患者临床表现的主要特征：①畏寒、乏力。②食欲减退。③情绪低落、表情呆滞、反应迟钝、记忆力减退。④心率减慢。

甲减患者的实验室诊断要点：

1. TT_3、TT_4、FT_3、FT_4 均降低：T_4 是诊断甲减的敏感指标，FT_3、FT_4 因不受血清 TBG 含量的影响，诊断甲减均较 TT_3、TT_4 灵敏。

2. TSH 可进一步鉴别病变的部位：原发性甲减时，T_3、T_4 降低而 TSH 升高，主要病变在甲状腺（原发性）；继发性甲减时，T_3、T_4 降低而 TSH 也降低，主要病变在垂体或下丘脑。

3. rT_3 降低是鉴别甲减与非甲状腺疾病功能异常的重要指标之一，后者血清中 T_3 减少而 rT_3 增加。

🎥 **微课视频 16-2**　*女同胞的好发之疾——甲状腺疾病*

🎥 **微课视频 16-3**　*先天性甲状腺功能减退症*

本章小结

　　甲状腺疾病的发病率近年来有逐年增加的趋势。甲状腺疾病的发病与生活习惯、精神压力、饮食因素等密切相关，尤其在青壮年人群和育龄期妇女发病率更高。

　　腺垂体分泌的 TSH 促进甲状腺激素的合成和分泌，是甲状腺功能紊乱的首选筛查项目。机体内的甲状腺激素主要以结合型存在，极少量为游离型，后者可直接反映甲状腺功能状态，对垂体分泌 TSH 具有负反馈作用。临床工作中，常将 TSH 与甲状腺激素的检测结果联合使用，对甲状腺疾病的病因及病变部位进行判断。原发性甲亢时，T_3 和 T_4 升高，TSH 降低，病变在甲状腺。原发性甲减时，T_3 和 T_4 降低，TSH 升高，病变在甲状腺。继发性甲亢时，T_3 和 T_4 升高，TSH 升高，病变在下丘脑或垂体。继发性甲减时，T_3 和 T_4 降低，TSH 降低，病变在下丘脑或垂体。TPOAb 和 TgAb 是自身免疫性甲状腺疾病的重要标志性抗体。

　　甲状腺功能的血清检测结果不是诊断甲状腺疾病的唯一依据，应结合患者状况、体格检查及其他相关检查结果，进行综合分析和判断。此外，不同地区、不同人群、不同测定方法、不同型号仪器的参考区间可能不同。因此，不同医院提供的正常参考区间可能存在差异，不能直接比对。

案例导引解读

　　基于上述检验结果并结合患者的临床表现，该患者最可能的诊断是甲亢。

　　诊断依据主要有：患者有多汗、消瘦，饥饿时浑身震颤无力等症状。因此，可能患有糖尿病、甲亢等代谢性疾病。虽然该患者目前还未出现眼球突出、甲状腺肿大等甲亢的典型临床表现，但是实验室检查结果显示：TSH 降低，TT_3、TT_4、FT_3、FT_4 等指标升高，符合甲亢的诊断标准。因此，患有甲亢的可能性较大。此外，该患者的 TPOAb 和 TgAb 升高，这也是甲亢患者的常见表现之一，提示该患者可能患有自身免疫性的甲状腺疾病。

🔶 💡 临床案例分析 16-1

　　患者，女性，26 岁，因乏力、多汗、消瘦 5 年，再发心慌 1 个月就诊。

　　患者 5 年前，无明显诱因出现乏力、多汗、多食、易饥饿、心慌烦躁不安，体重下降约 15 kg，伴有眼球突出。后患者病情控制可，无心慌、体重下降等不适，于 2 年前停药。1 个月前，患者再次出现心慌，甲状腺肿大，多食、易饥饿等症状。

　　体检：突眼，甲状腺Ⅲ度肿大。

　　实验室检查：甲状腺功能检验结果见表 16-1。

表 16-1 甲状腺功能检验结果

No	项目	结果		参考区间	单位
1	总三碘甲状腺原氨酸（TT$_3$）	4.34	↑	0.66 ~ 1.61	μg/L
2	总甲状腺素（TT$_4$）	133.31	↑	54.40 ~ 118.50	μg/L
3	促甲状腺激素（TSH）	< 0.01	↓	0.34 ~ 5.60	mU/L
4	游离三碘甲状腺原氨酸（FT$_3$）	10.17	↑	2.14 ~ 4.21	ng/L
5	游离甲状腺素（FT$_4$）	16.28	↑	5.90 ~ 12.50	ng/L
6	甲状腺球蛋白抗体（TgAb）	10.50	↑	< 4.00	U/mL
7	甲状腺过氧化物酶抗体（TPOAb）	> 1 000	↑	< 9.00	U/mL

问题 1. 该患者最可能的诊断是什么？

问题 2. 诊断依据有哪些？

（孙汝林）

◆ 数字课程学习

📹 微课视频　　　Ｐ 教学PPT　　　📖 临床案例分析及参考答案　　　👤 自测题

肿瘤标志物检验报告单解读

掌握：肿瘤标志物的定义、分类、临床诊断价值，常见胚胎抗原类标志物甲胎蛋白、癌胚抗原检测的意义及应用。

熟悉：糖蛋白抗原类标志物 CA125、CA15-3、CA19-9、CA72-4 检测的意义及应用。

了解：神经元特异性烯醇化酶、前列腺特异性抗原、细胞角蛋白 19 检测的意义及应用。

患者，男性，45 岁，右上腹疼痛半年，加重伴上腹部包块 1 个月。

既往史：半年前无明显诱因出现右上腹钝痛，为持续性，有时向右肩背部放射，无恶心呕吐，自服索米痛片（去痛片）缓解。1 个月来，右上腹痛加重，服止痛药效果不好，自觉右上腹饱满，有包块，伴腹胀、食欲缺乏、恶心，偶有发热（体温最高 37.8℃），大小便正常，体重下降约 5 kg。既往有乙型肝炎病史多年，否认疫区接触史，家族史中无遗传性疾病及类似疾病史。

体检：T：36.7℃，P：78 次 /min，R：18 次 /min，BP：110/70 mmHg，发育正常，营养一般，神清合作，全身皮肤无黄染，巩膜轻度黄染，双锁骨上窝未及肿大淋巴结，心肺（－）。腹平软，无腹壁静脉曲张，右上腹压痛，无肌紧张，肝大肋下 5 cm，边缘钝，质韧，有触痛，脾未及，墨菲征（－），无移动性浊音，肝上界叩诊在第 5 肋间，肝区叩痛。B 超显示肝占位性病变。

实验室检查如下：

XX 医院检验报告单

姓名：XXX	病区：肿瘤外科	标本种类：血清	样本编号：XXXXX
性别：男	科别：肿瘤外科	标本性状：	病人类别：住院
年龄：45 岁	床号：XX	接收人员：XXX	条形码号：XXXXX
病员号：XXXXX	送检医生：XXX	送检单位：	临床初诊：原发性肝细胞癌

采集时间：2021-09-07 07：15　　　　　　　接收时间：2021-09-07 07：40

备　注：

No	项目	结果	参考区间	单位
1	AFP	870.0	0.0～20.0	μg/L
2	CEA	26.0	0.0～5.0	μg/L
3	AFU	89.0	5～40	U/L

检验日期：2021-09-07　　报告时间：2021-09-07 10：35　　检验：XXX　　审核：XXX

注：此检验报告仅对本次标本负责。

问题：1. 如何解读该患者的检验报告单？

　　　2. 根据以上检验结果并结合患者的临床表现，该患者可能的诊断是什么？诊断依据有哪些？

肿瘤是失去了正常生物调控的异常生长、分化的细胞和组织。与其他疾病比较，肿瘤有两个明显的临床特征：一是肿瘤的转移特性，二是早、中期肿瘤可无症状。早期发现、早期诊断、早期治疗是我国肿瘤诊治的国策。对于无症状的肿瘤患者，肿瘤标志物常常是唯一能早期发现肿瘤的线索。

肿瘤标志物（tumor marker，TM）是指特征性存在于恶性肿瘤细胞，由恶性肿瘤细胞异常产生或宿主对肿瘤的刺激反应而产生的物质。当肿瘤发生、发展时，这些物质的水平显著高于正常人。这些物质可存在于肿瘤细胞和组织中，也可进入血液和其他体液。理想的 TM 应符合以下条件：①敏感性高；②特异性高；③ TM 的浓度与肿瘤大小相关，标志物半寿期短，有效治疗后很快下降，较快反映体内肿瘤的实际情况；④ TM 浓度与肿瘤转移、恶性程度有关，能协助肿瘤分期和预后判断；⑤存在于体液特别是血液中，易于检测。遗憾的是，至今所有的一百余种 TM 中只有极少几个标志物能满足上述要求，满意地用于临床。

TM 在临床的应用范围主要体现在以下几个方面：

1. 肿瘤的辅助诊断：如对慢性 HBsAg 携带者、慢性乙型肝炎和丙型肝炎患者进行 AFP 检测，结合超声可早期发现肝癌；美国临床生物化学学会（National Academy of Clinical Biochemistry，NACB）指南提出，糖蛋白抗原 125 与阴道超声联合检测可作为高危女性卵巢癌早期诊断指标。但 TM 不能代替影像学和病理学检查，只能作为辅助诊断指标。

2. 肿瘤的鉴别诊断和临床分期：在临床已获得足够证据证明患者可能患某脏器肿瘤后，TM 往往能提供有用的信息帮助区分良、恶性肿瘤和类型。如癌胚抗原和神经元特异性烯醇化酶可辅助区分胃肠道肿瘤是腺癌（癌胚抗原阳性、神经元特异性烯醇化酶阴性）还是类癌（癌胚抗原阴性、神经元特异性烯醇化酶阳性）；血清 TM 升高的水平与肿瘤的大小和分化程度有关，其定量检测有助于辅助诊断临床分期。

3. 肿瘤的疗效监测：TM 有助于明确手术、放射治疗或药物治疗是否有效。通常情况下，如肿瘤完全切除和有效化学治疗后，肿瘤标志物即明显下降，若下降至正常或治疗前水平的 95% 即认为治疗成功；如果术后 TM 未如预期下降，提示手术可能未能成功切除肿瘤。

4. 肿瘤的复发或转移监测：动态测定血清 TM 是监测病情的重要指标。经手术或放射、化学治疗后，血清 TM 降至正常水平一段时间后再度升高，常表示出现转移复发；而居高不降者常提示有残存肿瘤或早期复发。如癌胚抗原被推荐作为结直肠癌肝转移、乳腺癌骨转移和肺转移的监测指标；糖蛋白抗原 125 可反映卵巢癌手术或化学治疗疗效，治疗后其水平减低 > 50% 的患者有较好的预后。

5. TM 的联合检测：恶性肿瘤的复杂生物学特性决定了 TM 的复杂性和多样性。一种肿瘤可产生多种 TM，不同肿瘤或同种肿瘤的不同组织类型可有相同 TM，不同肿瘤患者体内 TM 的质和量变化也较大。TM 联合检测可以提高其临床诊断敏感性，但前提是单个标志物在肿瘤诊断中具有较好的特异性和灵敏性。

与诊断有关的 TM 有多种，常用的 TM 组合见表 17-1。

表 17-1 常用肿瘤标志物的联合检测

肿瘤	首选标志物	补充标志物
肺癌	CEA、NSE、CYFRA21-1	TPA、SCC、ACTH、降钙素、TSA
肝癌	AFP	AFU、γ GT、CEA、ALP
乳腺癌	CA15-3、CEA	CA549、hCG、降钙素、铁蛋白
胃癌	CA72-4	CEA、CA19-9、CA242
结肠直肠癌	CEA	CA19-9、CA50
胰腺癌	CA19-9	CA50、CEA、CA125
卵巢癌	CA125	CEA、hCG、CA19-9
睾丸肿瘤	AFP、hCG	
宫颈癌	SCC	CA125、CEA、TPA
膀胱癌	无	TPA、CEA
骨髓瘤	本 - 周蛋白、β_2-M	
前列腺癌	PSA、f-PSA	PAP

本章主要介绍临床常用的几类肿瘤标志物，包括胚胎抗原类标志物、糖蛋白抗原类标志物和酶类标志物等。

 微课视频 17-1 癌细胞的预警器——肿瘤标志物

第一节　胚胎抗原类标志物

20 世纪 60 年代发现的甲胎蛋白和癌胚抗原至今仍是常用的肿瘤标志物。甲胎蛋白和癌胚抗原都属于胚胎抗原类物质，是在胚胎发育阶段由胚胎组织产生的正常成分，成年后逐渐下降、消失。在肿瘤患者，这类抗原重新出现可能与恶性细胞转化时激活了某些成年后已关闭的基因有关。

一、甲胎蛋白

甲胎蛋白（α-fetoprotein，AFP）是胎儿发育早期，由胚胎卵黄囊细胞、胚胎肝细胞和胎儿肠道细胞所合成的一种糖蛋白，在妊娠 5 个月时达高峰，出生后下降。1~2 岁时，血清 AFP 应降至正常成年人水平。妇女妊娠 6 个月后 AFP 可达 500 μg/L，正常成年人血清中的含量极低。

【参考区间】 0.0 ~ 20.0 μg/L（化学发光法）。

【解读要点】

1. AFP 与肝癌：AFP 是原发性肝癌最灵敏、最特异的肿瘤标志物。血清 AFP > 500 μg/L 持续 1 个月应高度怀疑肝癌；AFP > 200 μg/L 持续 2 个月，无其他原因应考虑肝癌可能，同时应做 AFP 连续动态观察以防漏诊。AFP > 500 μg/L，谷丙转氨酶（ALT）基本正常，提示可能存在肝癌。患者 AFP 急剧增加，提示肝癌转移。手术后 AFP > 200 μg/L，提示可能肝癌组织未完全切除或有转移。

值得注意的是，AFP 在肝癌组织中的阳性表达只占 60% 左右，对原发性肝癌的敏感性只有 70% 左右。对 AFP 指标阴性，临床可疑的患者应结合多项指标联合检测，以减少漏诊。

2. AFP 与生殖细胞瘤：AFP 与人绒毛膜促性腺激素（human chorionic gonadotropin, hCG）联合检测有助于生殖细胞瘤的分类和分期。精原细胞瘤可分为精原细胞型、卵黄囊型、绒毛膜上皮细胞癌和畸胎瘤。精原细胞型 AFP 正常，β-hCG 升高；而畸胎瘤 AFP 和 β-hCG 均正常；90% 的非精原细胞性睾丸癌至少一项升高，其中 < 20% 的 Ⅰ 期患者，50% ~ 80% 的 Ⅱ 期患者，90% ~ 100% 的 Ⅲ 期患者 AFP 和 β-hCG 两项同时升高。该标志物的浓度高低也与病情轻重、是否转移有关。

3. AFP 转移性肝癌、肝外肿瘤：继发性肝癌，少数胃癌、胰腺癌、结肠癌、支气管癌、肾癌、乳腺癌、白血病等患者也可出现 AFP 的异常。由非原发性肝癌引起的 AFP 升高，一般都不会高于 400 μg/L。

4. 其他 AFP 升高的情况：

（1）正常妊娠妇女 AFP 可增高，一般在 20 ~ 200 μg/L 范围，在 31 ~ 34 周为高峰期。胚胎发育不正常，神经管畸形缺损（无脑儿、脊椎裂、脐膨出等）可高达 600 ~ 800 μg/L。

（2）非肿瘤性疾病，如先天性胆道闭锁症，急、慢性肝炎，肝硬化等患者血清中 AFP 可有不同程度增高。通常良性病变中的 AFP 升高一般是暂时的。肝硬化及慢性活动性肝炎，其 AFP 水平与 ALT 生化指标呈平行关系。重症肝炎时如 AFP 减低，则预后不良。

二、癌胚抗原

癌胚抗原（carcinoembryonic antigen，CEA）最早是在结肠癌和胎儿肠组织中分离出来的一组酸性糖蛋白，存在于胚胎胃肠黏膜上皮和一些恶性组织的细胞表面，在正常人肠道、胰腺、肝组织中也存在有少量，其他体液中存在量极微。

【参考区间】 0.0 ~ 5.0 μg/L（化学发光法）。

【解读要点】 CEA 是一广谱肿瘤标志物。

1. CEA 与恶性肿瘤：可用于结肠直肠癌、胃癌、胰腺癌、肝细胞癌、肺癌、乳腺癌及甲状腺髓质癌的临床监测，但无早期诊断价值。结肠直肠癌患者 CEA 测定的敏感性高于其他肿瘤标志物，故首选 CEA；若将 CEA 与 CA242 联合应用，被认为对结肠癌的诊断更有意义。CEA 对疗效观察、预后判断、复发观察有重要作用，其浓度随病情好转而下降、病情恶化而升高。

2. CEA 与良性消化道疾病：CEA 轻度增加也见于某些良性消化道疾病，如肠梗阻、胆道梗阻、胰腺炎、肝硬化、慢性肝炎、结肠息肉、溃疡性结肠炎，以及肺炎、支气管炎、肺气肿、肾小管性肾炎、自身免疫病等。

3. 吸烟者和老年人 CEA 也可轻度升高。

🎥 **微课视频 17-2** 经典肿瘤标志物的告白——AFP 与 CEA

第二节 糖蛋白抗原类标志物

糖蛋白抗原类标志物是用各种肿瘤细胞株制备单克隆抗体来识别的肿瘤相关抗原，大多是糖蛋白或黏蛋白，如 CA 125、CA15-3 和 CA19-9 等。

一、糖蛋白抗原 125

糖蛋白抗原 125（carbohydrate antigen 125，CA125）是 1981 年由 Bast 等从上皮性卵巢癌抗原检测出可被单克隆抗体 OC125 结合的一种糖蛋白，来源于胚胎发育期体腔上皮。健康人群血清 CA125 含量很低。

【参考区间】 0.0 ~ 35.0 U/mL（化学发光法）。

【解读要点】

1. CA125 与卵巢癌：卵巢癌患者血清 CA125 水平明显升高，在鉴别卵巢包块的良恶性时特别有价值，能协助制订正确的手术方案。化学治疗和手术有效者 CA125 水平很快下降。若有复发，CA125 升高可先于临床症状出现。

2. CA125 与其他非卵巢恶性肿瘤：CA125 在其他非卵巢恶性肿瘤中有一定的阳性率，如乳腺癌 40%、胰腺癌 50%、胃癌 47%、肺癌 44%、结肠直肠癌 32%、其他妇科肿瘤 43%。

3. CA125 与非恶性肿瘤：如子宫内膜异位症、盆腔炎、卵巢囊肿、胰腺炎、肝炎、肝硬化等虽有不同程度升高，但阳性率较低。

4. CA125 与早期妊娠：妊娠的头 3 个月内，也有 CA125 升高的可能。

二、糖蛋白抗原 15-3

糖蛋白抗原 15-3（carbohydrate antigen 15-3，CA15-3）于 1984 年发现，相对分子质量为（300 ~ 500）× 10^3，分子结构尚未清楚。CA15-3 包含两种抗体，一种是用鼠抗人乳腺癌肝细胞转移株的膜的单克隆抗体 DF3 制备的，还有一种抗体 115 DB 是鼠抗人乳小脂球抗体。CA15-3 是监测乳腺癌的首选标志物，其血清水平可以对临床分期提供信息，是乳腺癌的辅助诊断指标，但在乳腺癌早期敏感性不高。联合检测 CA15-3 和 CEA，可提高检测的灵敏度。CA15-3 对乳腺癌的术后随访，监测肿瘤复发、转移有一定价值。

【参考区间】 0.0 ~ 28 U/mL（化学发光法）。

【解读要点】

1. CA15-3 与恶性肿瘤：增高见于乳腺癌、肺癌、结肠癌、宫颈癌等。由于原发性乳腺癌 CA15-3 升高不显著，常用于转移的乳腺癌患者的治疗监视和预后判断，且转移病灶越多，范围越广，CA15-3 水平越高。动态观察其变化，能早于临床及影像诊断几个月发现乳腺癌复发或转移。若 CA15-3 比原来水平升高 25%，预示病情进展或恶化。CA15-3

对转移性乳腺癌诊断的敏感性和特异性均优于 CEA，因而成为诊断转移性乳腺癌的首选指标。

2. CA15-3 与良性病变：某些良性肝病和良性乳腺疾病也可有 CA15-3 的升高。

三、糖蛋白抗原 19-9

糖蛋白抗原 19-9（carbohydrate antigen 19-9，CA19-9）为细胞膜上的糖脂质，相对分子质量为 $1\,000\times10^3$，是与胰腺癌、胆囊癌、结肠癌和胃癌等相关的肿瘤标志物，又称胃肠道相关抗原。胚胎期胎儿的胰腺、胆囊、肝、肠等组织存在这种抗原，正常人体组织中含量很低。

【参考区间】　0.0～37.0 U/mL（化学发光法）。

【解读要点】

1. CA19-9 与消化道恶性肿瘤：胰腺癌、肝胆系癌、胃癌、结直肠癌的 CA19-9 水平明显升高，但早期诊断价值不大，主要作为病情监测和预示复发的指标。手术切除肿瘤后，若 CA19-9 在 2～4 周下降到临界值，提示手术成功。手术后 1～2 个月检测 CA19-9 对肿瘤复发的判断比影像检查早 3～9 个月，因此可用于监测肿瘤的复发。

2. CA19-9 与其他恶性肿瘤：卵巢癌、淋巴瘤、胃癌、肝癌、食管癌、乳腺癌的阳性率较低。CA19-9 与 AFP、CEA 联合检查，有助于提高胃肠道肿瘤的诊断效率。

3. CA19-9 与非肿瘤性疾病：低浓度增高、一过性增高可见于慢性胰腺炎、胆石症、肝硬化、肾功能不全、糖尿病等。

四、糖蛋白抗原 72-4

糖蛋白抗原 72-4（carbohydrate antigen 72-4，CA72-4）是一种相对分子质量为 $(220\sim400)\times10^3$ 的黏蛋白，有多个抗原决定簇，是监测胃癌患者病程和疗效的首选肿瘤标志物，可与次选标志物（CEA 或 CA19-9）联合使用。CA72-4 在卵巢癌中具有一定的诊断作用，可作为仅次于 CA125 的次选项标志物辅助检测，对于黏蛋白型卵巢癌有较高的临床敏感度。

【参考区间】　0.0～6.9 U/mL（化学发光法）。

【解读要点】

1. CA72-4 与胃癌：在胃癌患者血清中，CA72-4 的水平升高尤为明显，临床敏感度通常显著高于 CA19-9 和 CEA，联合测定 CA72-4 和 CEA，对判断胃癌的生长期和治疗效果极为重要。CA72-4 与淋巴结转移有相关性，但与浆膜浸润不相关。

2. CA72-4 与结直肠癌：结直肠癌中 CA72-4 浓度上升与肿瘤的临床分期（Dukes 分级）有关。CA72-4 与病程也有一定的相关性，肿瘤完全切除后，CA72-4 的浓度显著下降。长期随访 CA72-4 浓度持续升高，提示可能有肿瘤残存。

3. CA72-4 与卵巢癌：CA72-4 也见于卵巢癌，其诊断的灵敏度要高于 CA125，如果联合监测 CA72-4 和 CA125，则可提高检测的灵敏度。

4. CA72-4 与良性疾病：多种良性疾病患者血清 CA72-4 浓度可升高，如胰腺炎、肝硬化、风湿性疾病、良性卵巢疾病、卵巢囊肿、乳房疾病、良性胃肠道疾病。

第三节　酶类标志物

酶作为肿瘤标志物有较长的历史。肿瘤发生发展时，由于肿瘤细胞破坏或细胞膜通透性改变，酶释放至血液；肿瘤特异的生长方式，可导致酶的表达异常，特别是同工酶谱的改变；肿瘤快速生长会导致局部相对缺氧而出现一些代谢酶的异常。

根据来源可将酶类肿瘤标志物分为两类。①非组织特异性酶：因肿瘤细胞代谢加强，特别是无氧酵解增强，使其大量释放到体液中，如神经元特异性烯醇化酶。②组织特异性酶：因组织损伤或变化而引起细胞中储存的酶释放，如前列腺特异性抗原。

一、神经元特异性烯醇化酶

神经元特异性烯醇化酶（neuron specific enolase，NSE）主要存在于神经组织和神经内分泌组织中，是参与糖酵解途径的烯醇化酶中的一种，主要作用是催化 2- 磷酸甘油酸转变为磷酸烯醇式丙酮酸。NSE 在脑组织细胞的活性最高，外周神经和神经分泌组织的活性水平居中，非神经组织、血清和脊髓液中的活性最低。癌肿组织糖酵解作用加强，细胞增殖周期加快，细胞内的 NSE 释放入血增多，故导致此酶在血清内活性增加。

【参考区间】　0.0 ~ 17 ng/mL（化学发光法）。

【解读要点】

1. NSE 与小细胞肺癌（small cell lung carcinoma，SCLC）：SCLC 患者血清 NSE 明显增高，60% ~ 81% 的 SCLC 病例 NSE 浓度升高。尽管 NSE 浓度与转移部位或脑部转移没有相关性，但是与临床分期和疾病进展有很好的相关性。NSE 的诊断灵敏度达 80%，特异度达 80% ~ 90%，而 NSCLC 患者并无明显增高，故可作为 SCLC 与 NSCLC 的鉴别诊断。血清 NSE 水平与 SCLC 的临床分期呈正相关。

2. NSE 与神经母细胞瘤：神经母细胞瘤患者 NSE 阳性率可达 96% ~ 100%，其测定值明显增高，血清 NSE 水平与病期及预后相关。

3. NSE 与其他恶性肿瘤：少数 NSCLC、甲状腺髓样癌、嗜铬细胞瘤、转移性精原细胞癌、黑色素瘤、胰腺内分泌瘤等患者血清 NSE 可升高。

二、前列腺特异抗原

前列腺特异抗原（prostate specific antigen，PSA）由前列腺上皮细胞合成分泌至精液中，是精浆的主要成分之一。PSA 是由前列腺上皮细胞分泌产生，属激肽酶家族蛋白，存在于前列腺组织和精液中的蛋白酶，正常人血清中含量极微。血中总 PSA（total PSA，t-PSA）有两种形式，游离前列腺特异抗原（free PSA，f-PSA）占 t-PSA 的 10% ~ 40%，大量存在的是 f-PSA 和 α_1- 抗糜蛋白酶或 α_2 巨球蛋白酶结合形成的复合物。

【参考区间】　0.0 ~ 4 ng/mL（化学发光法）。

【解读要点】　PSA 是前列腺癌最主要的肿瘤标志物，具有高度脏器特异性，但部分良性前列腺增生（benign prostatic hyperplasia，BPH）患者的 PSA 也能升高，故美国临床生物化学学会（NACB）最新指南建议，PSA 不再作为前列腺癌筛查标志物，而是作为疾病复发和治疗监测的指标。

1. PSA 与前列腺疾病的诊断和鉴别诊断：当 t-PSA 为 4 ~ 10 ng/mL 时，f-PSA/t-PSA

比值可用于前列腺癌和良性前列腺增生的鉴别诊断，若 t-PSA、f-PSA 同时升高，且 f-PSA/t-PSA 比值降低 < 10% 时，则要考虑前列腺癌的可能，须进行前列腺穿刺活检来明确诊断。约 25% 的前列腺癌患者 PSA 水平正常，而约 50% 的良性前列腺疾病患者 PSA 水平增高，现已提出可使用 PSA 年龄特异性参考区间、PSA 密度、PSA 速率等提高 PSA 对前列腺癌检测的敏感性和特异性。

2. PSA 与前列腺癌治疗监测：PSA 可用于监测前列腺癌复发情况，术前肿瘤局限在前列腺内的患者经根治性前列腺切除术后，如持续检测到 PSA，提示手术切除不完全或者存在转移灶，术后 PSA 持续升高提示可能复发，但需连续复查多次。

◆ ⊕ 拓展知识 17-1　细胞角蛋白 19

细胞角蛋白（cytokeratin，CK）是正常及恶性上皮细胞的支架蛋白，支撑细胞及细胞核。已知的角蛋白有 20 多种，肿瘤细胞中最丰富的是 CK18 和 CK19，细胞分解后释放至血中。CK19 是一种酸性多肽，主要分布在单层上皮上，如肠上皮、胰管、胆囊、子宫内膜和肺泡上皮，这些细胞癌变时，CK19 含量增加。CYFRA21-1 是角蛋白 CK19 的可溶性片段，广泛分布于正常组织表面，如支气管上皮细胞等，肿瘤发生时释放入血。

【参考区间】 0.0～3.8 ng/mL（化学发光法）。

【解读要点】

1. CK19 与非小细胞肺癌（non-small cell lung carcinoma，NSCLC）：CK19 是 NSCLC 的首选标志物，特别是鳞状上皮细胞癌的首选肿瘤标志物，灵敏度可达 60%，特异度可达 95%。它对 NSCLC 的早期诊断、疗效监测和预后判断均有重要意义。

2. CK19 与某些良性肺部疾病：某些良性肺部病变如慢性阻塞性肺疾病、肺炎、结核病、慢性支气管炎、支气管哮喘、肺气肿和肺部良性肿瘤患者会出现 CYFRA21-1，但其浓度一般 < 3.3 ng/mL。

本章小结

恶性肿瘤是当今威胁人类健康的最主要疾病。为了实现肿瘤早期发现、早期诊断、早期治疗的目的，学术界一直在寻找有效的肿瘤标志物。研究证实，肿瘤标志物的改变常早于临床表现，早于物理仪器的发现，且肿瘤标志物的检测简单、易行，适用于肿瘤患者的早期诊断，连续动态监测，有助于对肿瘤的分期、预后判断、疗效监测及预报肿瘤的复发和转移。部分肿瘤标志物还可用于肿瘤筛查。肿瘤标志物在肿瘤诊治中的作用越来越被人们所认可，新的具有较高敏感性和特异性的标志物正在不断研发中。

绝大部分肿瘤标志物既存在于肿瘤中，也存在正常人群和非肿瘤患者中，且大多数肿瘤标志物缺乏组织特异性，因此在应用肿瘤标志物做定量检测时，医学决定水平值的确定尤为重要，应合理评估各种标志物的临床应用价值。因单个标志物的敏感性或特异性偏低，不能满足临床的需求，肿瘤标志物的联合应用可以提高检测的敏感性。实际应用时常选择不同性质的、互补的相对敏感的 3～4 个标志物组成标志群联合应用。

> **案例导引解读**

　　该检验报告单解读重点在于肿瘤标志物的特点及临床应用。

　　大多数肿瘤往往会出现多种肿瘤标志物阳性，而同一种肿瘤标志物也会出现在不同的肿瘤甚至正常人及非肿瘤患者中，因此在用肿瘤标志物对患者进行诊断时，可采用多种标志物联合应用并结合患者的临床病史及体格检查。

　　根据患者的检查结果并结合临床表现，该患者可能的诊断是原发性肝细胞癌。主要诊断依据：①临床表现：右上腹痛半年，加重伴上腹部包块 1 个月，B 超显示肝占位性病变，既往有乙型肝炎病史多年。体格检查肝大肋下 5 cm，边缘钝，质韧，有触痛，肝区叩痛。②实验室检查：AFP：870.0 μg/L，远超过参考区间上限。AFP 是原发性肝癌最灵敏、最特异的肿瘤标志物，血清 AFP > 500 μg/L 持续 1 个月应高度怀疑肝癌。CEA 和 AFU 可作为原发性肝癌的辅助性肿瘤标志物，该病例患者 CEA 和 AFU 均高于参考区间上限 1 倍以上。

💡 临床案例分析 17-1

　　患者，女性，53 岁，发现右乳腺外侧肿物 10 天。右侧乳腺外下象限有一个约 1.5 cm × 2 cm 的肿物，中等硬度，活动度差，与周围组织有粘连，表面无橘皮征、无酒窝征，乳头无溢液，左侧乳腺正常。右侧腋窝可扪及多个肿大淋巴结，最大直径约 1 cm，质硬，活动度差，边界不清，无触痛。双侧锁骨上未扪及肿大淋巴结。乳腺彩色超声检查示：右乳实性占位，大小 5.4 cm × 4.6 cm × 1.7 cm，腋窝淋巴结 1.3 cm × 0.7 cm × 0.6 cm；左乳多发结节，左乳囊肿。肿瘤标志物检测 CA125：128.6 U/mL，CA15-3：43.5 U/mL，CEA：7.4 μg/L。

　　问题 1. 该患者最可能的诊断是什么？诊断依据有哪些？

　　患者入院行乳腺癌根治术切除右侧乳房，术后病理检查显示：右乳浸润性导管癌（WHO 2 级 / 低 分 化），ER（中～ 强 +， 约 70%）、PR（强 +， 约 80%）、HER2（3+）、CK5/6（ － ）、P63（+， 散在）、Ki-67（+，60%）。腋窝淋巴结 2/12 可见癌细胞转移。术后 1 个月再次入院化学治疗。化学治疗前肿瘤标志物检测：CA125：27.2 U/mL，CA15-3：15.4 U/mL，CEA：3.5 μg/L。

　　问题 2. 该患者乳腺癌根治术乳腺癌组织是否切除完全？诊断依据有哪些？

　　患者 PCH（紫杉醇 175 mg/m^2+ 卡铂 AUC6+ 曲妥珠单抗 8 mg/m^2 首次，6 mg/m^2，每 21 天重复）方案化学治疗 4 周期，后进行曲妥珠单抗治疗，同时口服他莫昔芬。2 年后来院复查，肿瘤标志物检测：CA125：86.3 U/mL，CA15-3：105.6 U/mL，CEA：19.3 μg/L。

　　问题 3. 该患者乳腺癌是否存在复发或转移？为进一步确诊需进行哪些项目检查？

（石玉荣）

◆ **数字课程学习**

📹 微课视频　　📄 教学PPT　　📖 临床案例分析及参考答案　　👤 自测题

生殖激素检验报告单解读

案例导引

患者，女性，48 岁，因"停经 42 天，月经周期紊乱"于妇科就诊。患者近 2 年来月经周期提前，从原 30 天缩短为 25 天左右。近半年来月经周期不规律，经期持续时间长，月经量减少，无诱因出现失眠、耳鸣及半夜阵发性潮热、出汗；偶有心悸、头晕等症状，自述工作中注意力不能集中、情绪低落，容易疲劳乏力。既往体健，月经周期规律，无药物过敏史。

实验室生殖激素检查结果如下。

XX 医院检验报告单

姓名：XXX	病区：	标本种类：血液	样本编号：XXXXX
性别：女	科别：妇科	标本性状：	病人类别：门诊
年龄：48 岁	床号：	接收人员：XXX	条形码号：XXXXX
病员号：XXXXX	送检医生：XXX	送检单位：	临床初诊：月经不规则

采集时间：2020–11–13 08：10　　　　接收时间：2020–11–13 08：35

备　注：

No	项目	结果	参考区间	单位
1	卵泡刺激素	64.48	卵泡期 3.85 ~ 8.78	U/L
			排卵期 4.54 ~ 25.51	
			黄体期 1.79 ~ 5.12	
			绝经期 16.74 ~ 113.59	
2	黄体生成素	36.57	卵泡期 2.12 ~ 10.89	U/L
			排卵期 19.18 ~ 103.03	
			黄体期 1.20 ~ 12.86	

续表

No	项目	结果	参考区间	单位
			绝经期 10.57 ~ 58.64	
3	催乳素	9.03	绝经前 3.34 ~ 26.72	ng/mL
			绝经后 2.74 ~ 19.64	
4	雌二醇	51.0	卵泡期 15.16 ~ 148.13	pg/mL
			排卵期 29.42 ~ 442.62	
			黄体期 30.34 ~ 274.24	
			绝经期 < 38.90	
5	孕酮	1.50	卵泡期 0.31 ~ 1.52	ng/mL
			黄体期 5.16 ~ 18.56	
			绝经后 < 0.78	
			妊娠早期 4.73 ~ 50.74	
			妊娠中期 19.41 ~ 45.30	
6	睾酮	0.43	0.10 ~ 0.75	ng/mL
7	人绒毛膜促性腺激素	2.1	非妊娠 ≤ 5.0	U/L
8	抗米勒管激素	0.06	20 ~ 24 岁 1.22 ~ 11.70	ng/mL
			25 ~ 29 岁 0.89 ~ 9.85	
			30 ~ 34 岁 0.58 ~ 8.13	
			35 ~ 39 岁 0.15 ~ 7.49	
			40 ~ 44 岁 0.03 ~ 5.47	
			45 ~ 50 岁 0.01 ~ 2.71	

检验日期：2020-11-13　　　　报告时间：2020-11-13 13：35　　　　检验：XXX　　　　审核：XXX

注：此检验报告仅对本次标本负责。

问题：1. 如何解读该患者的检验报告单？
　　　2. 根据以上检验结果并结合患者的临床表现，该患者可能的诊断是什么？诊断依据有哪些？

生殖激素俗称性激素，严格意义上，只有雌激素、孕激素、雄激素属于性激素。性激素除少量由肾上腺皮质产生外，男性主要在睾丸生成，女性在非妊娠期主要由卵巢产生，妊娠期则主要由胎盘合成和分泌。而腺垂体激素中的卵泡刺激素（促卵泡激素）、黄体生成素（LH）和催乳素与性激素关系密切，故通常临床常规检测的性激素除了雌二醇、孕酮、睾酮外，还包括了卵泡刺激素、黄体生成素和催乳素等共6项，俗称性激素六项。女性生殖激素的分泌受人体生殖内分泌系统的调节，形成女性月经周期，其核心就是下丘脑 – 垂体 – 卵巢轴（hypothalamic-pituitary-ovarian，HPO）。下丘脑分泌促性腺激素释放激素（gonadotropin-releasing hormone，GnRH），通过调节垂体促性腺激素释放，调控卵巢周期；卵巢分泌的性激素又对下丘脑 – 垂体具有反馈调节作用，反过来影响下丘脑与垂体的功能。除下丘脑、垂体和卵巢激素之间的相互调节外，抑制素 – 激活素 – 卵泡抑制素系统也参与对月经周期的调节。HPO轴的神经内分泌活动受到大脑高级中枢的影响，其他内分泌腺如甲状腺、肾上腺、胰腺与月经周期也有关系。性激素六项在女性按产生的部位不同，可分为卵巢性激素和腺垂体生殖激素。

对于月经不调或不孕女性，医生通常会开出性激素六项的检查。如要了解基础激素水平及卵巢储备，最好在月经来潮的第2~4天进行抽血检测，这一时期属于卵泡早期，可以反映卵巢的功能状态。但对于长期闭经的患者，则随时可以检测。检查基础性激素水平至少1个月内不能用激素类药物，包括黄体酮、雌激素及避孕药等，当然对于在治疗过程中需要监测疗效的除外。如要了解卵泡的生长成熟及排卵的情况，则在月经第12、13天（排卵期）进行激素检查为宜。

解读常用生殖激素检测指标应注意以下几点：

1. 要关注检验报单上是否注明了检测方法学及检测平台，生殖激素检测的参考区间如来自试剂说明书，则不同检测平台之间参考区间有差异。

2. 关注生殖激素检测使用的单位，不同的单位之间数值需要进行换算，如孕酮 ng/mL 和 nmol/L 之间的换算系数为 3.47。

3. 生殖激素不能仅凭单个项目来进行解读，需要把几个指标结合起来一起分析。

4. 生殖激素水平单次测定结果不一定能真实反映性腺的内分泌功能，一次结果异常需要进行动态的监测并排除干扰因素（如抽血时间的要求，生殖激素检测如需要了解基础水平一般要求在月经第2~4天的上午8点左右抽血）。

5. 生殖激素报告的解读需要重点关注患者的临床表现并同时结合超声影像学检查等综合分析。

6. 生殖激素报告的解读还需要充分了解检测目的和患者的治疗及用药情况。

第一节 卵巢性激素

卵巢性激素主要包括雌激素（estrogen）和孕激素（progesterone）及少量雄激素（androgen），均为甾体激素（steroid hormone）。卵泡膜细胞和颗粒细胞为排卵前雌激素的主要来源，黄体细胞在排卵后分泌大量的孕激素和雌激素。雄激素（睾酮）主要由卵巢间质细胞和门细胞产生。甾体激素属于类固醇激素，基本化学结构为环戊烷多氢菲环。按碳原子的数目分为3组：含21个碳原子为孕激素，如孕酮；含19个碳原子为雄激素，如睾酮；含18个碳原子为雌激素，如雌二醇（estradiol，E_2）、雌酮（estrone，E_1）、雌三醇（estriol，E_3）。甾体激素具有脂溶性，主要通过扩散方式进入细胞内，与胞质受体结合，形成激素–胞质受体复合物。靶细胞胞质中存在的甾体激素受体是蛋白质，与相应激素结合具有很强的亲和力和专一性。卵巢甾体激素的生物合成需要多种羟化酶及芳香化酶的作用，它们都属于细胞色素 P450 超基因家族。此外，卵巢除了分泌甾体激素外，还分泌一些多肽激素、细胞因子和生长因子，如抑制素、激活素、抗米勒管激素（anti-Müllerian hormone，AMH）等。

卵巢性激素的分泌呈周期性变化，在不同的发育阶段及女性月经周期的不同时期存在较大差异。

一、雌激素

生育期妇女体内雌激素（estrogen）主要由卵巢产生，孕妇体内雌激素主要由卵巢、胎盘产生，少量由肾上腺产生。雌激素分为雌二醇（estradiol，E_2）、雌酮（estrone，E_1）、雌三醇（estriol，E_3），其中 E_2 活性最强，对维持女性生殖功能及第二性征有重要作用。绝经后妇女的雌激素以 E_1 为主，主要由来自肾上腺皮质分泌的雄烯二酮在外周转化而成。E_3 是 E_1 和 E_2 的代谢产物，妊娠期间胎盘产生大量的 E_3，检测血液或尿液中的 E_3 水平可反映胎盘功能状态。青春期前少女体内雌激素处于较低水平，随年龄增长，自青春期至性成熟期女性 E_2 水平不断增高。在正常月经周期中，E_2 随着卵巢周期性变化而波动，在不同的月经周期 E_2 的水平各不相同。E_2 在卵泡期水平最低，以后逐渐上升，至排卵前达高峰，排卵后又逐渐下降到低点，以后又开始上升，排卵后 7～8 日出现第二个高峰，但水平低于第一个高峰，以后迅速降至最低水平。绝经后妇女卵巢功能减退，E_2 水平低于卵泡早期水平。

【参考区间】　成年女性：卵泡期 15.16～148.13 pg/mL；
　　　　　　　　　　　　排卵期 29.42～442.62 pg/mL；
　　　　　　　　　　　　黄体期 30.34～274.24 pg/mL；
　　　　　　　　　　　　绝经期 ＜38.90 pg/mL。
　　　　　　　成年男性：＜38.95 pg/mL。

【解读要点】

1. 鉴别闭经原因：

（1）雌激素水平符合正常的周期变化，表明卵泡发育正常，应考虑为子宫性闭经。

（2）雌激素水平偏低，闭经原因可能为原发性或继发性卵巢功能低下，或药物影响而致的卵巢功能抑制，也可见于下丘脑-垂体功能失调、高催乳素血症等。

2. 监测卵泡发育：应用药物诱导排卵时，测定血中 E_2 作为监测卵泡发育、成熟的指标之一，用于指导人绒毛膜促性腺激素（human chorionic gonadotropin，hCG）的用药及确定取卵时间。

3. 诊断有无排卵：无排卵时雌激素无周期性变化，常见于无排卵性异常子宫出血、多囊卵巢综合征、某些绝经后子宫出血。

4. 诊断女性性早熟：临床多以 8 岁以前出现第二性征发育诊断性早熟，血 E_2 水平大于 275 pmol/L（74.91 pg/mL）为诊断性早熟的激素指标之一。

5. 雌激素测定还可通过测定妊娠妇女血清中游离 E_3 水平来评价妊娠期胎盘功能及预测胎儿状态，测定 E_1 用于绝经后出血及由腺体外 E_1 产生所致的月经紊乱等。

6. 男性雌激素主要由睾丸产生，雌激素测定还可用于辅助诊断男子乳房发育、男性睾丸和肝肿瘤等。

二、孕激素

女性体内孕激素（progesterone，P）亦称孕酮，由卵巢、胎盘和肾上腺皮质产生。孕酮含量随着月经周期性变化而波动，卵泡期孕酮水平极低，排卵后卵巢黄体产生大量孕酮，水平迅速上升，在中期黄体生成素峰后的第 6～8 日血浓度达高峰，月经前 4 日逐渐下降至卵泡期水平。妊娠时血清孕酮水平随妊娠期增加而稳定上升，妊娠 6 周内主要来自卵巢黄体，妊娠中晚期则主要由胎盘分泌。孕激素通常在雌激素的基础上发挥作用，主要是使子宫内膜转化为分泌期，使子宫内膜周期性脱落，形成月经；在妊娠时，利于胚胎着床，并防止子宫收缩，使子宫在分娩前处于静止状态。同时，孕酮还能促进乳腺腺泡发育，为泌乳作准备。

【参考区间】 成年女性：卵泡期 0.31 ~ 1.52 ng/mL；

黄体期 5.16 ~ 18.56 ng/mL；

绝经后 < 0.78 ng/mL；

妊娠早期 4.73 ~ 50.74 ng/mL；

妊娠中期 19.41 ~ 45.30 ng/mL。

成年男性：0.10 ~ 0.84 ng/mL。

【解读要点】

1. 排卵监测：血孕酮水平 > 5.0 ng/mL（15.9 nmol/L），提示有排卵。使用促排卵药物时，可用血孕酮水平观察促排卵效果。若孕酮水平符合有排卵，而无其他原因的不孕患者，需配合超声检查观察卵泡发育及排卵过程。其他因素如原发性或继发性闭经、无排卵性月经或无排卵性异常子宫出血、多囊卵巢综合征、口服避孕药或长期使用 GnRH 激动剂等，均可使孕酮水平下降。

2. 评价黄体功能：黄体期血孕酮水平低于生理值，提示黄体功能不足；月经来潮 4 ~ 5 日血孕酮仍高于生理水平，提示黄体功能不足。

3. 辅助诊断异位妊娠：异位妊娠时，孕酮水平相对宫内妊娠偏低，多数患者血孕酮水平 < 15 ng/mL（47.7 nmol/L），如孕酮水平 > 25 ng/mL（79.5 nmol/L），基本可排除异位妊娠。

4. 辅助诊断先兆流产：妊娠 12 周内孕酮水平低，早期流产风险高。先兆流产时，孕酮水平若有下降趋势有可能流产。由于妊娠早期孕酮水平个体差异较大，应结合 β-hCG 的妊娠早期水平及超声检查的情况综合分析。

5. 观察胎盘功能：妊娠期胎盘功能减退时，血孕酮水平下降。血清孕酮水平 ≤15.9 nmol/L，提示胚胎发育潜能不良，但判断胚胎发育还是要结合超声检查。

6. 判断体外授精胚胎移植术（in vitro fertilization and embryo transfer，IVF-ET）预后：排卵期孕酮水平可以估计 IVF-ET 预后，肌内注射 hCG 日，孕酮≥1.0 ng/mL 应视为升高，种植率及临床妊娠率均下降。

三、雄激素

雄激素（androgen）分为睾酮（testosterone，T）和雄烯二酮（androstenedione），其中睾酮是体内最主要的雄激素。男性主要由睾丸间质细胞合成，同时肾上腺也可分泌。女性体内雄激素由卵巢及肾上腺皮质分泌，主要由卵巢和肾上腺分泌的雄烯二酮转化而来，雄烯二酮 50% 来自卵巢，50% 来自肾上腺皮质，其生物活性介于活性很强的睾酮和活性很弱的脱氢表雄酮（dehydroepiandrosterone，DHEA）之间。血清中的脱氢表雄酮主要由肾上腺皮质产生。血中的睾酮 98% 与血浆蛋白（部分为性激素结合球蛋白）结合，仅 2% 以游离形式存在，游离睾酮才具有生物活性。女性绝经前，血清睾酮是卵巢雄激素来源的标志，绝经后肾上腺皮质是产生雄激素的主要部位。排卵前循环中雄激素升高，一方面可促进非优势卵泡闭锁，另一方面可提高性欲。目前临床实验室以检测血清总睾酮水平为主。

【参考区间】　女性：0.10 ~ 0.75 ng/mL；男性：1.75 ~ 7.81 ng/mL。

【解读要点】

1. 性激素结合球蛋白浓度可影响睾酮浓度，测定性激素结合球蛋白对正确解释总睾酮水平有较大的帮助。

2. 卵巢男性化肿瘤：女性短期内出现进行性加重的雄激素过多症状及血清雄激素升高，往往提示卵巢男性化肿瘤可能。

3. 多囊卵巢综合征：睾酮水平通常不超过参考区间上限的 2 倍，雄烯二酮常升高，脱氢表雄酮正常或轻度升高。若治疗前雄激素水平升高，治疗后应下降，血清雄激素水平可作为评价疗效的指标之一。

4. 肾上腺皮质增生或肿瘤：血清雄激素异常增高。

5. 应用雄激素制剂或具有雄激素作用的内分泌药物期间，有时需监测雄激素水平。

6. 两性畸形、女性多毛症等。

7. 女性有雄激素过多症状和体征，但雄激素水平在正常范围者，应同时测定血清催乳素水平。

四、抗米勒管激素

抗米勒管激素（anti-müllerian hormone，AMH）又称为米勒管抑制激素（müllerian-inhibiting hormone，MIH），是转化生长因子 –β 超家族中的一种二聚体糖蛋白。AMH 仅表达于性腺，在雌性个体的早期卵巢中仅存在微量的 AMH，使米勒管最终分化为输卵管、子宫和阴道上段。对动物和人的研究表明，AMH 主要由妊娠 36 周至绝经期的卵巢窦前卵泡及小窦卵泡（直径 < 8 mm）的颗粒细胞分泌。卵巢储备是指女性的卵巢皮质所存在的原始卵泡，卵巢储备功能取决于女性卵巢内剩余卵泡的数量和质量，育龄期女性卵巢储备功能下降会影响其生育能力。AMH 可用于评估卵巢储备功能和卵巢多囊样改变，若 AMH < 0.06 ng/mL 提示卵巢储备功能衰竭可能。

【参考区间】　20 ~ 24 岁：1.22 ~ 11.70 ng/mL；25 ~ 29 岁：0.89 ~ 9.85 ng/mL；

30 ~ 34 岁：0.58 ~ 8.13 ng/mL；35 ~ 39 岁：0.15 ~ 7.49 ng/mL；

40 ~ 44 岁：0.03 ~ 5.47 ng/mL；45 ~ 50 岁：0.01 ~ 2.71 ng/mL。

【解读要点】

1. 目前常用的评价卵巢储备功能的指标包括年龄、卵巢窦卵泡计数（antral follicle count，AFC）、基础生殖内分泌激素水平，如黄体生成素、卵泡刺激素、雌激素等。基础生殖内分泌激素在月经周期的不同时期存在波动，而 AMH 不受下丘脑 – 垂体 – 卵巢轴的调控，在月经周期中基本无周期性变化，与常用性激素相比水平较为恒定，可在月经周期的任一天抽血检测。因此，AMH 是一项评价卵巢储备功能的较理想指标。

2. 众所周知，正常女性的卵巢储备功能随着年龄增长逐渐衰退。研究表明，即使 FSH 等指标尚无变化的正常排卵妇女，AMH 水平在 30 岁前维持在一个较高的水平，在 30 岁之后逐渐下降，直到 45 ~ 50 岁降到一个较低的数值，均值约 0.22 ng/mL（此年龄段罗氏电化学发光法参考区间为 0.01 ~ 2.71 ng/mL）。

3. AMH 除了评估卵巢储备功能外，在多囊卵巢综合征、辅助生殖及卵巢颗粒细胞肿瘤等方面也均有临床应用价值。

微课视频 18-1　卵巢性激素

◆ ● 拓展知识 18-1　性激素结合球蛋白、硫酸脱氢表雄酮、雄烯二酮

性激素结合球蛋白（sex hormone-binding globulin，SHBG）、硫酸脱氢表雄酮（dehydroepiandrosterone sulfate，DHEA-S）、雄烯二酮（androstenedione，ASD）也与性激素水平息息相关。

SHBG 是主要由肝细胞合成的一种能结合性激素的球蛋白，是血清中的一种糖蛋白，是一种运输性激素的载体，可以与类固醇高度特异性结合，包括睾酮、二氢睾酮以及雌二醇。这些激素与 SHBG 结合后会失去生物活性，因此 SHBG 水平在性激素作用过程中及在各种生理病理情况下都有变化。

DHEA-S 大部分在肾上腺或腺外组织经磺酸化以后以硫酸盐的形式存在，其分泌由垂体促肾上腺皮质激素（ACTH）和其他垂体因素控制。DHEA-S 在男性青春期第二性征的发育中起重要作用，可被机体代谢转变为睾酮、雄烯二酮等活性更强的雄激素，或转变为雌激素。

黄体生成素刺激卵巢和睾丸释放 ASD，促肾上腺皮质激素刺激肾上腺释放 ASD。血液中ASD 的含量以"昼夜模式"变化，并且随女性的月经周期而略有不同。ASD 可被机体转化为更有效的雄激素（如睾酮）或雌激素，可作为肾上腺功能、雄激素生成及睾丸功能的标志物，影响男性和女性发生性别分化以及男性第二性征（如声音低沉、长出胡须）发育。

第二节　腺垂体生殖激素

腺垂体（垂体前叶）分泌直接与生殖调节有关的激素，包括促性腺激素和催乳素。

一、促性腺激素

促性腺激素包括腺垂体的促性腺激素细胞分泌的卵泡刺激素（follicle-stimulating hormone，FSH）和黄体生成素（luteinizing hormone，LH）。它们对 GnRH 的脉冲式刺激起反应，自身呈脉冲式分泌，并受卵巢性激素和抑制素的调节。FSH 和 LH 均为糖蛋白激素，皆由 α 与 β 两个亚基肽链以共价键结合而成。它们的 α 亚基结构相同，β 亚基结构不同。β 亚基是决定激素特异抗原性和特异功能的部分，但必须与 α 亚基结合成完整分子才具有生物活性。FSH 和 LH 在血中与 α_2 和 β 球蛋白结合，受下丘脑 GnRH、卵巢激素和抑制素的调节。生育期妇女垂体促性腺激素随月经周期出现周期性变化。

FSH 是女性卵泡发育必需的激素，其生理作用主要是促进卵泡成熟和分泌雌激素，具体包括：①直接促进窦前卵泡及窦卵泡颗粒细胞的增殖与分化，分泌卵泡液，使卵泡生长发育；②激活颗粒细胞芳香化酶，合成与分泌雌二醇；③在前一周期的黄体晚期及卵泡早期，促使卵巢内窦卵泡的募集；④促使颗粒细胞合成分泌胰岛素样生长因子及其受体、抑制素、激活素等物质，并与这些物质协同作用，调节优势卵泡的选择与非优势卵泡的闭锁退化；⑤在卵泡期晚期与雌激素协同，诱导颗粒细胞生成 LH 受体，为排卵及黄素化作准备。在男性，FSH 则促进生精管形成及生精作用。

LH 的生理作用主要是促进卵巢排卵和黄体的生成，以促使黄体分泌孕激素和雌激素，

具体包括：①在卵泡期刺激卵泡膜细胞合成雄激素，主要是雄烯二酮，为雌二醇的合成提供底物；②排卵前促使卵母细胞最终成熟排卵；③在黄体期维持黄体功能，促进孕激素、雌二醇和抑制素 A 的合成与分泌。在男性，LH 可作用于睾丸的间质细胞，促进其分泌雄性激素。

【参考区间】 FSH：成年女性：卵泡期 3.85～8.78 U/L；
排卵期 4.54～25.51 U/L；
黄体期 1.79～5.12 U/L；
绝经期 16.74～113.59 U/L。
成年男性：1.27～19.26 U/L。
LH：成年女性：卵泡期 2.12～10.89 U/L；
排卵期 19.18～103.03 U/L；
黄体期 1.20～12.86 U/L；
绝经期 10.57～58.64 U/L。
成年男性：1.24～8.62 U/L。

【解读要点】

1. 鉴别闭经原因：FSH 和 LH 水平低于正常值，提示闭经原因在腺垂体或下丘脑；FSH 和 LH 水平均高于正常，提示病变在卵巢。

2. 排卵监测：测定 LH 峰值可以估计排卵时间及了解排卵情况，有助于不孕症的诊断及研究避孕药物的作用机制。

3. 协助诊断多囊卵巢综合征：测定 LH/FSH 的比值，有助于诊断多囊卵巢综合征。

4. 诊断性早熟：有助于区分真性和假性性早熟，真性性早熟由促性腺激素分泌增多引起，FSH 和 LH 呈周期性变化；假性性早熟的 FSH 和 LH 水平均较低，且无周期性变化。

5. 卵巢储备功能不良：基础 FSH/LH 2～3.6 提示卵巢储备功能不良（FSH 可以在参考区间范围），是卵巢功能不良的早期表现，往往提示患者对超排卵反应不佳，如在辅助生殖人工周期应及时调整超排卵方案和促性腺激素的剂量，以提高卵巢的反应性，获得理想的妊娠率。基础 FSH > 12 U/L，下一个周期复查连续 FSH > 12 U/L 提示卵巢储备功能不良。

6. 卵巢功能衰竭：检查两次基础 FSH > 20 U/L，可认为是卵巢功能衰竭的隐匿期，提示 1 年后可能闭经。基础 FSH > 40 U/L，LH 升高或 > 40 U/L，为高促性腺激素闭经，即卵巢功能衰竭，如发生于 40 岁以前，称为卵巢早衰。

二、催乳素

催乳素（prolactin，PRL）是由腺垂体的催乳细胞分泌的由 198 个氨基酸组成的多肽激素，具有促进乳汁合成功能。其分泌受下丘脑催乳素抑制激素（主要是多巴胺）和催乳素释放激素的双重调节。在人体内可能还存在其他一些刺激或抑制因子，如促甲状腺激素释放激素（TRH）、雌激素、5- 羟色胺等对其均有促进作用。由于多巴胺与 GnRH 对同一刺激或抑制作用常同时发生效应，因此，当 GnRH 分泌受到抑制时，可出现促性腺激素水平下降，而 PRL 水平上升，临床表现为闭经泌乳综合征。另外，由于 TRH 升高，可使一些甲状腺功能减退的女性出现泌乳现象。

PRL 随月经周期波动较小，但具有与睡眠相关的节律性，入睡短期内分泌增加，醒后下降，下午较上午升高，餐后较餐前升高。根据这种节律分泌的特点，大约上午 10 点是其分泌的低谷，可以反映较为实际的分泌水平。因此，为了评估催乳素的基础状态，女性最好在上午 10 点左右安静状态下抽血。PRL 的分泌受多种因素的影响，如饱食、寒冷、性交、情绪波动、刺激乳房等均会导致其升高。如一次检测结果偏高不足以诊断为高催乳素血症，需排除以上影响因素后重复检测 1～2 次，连续两次高于正常范围方可诊断，但需排除怀孕、药物及甲状腺功能减退的影响。过高的 PRL 可抑制 FSH 和 LH 的分泌，间接调节卵巢功能，影响排卵。存在闭经、月经不调、不孕时的高催乳素血症方需治疗。

血中 PRL 分子结构有 4 种形态：小分子、大分子、大小分子及异型 PRL。仅小分子 PRL 具有激素活性，占分泌总量的 80%。临床测定的 PRL 是各种形态的 PRL 总和，因此 PRL 的测定水平与生物学作用不一定平行，如高 PRL 者可无溢乳，而 PRL 正常者可能出现溢乳。某些患者 PRL 检测水平增高但没有相关临床症状或其他症状，需要考虑是否存在大分子 PRL 血症。PRL 的主要功能是促进乳腺发育及泌乳，以及与卵巢甾体激素共同作用促进分娩前乳腺导管及腺体发育。PRL 还参与机体的多种功能，特别是对生殖功能的调节。

【参考区间】　成年女性：绝经前 3.34～26.72 ng/mL；绝经后 2.74～19.64 ng/mL。
　　　　　　　成年男性：2.64～13.13 ng/mL。

【解读要点】

1. 运动、性交、妊娠、乳头吮吸、应激状态、情绪激动等可引起催乳素生理性增高。

2. 闭经、不孕及月经失调者，无论有无溢乳均应测 PRL，以除外高催乳素血症。

3. 垂体肿瘤患者伴 PRL 异常增高时，应考虑有垂体催乳素瘤可能。

4. PRL 水平升高还见于性早熟、原发性甲状腺功能减退、卵巢早衰、黄体功能欠佳、长期哺乳、神经精神刺激、药物作用（如氯丙嗪、避孕药、大量雌激素）因素等；PRL 水平降低多见于垂体功能减退、单纯性催乳素分泌减少症等。

5. 10%～15% 的多囊卵巢综合征患者表现为轻度的高催乳素血症，其可能为雌激素持续刺激所致。

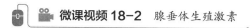
微课视频 18-2　腺垂体生殖激素

本章小结

女性生殖激素六项检查是妇产科常规基础检查，女性出现月经周期紊乱、闭经、生殖道异常出血、人工辅助生殖监测、妇科相关肿瘤等，均需要常规检查生殖激素六项。生殖激素报告单的解读需要密切结合患者的临床表现及超声影像学检查等综合分析，不能仅凭报告单上的数字做出判断，还要密切结合检查的目的、用药情况及患者的生理周期变化。同时，由于存在不同检测平台、不同参考区间设置及不同的计量单位等的差异，需要对检测的方法学、各类影响因素、存在的局限性等有充分的了解。因不同检测方法学及不同检测平台之间的结果可比性较差，如患者需要连续检测激素水平进行用药及病情监测时，建议选择同一个实验室并在相同的时间段进行抽血检查。

　　备注：本章中所用参考区间除 AMH 来自罗氏化学发光免疫分析检测系统试剂说明书外，其余均来自贝克曼库尔特化学发光免疫分析检测系统试剂说明书。

案例导引解读

　　结合患者的临床表现和性激素检验结果，该患者可能的诊断为围绝经期综合征。

　　主要诊断依据：根据患者主诉"停经 42 天，月经周期紊乱"、孕酮和人绒毛膜促性腺激素的检验结果可基本排除妊娠及相关疾病的可能；根据催乳素的检验结果可基本排除高催乳素血症等疾病引起的月经异常；卵泡刺激素和黄体生成素结果显著增高，雌激素和孕激素处于卵泡期水平，提示无排卵；另外，该患者抗米勒管激素结果明显降低，提示患者卵巢功能衰竭。

临床案例分析 18-1

　　患者，女性，26 岁，已婚未育。13 岁初潮，月经量中，经期持续时间 6 天／月。近半年多来因家中外婆突然过世及工作紧张，出现食欲下降，体重从 50 kg 降至 40 kg。外婆去世当月，患者阴道有不规则出血，近 6 个月闭经。消瘦，精神好，乳房小，无泌乳，外阴发育正常，子宫略小。

　　实验室性激素检验结果：FSH：4.92 U/L，LH：2.23 U/L，E_2：34.5 pg/mL，P：0.93 ng/L，PRL：16 ng/L，T：0.45 ng/L。

　　问题 1：该患者最可能的诊断是什么？诊断依据有哪些？

　　问题 2：为进一步明确诊断还应再做哪些检查？

（施新颜）

◆ 数字课程学习

　　📹 微课视频　　　　🅿 教学PPT　　　　📄 临床案例分析及参考答案　　　　👤 自测题

第十九章

艾滋病与梅毒抗体检验报告单解读

学习目标

掌握：掌握艾滋病抗体、梅毒反应素、梅毒抗体的意义及临床应用。

熟悉：艾滋病检验和报告流程。

了解：艾滋病职业暴露防护。

案例导引

患者，男性，38岁。有静脉吸毒史。近2个月反复出现低热，伴咳嗽和腹泻。自述体重减轻明显。

体格检查：T：37.6 ℃，P：92次/min，R：26次/min，BP：120/80 mmHg。营养差、消瘦，颈部、腋下、腹股沟淋巴结肿大。双肺呼吸音粗，右下肺可闻及湿啰音。肝右肋下 1.0 cm，质软，无触痛。

实验室检查：RBC：3.8×10^{12}/L，WBC：5.3×10^9/L，PLT：167×10^9/L，$CD4^+$T 淋巴细胞：186/mm^3。血清抗体实验室检查结果如下：

XX 医院门诊检验报告单

姓名：XXX	病区：皮肤科	标本种类：血清	样本编号：XXXXX
性别：男	科别：皮肤科	标本性状：	病人类别：住院
年龄：38岁	床号：XX	接收人员：XXX	条形码号：XXXXX
病员号：XXXXX	送检医生：XXX	送检单位：	临床初诊：发热待查

采集时间：2021-12-04 9：12　　　　　接收时间：2021-12-04 10：18

备　注：

No	项目	结果	参考区间	单位
1	人类免疫缺陷病毒抗体（HIV-Ab）	HIV 感染待确定	阴性	
2	梅毒甲苯胺红不加热血清试验（TRUST）	阴性（-）	阴性	
3	梅毒螺旋体明胶凝集试验（TPPA）	阴性（-）	阴性	

检验日期：2021-12-04　　　报告时间：2021-12-04 16：00　　　检验：XXX　　　审核：XXX

注：此检验报告仅对本次标本负责，如有疑问请在 7 天内提出。

问题：1. 如何解读该患者的检验报告单？

2. 人类免疫缺陷病毒抗体（HIV-Ab）检验结果为"HIV 感染待确定"，该患者该如何作进一步检查？

性传播疾病（sexually transmitted disease，STD）简称性病，是一类能通过各种性接触、类似性行为及间接接触而传播，主要造成皮肤、性器官和全身脏器损害的疾病，包括艾滋病、梅毒、淋病、软下疳、性病淋巴肉芽肿、非淋菌性尿道炎、尖锐湿疣、生殖器疱疹、生殖器念珠菌病、细菌性阴道病、滴虫病等 20 余种疾病，其中前 3 种属于《中华人民共和国传染病防治法》规定管理的乙类传染病，前 8 种属于原国家卫生部制定的《性病防治管理办法》指定重点防治的疾病。性病严重危害病人身心健康，可导致不育症、生殖器畸形或缺损、毁容及特征性后遗症，已成为世界性的严重公共卫生问题。STD 的诊断包括病史、体格检查和实验室检测，三者缺一不可，其中实验室检测是性病诊断的重要依据，尤其特异性病原学检查，即使患者否认性乱史或有关接触史也可作为确诊依据。另外，性病的实验室检测对性病的筛查、监测、流行控制及确保优生优育等起到极其重要的作用。本章主要介绍与艾滋病、梅毒有关的检验报告及解读。

第一节　HIV 抗体检测

艾滋病又称获得性免疫缺陷综合征（acquired immune deficiency syndrome，AIDS），是因感染人类免疫缺陷病毒（human immunodeficiency virus，HIV）引起的继发性免疫缺陷病。HIV 有 HIV-1 和 HIV-2 两型，HIV-1 全球流行，HIV-2 在西非和西欧局部流行。

艾滋病的传染源为 HIV 携带者和艾滋病患者。HIV 主要存在于感染者的血液、精液、阴道分泌物、肠道液、前列腺液和乳汁等体液中，传播途径分为性传播、血液传播和母婴传播三种。同性和异性之间性接触是 HIV 的主要传播途径，患有其他性传播疾病因生殖器黏膜屏障破坏，能增加 HIV 感染的危险。输入带有 HIV 的血液或血制品、移植 HIV 感染者的器官或细胞、使用被 HIV 污染的针头和注射器、共用针具吸毒等均可感染 HIV。通过胎盘、产道和哺乳等方式，HIV 母婴传播率高达 15%～40%。

艾滋病潜伏期长，平均约 10 年。典型的 HIV 感染自然病程包括急性期（acute HIV infection，AHI）、无症状期和艾滋病期。急性 HIV 感染定义为血液中可检出 HIV-RNA 和 p24 抗原，HIV 抗体由阴性转为阳性的时期，该阶段患者血液和生殖道分泌物中 HIV 病毒载量相当高，是病毒传播力的最高风险期，包括"窗口期"，即 HIV 已感染，但尚未能刺激机体产生足够多的抗体、不能用现有检测技术"探测"到抗体来确诊的这段时间间隔。HIV 感染若能早期发现、早期治疗，有助于减少其传播。

HIV 感染 1～3 个月后，体内可检出多种 HIV 抗体，包括 gp120 中和抗体和 gp41 抗体，但效价较低。诱导机体产生特异的适应性细胞免疫，包括特异性细胞毒性 T 细胞（CTL）和非特异性 NK 细胞的杀伤作用，可限制病毒感染，但不能完全清除病毒，无法终止疾病进程。HIV 主要侵犯 CD4$^+$ 免疫细胞，并在细胞内复制，通过直接及间接途径损伤多种免疫细胞，导致机体免疫功能紊乱和缺陷，故艾滋病患者常发生恶性肿瘤及病毒、细菌、真菌和原虫等引起的机会性感染。部分 HIV 感染的 CD4$^+$T 细胞能够存活并分化为记忆细胞，病毒基因在细胞内不表达或表达水平极低，病毒可长期潜伏，当再次接触 HIV

抗原，记忆细胞被激活并释放子代病毒，这是目前无法彻底清除 HIV 的主要原因。HIV 尤其是 HIV-1 易发生变异，其变异率与流感病毒相似，因而在 HIV 感染的不同个体甚至同一个体中能分离出核苷酸序列不同的 HIV 株。

自 1981 年发现首例艾滋病患者以来，艾滋病在全球范围内迅速蔓延。我国自 1985 年发现首例艾滋病患者以来，HIV 感染人数逐年上升，感染者陆续进入发病期，艾滋病死亡人数增加。截至 2020 年底，全球现存活 HIV 感染者 / 艾滋病患者约 3 760 万，我国现存活 HIV 感染者 / 艾滋病患者超过 100 万，因此，控制 HIV 传播已成为人类共同面临的重大公共卫生问题。

《中国遏制与防治艾滋病"十三五"行动计划》要求我国艾滋病防治要实现"三个 90%"的防治目标，即诊断发现并知晓自身感染状况的感染者和患者的比例达 90% 以上，符合治疗条件的感染者和患者接受抗病毒治疗的比例达 90% 以上，接受抗病毒治疗的感染者和患者治疗成功率达 90% 以上。国家十部委联合下发的《遏制艾滋病传播实施方案（2019—2022 年）》也将"三个 90%"作为艾滋病防治的具体指标，其中首先强调的是检出 90% 的 HIV 感染者。检测是艾滋病防治的第一步，扩大检测也是我国长期实施的艾滋病防治策略，只有及时诊断和发现 HIV 感染者，才能启动抗病毒治疗，减少 HIV 传播并改善患者的预后；只有在 HIV 病毒载量、CD4 细胞计数及 HIV 耐药及时检测的保障下，抗病毒治疗才能有效实施并取得预期效果。检测也是监测和血液安全的重要技术保障，评估疫情和防治效果、新发感染判断、血液安全筛查等都依赖检测结果。检测是艾滋病防治不可或缺的科学工具和技术支撑，做好检测工作对我国艾滋病防治具有非常重要的意义。

HIV 感染，可进行患者标本的抗体、抗原、核酸检测和 HIV 病毒分离培养，以 HIV 抗体检测最常用。HIV 抗体检测分筛查试验和确证试验两类，筛查试验可在符合国家对实验室生物安全的有关要求、实验室质量控制规范执行、国家认可的各级各类医疗、检验检疫、采供血及卫生保健等机构艾滋病检测实验室进行，确证试验需在国家指定的各级疾病预防控制中心或专门医疗机构艾滋病确证实验室完成。

🎥 **微课视频 19-1**　HIV 感染与传播
🎥 **微课视频 19-2**　HIV 职业暴露
🎥 **微课视频 19-3**　HIV 职业暴露处置流程

◆ ⊕ 拓展知识 19-1　HIV 检测样本种类及相应的用途

1. 全血、血清、血浆、口腔黏膜渗出液、尿液、干血斑及血液制品原料样本，可用于 HIV 抗体检测。

2. 全血、血清、血浆、病毒培养上清液及血液制品原料样本，可用于 HIV 抗原检测。

3. 抗凝全血，可用于 $CD4^+$ 和 $CD8^+T$ 淋巴细胞数测定。

4. 血浆、干血斑，可用于 HIV-1 病毒载量、基因亚型和基因型耐药检测。

5. 全血、淋巴细胞富集液、外周血单个核细胞（PBMC）、血浆及血液制品原料，可用于 HIV 核酸定性与定量、基因型检测和 HIV-1 分离培养。

一、筛查试验

HIV 抗体筛查试验是一类初步了解机体血液或体液中有无 HIV 抗体的检测方法，第四代检测试剂可同时检测 HIV 抗体和抗原（同时检测血液中 HIV-1p24 抗原和 HIV-1/2 抗体）。HIV 抗体或抗原抗体检测常用的方法有酶联免疫吸附试验、化学发光或免疫荧光试验、免疫层析试验、免疫凝集试验、免疫渗滤试验等。以 HIV 全病毒裂解物作为包被抗原检测 HIV 抗体的 ELISA 法最常用，可同时检测血液（包含血清、血浆和干血斑）、尿液样本中的 HIV-1 和 HIV-2 抗体。由于 HIV 全病毒抗原与其他逆转录病毒的抗体及部分 HLA-DR 抗体有交叉反应，故有假阳性现象。无论是 HIV 抗体检测还是抗原抗体检测，作为筛查试验需严格遵守复检及补充试验的流程。当筛查试验有反应，先按流程进行复检，再根据复检的结果决定是否选择进一步作补充试验。HIV 补充试验是在获得筛查试验结果后，为了准确判断，继续检测机体血液或体液中有无 HIV 抗体或核酸的方法，包括抗体确证试验和核酸试验。抗体确证试验包括免疫印迹试验、重组/线性免疫印迹试验、免疫层析试验、免疫渗滤试验及特定条件下的替代试验，核酸试验包括核酸定性试验和核酸定量试验。

HIV 抗体筛查试验无反应，报告为"HIV 抗体阴性"；筛查试验有反应，必须进行复检（使用原有试剂双孔/双份检测或使用原有试剂加另一种试剂检测）：两次均无反应，报告为"HIV 抗体阴性"；两次均有反应，或一个有反应一个无反应，需进一步进行"补充试验"。筛查试验不能出具阳性报告，根据复检试验的检测方法，可报告为"HIV 感染待确定""HIV 抗体待确定"或"HIV 抗原待确定"。

二、确证试验

最常采用特异性较高的蛋白质印迹法（Western blotting，WB），检测待检血清中是否存在能与 HIV 包膜糖蛋白、衣壳蛋白反应的抗体，以排除初筛试验的假阳性。确证试验报告规则：

1. 符合 HIV-1 抗体阳性判断标准，报告"HIV-1 抗体阳性"，并按规定做好检测后咨询和疫情报告。符合 HIV-2 抗体阳性判断标准，报告"HIV-2 抗体阳性"，并按规定做好检测后咨询和疫情报告。

2. 符合 HIV-1 抗体阴性判断标准，报告"HIV-1 抗体阴性"。如疑似窗口期感染，建议进一步做 HIV-1 核酸检测或 2～4 周后复检。

3. 符合 HIV-1 抗体不确定判断标准，报告"HIV-1 抗体不确定"，进一步做核酸检测，或 2～4 周后复检，根据复检结果进行判断。

4. HIV 抗体确证检测报告应在收到样本后的 5 个工作日内发出。

【参考区间】　阴性。

【解读要点】

1. 血清中 HIV 抗体的存在表示有 HIV 病毒的感染。对高危人群一定要及时筛查，包括药瘾者、性病者、从疫区入境者、多次输入血制品者及献血员等。对临床上所有不明原因的感染及皮肤肿瘤患者应及时筛查人类免疫缺陷病毒，以早期发现感染者、监控该病的流行。

2. HIV 筛查试验报告"HIV 抗体阴性"，说明该阶段标本进行抗体或抗体抗原联合检测无反应，但不能排除一定没有 HIV 感染，如果有相关接触史，还需要考虑"窗口期"因素进行必要随访。如医疗机构检验科发出的检验报告为"HIV 感染待确定""HIV 抗体待确定"或"HIV 抗原待确定"，表明筛查试验有反应，并进行了复检（使用原有试剂双孔 / 双份检测或使用原有试剂加另一种试剂检测），且至少一份复检有反应，需要提交上一级 HIV 确证实验室进行确证试验。

3. 我国卫生行业标准《艾滋病和艾滋病病毒感染诊断》强调了重视急性 / 早期 HIV 感染诊断的重要性，现有诊断技术检测 HIV 抗体、抗原和核酸的窗口期分别为感染后的 3 周、2 周和 1 周左右，对于患者病毒载量高，但出现 HIV 抗原抗体试剂检测有反应性，而 HIV 抗体试剂检测无反应性，HIV 抗体确证试验阴性的情况，要注意对患者进行 2～4 周的随访，避免急性 HIV 感染者"窗口期"标本，因不同种类试剂检测特异性、敏感度差异而漏检。

4.《全国艾滋病检测技术规范（2020 年修订版）》提示，HIV 抗原抗体检测试剂包括可区分抗原抗体检测试剂和不可区分抗原抗体检测试剂两种，采用 HIV 抗原抗体检测作筛查，联合补充试验 HIV 抗体确证试验或核酸试验的 HIV 检测策略，能够快速准确地诊断 HIV 感染者，且性价比高。如使用区分抗原抗体检测试剂得到抗体无反应而抗原有反应结果时，复检后可直接进行 HIV-1 核酸试验或随访，这一流程减少了检测次数，从而缩短了总检测周期，有助于 HIV 感染早期急性患者得到更快确诊。

5. HIV 核酸检测，目前主要采用实时荧光定量 RT-PCR 方法测定血液标本中 HIV RNA，可用于疾病进展监测、抗病毒治疗效果评估、新生儿感染判断。HIV 病毒分离培养与鉴定，临床极少使用。HIV 感染者外周血单核细胞、骨髓或脑脊液等标本接种于经有丝分裂原刺激的正常人淋巴细胞或传代 T 细胞株中进行培养，通过检测逆转录酶活性、HIV 核酸或 p24 抗原及观察多核巨细胞形成等细胞病变现象判断病毒增殖情况。HIV 分离培养必须在生物安全三级防护实验室（BSL-3）中进行。

 微课视频 19-4 HIV 抗体检测

第二节　梅毒抗体检测

梅毒（syphilis）是由苍白密螺旋体引起的对人类健康危害较严重的一种性传播疾病，具有传染性强、病程复杂等特点。自然情况下，梅毒螺旋体只感染人，梅毒患者是唯一的宿主和传染源。梅毒分为获得性和先天性两种，前者通过性行为传播，又称为性病梅毒，后者为梅毒孕妇通过胎盘传染给胎儿。此外，偶见因输入梅毒螺旋体污染血液或血制品引起的输血后梅毒。

获得性梅毒临床上分为三期，表现为发作、潜伏和再发作交替的现象。① I 期梅毒：梅毒螺旋体经皮肤或黏膜感染后 2～10 周，局部出现无痛性硬下疳（chancre），多见于外生殖器，也可见于肛门和直肠，其溃疡渗出液中有大量梅毒螺旋体，传染性极强。此期持续 1～2 个月，硬下疳可自愈，经 2～3 个月无症状潜伏期后进入第 II 期。② II 期梅毒：全身皮肤及黏膜出现梅毒疹（syphilid），多见于躯干以及四肢，常对称性分布，玫瑰色，压之褪色，互不融合。全身淋巴结肿大，有时累及骨、关节及中枢神经系统。梅毒疹和淋巴结中有大量梅毒螺旋体。部分患者梅毒疹可出现多次。上述体征持续 3 周～3 个月后可自行消退。若未经治疗，多数患者发展成Ⅲ期梅毒。Ⅰ、Ⅱ期梅毒又称为早期梅毒，传染性强但组织破坏性较小。③Ⅲ期梅毒：又称晚期梅毒，多发生于初次感染2年后，但潜伏期也可长达10~15年。此期出现全身组织和器官慢性炎性损伤，常见病变为慢性肉芽肿（chronic granuloma）和树胶肿（gumma），局部组织可发生缺血性坏死，以神经梅毒和心血管梅毒较为常见，皮肤、肝、脾和骨骼可被累及，导致出现动脉性树胶肿或称梅毒瘤（syphiloma）、脊髓痨或全身麻痹等。此期体内梅毒螺旋体量少、传染性小，但破坏性大、病程长，病情呈进展和消退交替出现，可危及生命。

先天性梅毒又称胎传梅毒，是梅毒孕妇体内梅毒螺旋体传播至胎儿引起的全身感染，可导致流产、早产或死胎，新生儿可有皮肤病变、马鞍鼻、锯齿形牙、间质性角膜炎、骨软骨炎、先天性耳聋等特殊体征，俗称梅毒儿。

人体感染梅毒螺旋体后，可产生特异性梅毒螺旋体抗体和非特异性梅毒螺旋体抗体。非特异性梅毒螺旋体抗体又称反应素（reagin），是螺旋体破坏的组织细胞所释放的类脂样物质以及螺旋体自身的类脂和脂蛋白刺激机体产生的抗体，也称心磷脂抗体。心磷脂抗体能与生物组织某些脂质发生反应，无保护作用。此外，梅毒患者体内发现有多种自身抗体，如抗淋巴细胞抗体、类风湿因子、冷凝集素等，提示梅毒螺旋体可诱导机体自身免疫反应。梅毒项目实验室检测包括病原学、血清学、分子生物学检测。病原学检测在普通的临床实验室应用并不多，因为梅毒螺旋体很难培养。血清学检测是传统常用手段，又分为非特异性抗体检测和特异性抗体检测。分子生物学检测方法是有效补充。

患者检查标本可取湿性渗出液，Ⅰ期梅毒取硬下疳渗出液，Ⅱ期梅毒取梅毒疹渗出液或局部淋巴结抽取液。同时可以采集血液，标本应及时送检。

一、梅毒螺旋体非特异性抗体

用牛心肌的心磷脂（cardiolipin）作为抗原，测定患者血清中的反应素（抗脂质抗体）。国内常用快速血浆反应素试验（rapid plasma reagin test，RPR test）和梅毒甲苯胺红不加热血清试验（tolulized red unheated serum test，TRUST），前者以碳颗粒作为载体，结果呈黑色；后者以甲苯胺红为载体，结果呈红色，均用于梅毒初筛。性病研究实验室试验（venereal disease reference laboratory，VDRL）是诊断神经梅毒唯一的血清学方法，也可用于梅毒初筛，但国内极少使用。上述试验中均采用非特异性抗原，故红斑狼疮、类风湿关节炎、麻风、麻疹等患者血清也可呈阳性结果。

二、梅毒螺旋体特异性抗体

采用梅毒螺旋体 Nichols 株或 Reiter 株作为抗原，检测患者血清中特异性抗体，可用于梅毒确诊。国内常用梅毒螺旋体血凝试验（treponema pallidum hemagglutination assay，TPHA）、梅毒螺旋体明胶凝集试验（treponema pallidum particle agglutination assay，TPPA），此外，还有梅毒螺旋体抗体酶联免疫吸附试验（enzyme-linked immunosorbent assay for antibody to *Treponema pallidum*，ELISA-TPAB）、梅毒螺旋体抗体微量血凝试验（microhemagglutination assay for antibody to *Treponema pallidum*，MHA-TP）、荧光密螺旋体抗体吸收试验（fluorescent treponemal antibody absorption test，FTA-ABS）等。梅毒螺旋体制动试验（treponema pallidum immobilization test，TPI）用于检测血清标本中是否存在能抑制梅毒螺旋体活动的特异性抗体，虽有较高特异性，但需使用大量的活梅毒螺旋体，现已少用。

由于先天性梅毒易受新生儿过继免疫的抗体干扰，部分患儿不产生特异性 IgM，故诊断较为困难。当脐血特异性抗体明显高于母体、患儿有较高水平特异性抗体或抗体效价持续上升时才有辅助诊断价值。

【参考区间】 阴性。

【解读要点】

1. 梅毒感染者一般至少会产生两种抗体：一种是非特异性抗体，即反应素（抗脂质抗体），对人体无保护作用。检测这种抗体敏感性非常高，95% 的梅毒患者都会呈阳性反应，一般感染 4 周以上就能检查出来。但某些自身免疫病患者、妊娠期孕妇等也会出现假阳性反应，对于非特异性抗体检测低滴度阳性的结果，需要定期进行随访复查排除假阳性可能。该检测用于梅毒初筛，检验科常用非特异性抗体试验（TRUST/RPR）检测反应素，通过检测抗体滴度的变化能反映梅毒的活动性，并且可以监测治疗效果。另一种是梅毒特异性抗体，当有补体存在和厌氧条件下，对活螺旋体的动力有抑制作用，或可将螺旋体溶解消灭，对机体的再感染有保护作用。TPHA、TPPA 等试验检测梅毒螺旋体特异性抗体阳性可以确诊梅毒，但部分患者治愈后该抗体检测仍可阳性。

2. 梅毒初筛试验与确证试验联合应用的临床意义：

（1）快速血浆反应素试验（RPR）或梅毒甲苯胺红不加热血清试验（TRUST）阳性，梅毒螺旋体特异性抗体 TPHA、TPPA 阳性，表明处于感染期。

（2）快速血浆反应素试验（RPR）或梅毒甲苯胺红不加热血清试验（TRUST）阴性，梅毒螺旋体特异性抗体 TPHA、TPPA 阳性，为既往感染梅毒。即便治好了，可终身携带抗体。故 RPR 或 TRUST 试验一般用于梅毒诊断的筛选试验，阳性时应做梅毒螺旋体特异性试验加以确诊。

3. 临床对患者的诊断不能仅仅依赖于检验报告，还需要参考临床症状，如硬下疳、腹股沟淋巴结肿大、皮肤黏膜损害等。有些早期现症梅毒感染者，如有临床诊断或临床表现，但检测结果阴性，需要进行多个平台验证，非特异性梅毒抗体检测需稀释测定，避免前带现象造成的假阴性。

4. 梅毒病原学检查：最常用的标本是硬下疳和梅毒疹渗出液，其次是局部淋巴结抽出液，可用暗视野显微镜观察活动的梅毒螺旋体形态和运动情况。如见沿其长轴滚动、屈伸、旋转、前后移行等活泼运动，即有诊断意义，但阴性不排除梅毒感染。也可用直接免疫荧光法检查，如标本中有梅毒螺旋体，可见特异性荧光。

5. 梅毒分子生物学检查：常用 PCR 检测 16S rRNA 和 TpN47 基因片段，该法对血清学阴性的早期梅毒、神经梅毒、胎传梅毒的诊断有较大意义，是血清学检查方法的补充。

◆ ⊕ 拓展知识 19-2　梅毒血清固定和前带现象

一、梅毒血清固定

梅毒患者经过规范的抗梅毒治疗和一定时间的随访（Ⅰ期梅毒随访 1 年，Ⅱ期梅毒随访 2 年，Ⅲ期梅毒随访 3 年），非梅毒螺旋体血清学试验维持在一定滴度（一般在 1∶8 或以下，但超过 1∶8 也不鲜见），排除再感染、神经梅毒、心血管梅毒和生物学假阳性等，即为梅毒血清固定（syphilis serofast）。

二、前带现象

在非梅毒螺旋体血清学试验（如 RPR 试验）中，由于血清抗体水平过高，抗原抗体比例不合适，而出现假阴性或弱阳性结果，将此血清稀释后再做血清学试验，出现阳性结果，称为前带现象（frontal zone phenomenon）。这种现象临床上主要发生在 II 期梅毒患者。

本章小结

艾滋病、梅毒属于《中华人民共和国传染病防治法》规定管理的乙类传染病，也是在"术前四项"（HBsAg/HIV/HCV/TP）之内的国家重点关注的法定传染病，是患者入院、侵入性检查、输血、手术等方案执行前的必备步骤，目前尚无针对艾滋病、梅毒的有效疫苗产品。HIV 感染和梅毒感染早期阶段是疾病传播的最高风险期，目前，性传播是主要传播途径，若能早期发现、早期治疗，有助于减少其传播。

高效抗逆转录病毒治疗（highly active antiretroviral therapy，HAART）是目前应用最广的治疗艾滋病方法，其原理是选择一种蛋白酶抑制剂和两种逆转录酶抑制剂联合用药，从多环节抑制病毒复制，从而增强抗病毒疗效，也称为"鸡尾酒"疗法。在发生可能感染 HIV 的行为后，及时（最好 24 h 内，越快越好，但即使超过 72 h，也建议使用）使用抗逆转录病毒药物作为暴露后预防，可以大大降低艾滋病感染风险。

普及 STD 传播途径及预防知识教育，对血液和血制品进行严格检验和规范化管理，建立 HIV 等性传播疾病感染的监测网络，做好无症状妊娠期 HIV、梅毒筛查感染，加强出入境检验检疫，加强性安全教育，维护社会公德良序，有利于性传播疾病的预防与控制。只有加强团结协作，强化压实政府、部门、社会和个人"四方责任"，推进技术创新，开展疫苗、新药研发，才能实现艾滋病等疾病的防控目标，更好构建人类卫生健康共同体。

案例导引解读

该患者的检验报告结果显示，人类免疫缺陷病毒抗体（HIV-Ab）检验结果为"HIV 感染待确定"，梅毒螺旋体抗体检测 TRUST、TPPA 阴性，CD4$^+$T 淋巴细胞 186/mm^3，结合静脉吸毒史和临床体征，结果解读为患者是可能的 HIV 感染者，但有待于进一步做补充试验，如 HIV 抗体确证或核酸试验，并且 CD4$^+$T 淋巴细胞降低明显，患者细胞免疫功能低下，趋向免疫缺陷；患者梅毒螺旋体抗体检测结果阴性，可以排除梅毒感染期。

如确证试验血清 HIV 抗体存在表示有 HIV 感染，该医院门诊检验报告为"HIV 感染待确定"，表明筛查试验有反应，并在实验室内进行了复检（使用原有试剂双孔/双份检测或使用原有试剂加另一种试剂检测），且至少一份复检有反应，需要采集患者血清送至国家指定的各级疾病预防控制中心或专门医疗机构 HIV 确证实验室进行确证试验，根据确证试验报告规则做出正确报告，并按规定做好检测后咨询和疫情报告。

临床案例分析 19-1

患者，男性，36 岁，3 个月前发现外生殖器有 1 cm 大小的无痛性溃疡，较硬，未治自愈。近日，因出现不规则发热，躯干及四肢等处出现玫瑰色皮疹而就诊。

查体：T：37.3℃，躯干及四肢近端对称分布玫瑰色皮疹，压之褪色，互不融合，腹股沟、腋窝等处淋巴结肿大，外生殖器检查未见皮损。

实验室检查：TRUST：阳性，TPPA：阳性，肝肾功能正常，血糖正常。

问题 1. 该患者的初步考虑最可能的诊断是什么？诊断依据有哪些？

问题 2. 梅毒非特异性抗体试验和梅毒螺旋体特异性抗体试验有什么不同？

（蒋锦琴）

◆ 数字课程学习

📹 微课视频　　P 教学PPT　　📄 临床案例分析及参考答案　　👤 自测题

第二十章

新型冠状病毒检验报告单解读

学习目标

掌握：新型冠状病毒核酸、抗体检测等指标的参考区间及解读要点。

熟悉：新型冠状病毒核酸、抗体检测流程和注意事项。

案例导引

患者，女性，36 岁，与新型冠状病毒感染者曾有密接，于 2021 年 4 月 26 日在定点医院进行隔离，隔离当日未出现发热、咳嗽、气促、乏力等不适症状。体格检查：T 36.4℃，R 27 次 /min，BP 155/102 mmHg，血氧饱和度 99%。意识清楚，发育正常，浅表淋巴结未触及，扁桃体无肿大。心率 93 次 /min，律齐，心音有力，各瓣膜区未闻及病理性杂音，双肺呼吸音清晰，未闻及干、湿啰音。

实验室检查：2019-nCoV 核酸（鼻咽拭子）及血清抗体检测均阴性，甲型和乙型流感抗原均阴性。C 反应蛋白（CRP）2.20 mg/L，血常规：白细胞总数 4.54×10^9/L，中性粒细胞绝对值 2.32×10^9/L，淋巴细胞绝对值 1.87×10^9/L，单核细胞绝对值 0.30×10^9/L。

4 月 29 日 13：00 时，患者出现咳嗽，干咳为主，少量白色泡沫样痰，伴有鼻塞、流清涕，有咽痒、咽干，无咽痛，轻微乏力，无胸闷气短，无胸痛，无心慌，无恶心、呕吐，无腹痛、腹泻，无尿频、尿急、尿痛等症状，测 T 37.8℃。

实验室检查：复查血常规、CRP、流感病毒抗原检测未见异常。胸部 CT 提示双肺散在斑片状磨玻璃影，均位于肺外带，内见增粗血管影，以双肺下叶分布为主。4 月 29 日 2019-nCoV 核酸检测（鼻咽拭子）结果显示 ORF1ab 基因阳性，N 基因阳性。5 月 3 日患者 2019-nCoV 特异性血清 IgM 抗体呈阳性、IgG 抗体阳性。核酸（鼻咽拭子）及血清抗体检测如下。

XX 医院检验报告单

姓名：XXX	病区：感染疾病科	标本种类：鼻咽拭子	样本编号：XXXXX
性别：女	科别：感染疾病科	标本性状：	病人类别：住院
年龄：36 岁	床号：XX	接收人员：XXX	条形码号：XXXXX
病员号：XXXX	送检医生：XXX	送检单位：	临床初诊：疑似新型冠状病毒感染

采集时间：2021-04-26 10：15　　　　　　接收时间：2021-04-26 10：40

备　注：

No.	项目	结果	单位	参考区间	检测方法
1	新型冠状病毒核酸检测	阴性（－）		阴性（－）	RT-PCR 法

1. 仪器：ABI7500 实时荧光定量 PCR 仪
2. 5.0E+2 等同于 5.0 乘以 10 的二次方
3. 检测靶标：2019-nCoV ORF1ab 基因、N 基因

检验日期：2021-04-26　　报告时间：2021-04-26 15：00　　检验：XXX　　审核：XXX
注：此检验报告仅对本次标本负责。

XX 医院检验报告单

姓名：XXX　　　　病区：感染疾病科　　标本种类：血清　　样本编号：XXXXX
性别：女　　　　　科别：感染疾病科　　标本性状：　　　　病人类别：住院
年龄：36 岁　　　床号：XX　　　　　接收人员：XXX　　条形码号：XXXXX
病员号：XXXXX　送检医生：XXX　　送检单位：　　　　临床初诊：疑似新型冠状病毒感染
采集时间：2021-04-26 10：26　　　　　接收时间：2021-04-26 10：41
备　注：

No.	项目	结果	单位	参考区间	检测方法
1	新型冠状病毒抗体 IgM	阴性（－）		阴性（－）	化学发光法
2	新型冠状病毒抗体 IgG	阴性（－）		阴性（－）	化学发光法

检验日期：2021-04-26　　报告时间：2021-04-26 16：30　　检验：XXX　　审核：XXX
注：此检验报告仅对本次标本负责。

XX 医院检验报告单

姓名：XXX　　　　病区：感染疾病科　　标本种类：鼻咽拭子　样本编号：XXXXX
性别：女　　　　　科别：感染疾病科　　标本性状：　　　　病人类别：住院
年龄：36 岁　　　床号：XX　　　　　接收人员：XXX　　条形码号：XXXXX
病员号：XXXX　　送检医生：XXX　　送检单位：　　　　临床初诊：新型冠状病毒感染
采集时间：2021-04-29 13：15　　　　　接收时间：2021-04-29 13：35
备　注：

No	项目	结果	参考区间	检测方法
1	新型冠状病毒核酸检测	ORF1ab 基因阳性（＋）	阴性（－）	RT-PCR 法
		N 基因阳性（＋）	阴性（－）	

1. 仪器：ABI7500 实时荧光定量 PCR 仪
2. 5.0E+2 等同于 5.0 乘以 10 的二次方
3. 检测靶标：2019-nCoV ORF1ab 基因、N 基因

检验日期：2021-04-29　　报告时间：2021-04-29 19：00　　检验：XXX　　审核：XXX
注：此检验报告仅对本次标本负责。

XX 医院检验报告单

姓名：XXX　　　　　病区：感染疾病科　　　标本种类：血清　　　　样本编号：XXXXX

性别：女　　　　　　科别：感染疾病科　　　标本性状：　　　　　　病人类别：住院

年龄：36 岁　　　　　床号：XX　　　　　　接收人员：XXX　　　　条形码号：XXXXX

病员号：XXXX　　　　送检医生：XXX　　　　送检单位：　　　　　　临床初诊：新型冠状病毒感染

采集时间：2021-05-03 08：56　　　　　　　接收时间：2021-05-03 10：30

备　注：

No.	项目	结果	单位	参考区间	检测方法
1	新型冠状病毒抗体 IgM	阳性（+）		阴性（−）	化学发光法
2	新型冠状病毒抗体 IgG	阳性（+）		阴性（−）	化学发光法

检验日期：2021-05-03　　　报告时间：2021-05-03 16：00　　　检验：XXX　　　审核：XXX

注：此检验报告仅对本次标本负责。

　　问题：1. 如何解读该患者的检验报告单？

　　　　　2. 该患者可能的诊断是什么？诊断依据有哪些？

　　新型冠状病毒肺炎（COVID-19）是由新型冠状病毒（2019-nCoV，简称新冠病毒）感染引起的急性呼吸道传染病。2019-nCoV 属于 β 属的冠状病毒，有包膜，颗粒呈圆形或椭圆形，直径在 60~140 nm。2019-nCoV 表面的刺突、糖蛋白是均匀分布的，内部核衣壳由核蛋白包裹 RNA 基因组成，外面围绕着病毒包膜。2019-nCOV 的核酸为正义单链 RNA，其基因组 RNA 自身可以发挥翻译模板作用的重要结构基础，从而省去了 RNA-DNA-RNA 的转录过程。新冠病毒基因组序列大约有 3 万个 bp，拥有 10 个基因，编码 10个蛋白，是 RNA 病毒中最长的 RNA 核酸链。新冠病毒核酸为非节段单链 RNA，RNA 和 RNA 之间重组率非常高，因此病毒容易出现变异。目前新冠病毒的检测方法主要是核酸和抗体检测。核酸检测是目前新冠病毒检测的"金标准"，具有早期诊断、灵敏度和特异性高等特点；而抗体检测作为核酸检测的补充手段，具有操作便捷、检测迅速的特点。

第一节　新型冠状病毒核酸检测

　　核酸检测是检测患者体内有无新冠病毒的直接证据。目前临床上最常用的方法是荧光定量 PCR 技术。国家药品监督管理局批准的荧光 PCR 法新冠病毒核酸检测试剂产品均基于新冠病毒基因组中开放读码框 1ab（open reading frame 1ab，ORF1ab）、包膜蛋白（envelope protein，E）和核衣壳蛋白（nucleocapsid protein，N）进行选择。不同产品的检测原理基本一致，但是其引物、探针设计有差异，有单靶区段（ORF1ab）、双靶区段（ORF1ab、N 蛋白）、三靶区段（ORF1ab、N 蛋白和 E 蛋白）的检测和判读差别。

　　新冠病毒核酸检测流程需要经过 5 个步骤，即样本采集、核酸提取、逆转录、RT-PCR、结果判读。临床实验室要求达到二级以上实验室生物安全防护及三级个人生物安全防护规范并经卫生行政相关部门批准，方可开展。PCR 实验室负压环境最为理想，注意压力监测，维持各区压力差，保持空气从试剂准备区至标本制备区至基因扩增区的单向流动，排除气溶胶。核酸检测人员必须具备相应资质，接受新冠病毒相关培训并考核合格颁发证书。实验室应严格管理，清洁区保持通风，消毒到位。相关物品分区放置，洁污分离，按时更换，洗消到位。

由于新冠病毒主要是从呼吸道感染人体，所以要从呼吸道采集样本。目前常规的样本类型有两类，一类是通过咽拭子、鼻拭子在人的上呼吸道擦拭采集，另一类是收集下呼吸道痰液、支气管灌洗液、肺泡灌洗液等。通常肺部灌洗液和痰液中的核酸量要高于鼻咽等呼吸道拭子，而呼吸道拭子的核酸量要远远高于血液。

由于 RNA 易降解，因此，采集样本时使用无 RNA 酶的拭子和无 RNA 酶的储存管。获得样本后，需尽快进行检测，如无法立即检测需要进行低温封装，并送到专门的检测机构进行检测。磁珠法是目前大多数临床实验室提取新冠病毒所使用的方法，技术原理是裂解液裂解细胞后，游离出来的 RNA 分子被磁珠特异性吸附，通过内置磁棒磁吸、转移等动作使磁吸颗粒（也就是磁珠–RNA 分子混合物）与裂解液分离，在其余空位重复洗涤去除杂质后，最后使 RNA 分子溶解在洗脱液中，弃磁珠于废液中后即完成整个实验，得到高纯度的 RNA。由于新冠病毒核酸是 RNA，不稳定，易降解，需先逆转录成 cDNA 再进行后续实验。首先加入核酸检测试剂盒中的逆转录酶、oligo（dT）引物、dNTP，oligo（dT）引物与病毒 RNA3 端结合，在逆转录酶的作用下，以 RNA 为模板合成碱基互补的 DNA，即 cDNA。随后进行荧光定量 PCR 扩增。

【参考区间】　阴性。

【解读要点】　依据《新型冠状病毒肺炎防控方案（第九版）》，新冠病毒核酸检测试剂应针对新冠病毒基因组中开放读码框 1ab（ORF1ab）和核衣壳蛋白（N）。基因扩增结果判断如下：

1. 阴性：无 Ct 值，无 S 形扩增曲线。

2. 阳性：Ct 值小于等于阳性判断值，且有 S 形扩增曲线，可报告为阳性。

3. 灰度区：Ct 值位于灰区，建议重复实验，若重做结果 Ct 值仍处于灰区，但出现明显的 S 形扩增曲线，该样本判断为阳性，否则为阴性。

注：如使用商品化试剂盒，则以厂家提供的说明书为准。

在实验室确认一个病例为新冠病毒核酸检测阳性，需满足以下两个条件中的一个：①同一份标本中新冠病毒 2 个靶标（ORF1ab、N）实时荧光 RT-PCR 检测结果均为阳性。如果出现单个靶标阳性的检测结果，则需要重新采样和重新检测。②两种标本实时荧光 RT-PCR 同时出现单靶标阳性或同种类型标本两次采样检测中均出现单个靶标阳性的检测结果可判定为阳性。

单靶标阳性的原因：① N 基因的保守度不及 ORF1ab 基因，N 基因易与其他冠状病毒发生交叉，因此造成 N 基因的灵敏度更高；②可能是因为不同检测试剂，甚至同一厂家不同批号检测试剂对 ORF1ab 基因和 N 基因的检测灵敏度不同，从而出现单靶标阳性。

微课视频 20-1　新冠病毒（2019-nCoV）的实时荧光定量逆转录 PCR 检验

◆ ● **拓展知识 20-1　新冠病毒的核酸序列测定**

　　新冠病毒自 2019 年年底传播至今，已经出现了广泛的变异，在各个疫情流行区，都出现了各自的特征性突变。由于全球各地区防控措施不一，在不同区域先后有特异的突变病毒出现，部分突变株在传播能力和致病能力上比原始病毒株更强。因此对于病毒变异情况的实时掌握，更能追踪溯源，更准确防范突变病毒株。这就需要微生物宏基因组二代测序技术对新冠病毒进行核酸序列的测定。

2014 年，新英格兰医学杂志发表了宏基因组二代测序（mNGS）技术的首例临床应用案例：一位 14 岁男孩 4 个月内持续性昏迷，病理切片一直无法确诊原因，通过脑脊液的宏基因组测序，最终确诊是由钩端螺旋体病引起。这个案例打响了病原体基因组二代测序鉴定的第一枪。随后短短几年，宏基因组二代测序在新发病原体鉴定、罕见重要病原体诊断以及临床大数据研究等方面取得诸多进展。2019 年，我国临床专家在中华急诊医学杂志上发表了专家共识，认可了宏基因组分析和诊断技术在急危重症感染领域的临床应用。

宏基因组二代测序的检测流程可以大致分为 5 个步骤：核酸提取、文库构建、上机测序、生物信息学分析与报告解读。

对于不同的临床样本，核酸提取前需要进行不同的前处理，新冠病毒的采样，除了咽拭子，也可以是痰液，痰液需要液化。如果怀疑是细菌，还需要破除细胞壁，另外还需要去除宿主细胞等步骤，从而提高病原体检出率。新冠病毒是 RNA 病毒，RNA 病毒需要在文库构建前进行逆转录，生成 cDNA。如果不知道病原体是 RNA 还是 DNA，那么就需要分别进行 DNA 和 RNA 的提取，最后把 RNA 逆转录成 cDNA，并与提取的 DNA 合并在一起后构建文库。

文库构建的目的在于给提取的核酸进行片段化，并在核酸片段两端加上已知序列信息的接头上机测序的内容，包括 DNA 片段的固定、DNA 单分子扩增、并行测序反应及光学图像采集并记录分析等步骤。测序完成后，数据会自动进入搭建好的病原体自动分析流程，这个流程包括去除人源宿主序列和低质量序列，以及最重要的一步，即与微生物核酸数据库进行比对注释等步骤。最后，解读专家根据自动化系统产生的初步结果，再结合部分临床指标、样本类型、病原体种类等因素进行综合分析解读。

新冠病毒通过宏基因组二代测序后，发现其序列与 SARS 病毒的序列高度相似，所以赋予了它新冠病毒的名字，它的英文名字就是 SARS-COV-2。

目前，任何地方突然暴发新冠疫情，除了用荧光定量 PCR 的方式来确证是否感染之外，为了追踪病毒的来源，都会进行宏基因组测序，将获得的新冠病毒序列与张永振教授提交的初始新冠病毒比对，也与各地鉴定的新冠病毒序列比对，从而确认当地新冠病毒的来源，达到追根溯源的目的。

🎥 **微课视频 20-2** *新冠病毒的核酸序列测定*

第二节　新型冠状病毒抗体检测

抗体检测是判断是否感染新冠病毒的间接证据。新冠病毒肺炎发病 3 ~ 5 天后，血清特异性抗体逐渐产生。首先出现的是免疫球蛋白 IgM 抗体，在 3 ~ 5 天后产生；然后出现 IgG 抗体，在 10 ~ 15 天产生。通常情况下，IgM 抗体产生早，一经感染，快速产生，维持时间短，消失快，血液中检测阳性可作为早期感染的指标；IgG 抗体产生晚，维持时间长，消失慢，血液中检测阳性可作为感染和既往感染的指标（表 20-1）。

表 20-1 血清 IgM 和 IgG 抗体的特点和作用

名称	含量	抗体产生时间	持续时间	亲和力	胎盘	作用
IgM	较低	产生时间早，感染后快速产生	较短，一般 2~3 周	较低	不能通过	急性感染期诊断指标
IgG	较高	比 IgM 晚	较长，甚至可能长期存在	较高	能通过	提示处于感染中后期或既往感染

因此，通过检测患者血清中 IgM 和 IgG 的阳性情况，有助于临床医生判断患者所处病毒感染的不同时期。疑似病例的排除标准，需要同时满足病毒核酸检测结果阴性，以及发病 7 天后血清 IgM 和 IgG 抗体仍为阴性两个条件。抗体检测阳性者应排除新冠疫苗接种因素的影响，但实际工作中目前疫苗接种已非常广泛，新冠病毒抗体检测应用不多。

【参考区间】 IgM 和 IgG 均为阴性。

【解读要点】

1. 当新冠病毒核酸检测结果为阳性时，血清学检测会出现以下 4 种情况（表 20-2）。

表 20-2 新冠病毒核酸检测结果阳性时的血清学检测结果

IgM \ IgG	阳性（+）	阴性（-）
阳性（+）	感染活跃期，已产生一定针对体内新冠病毒的免疫力	感染早期，IgG 抗体未出现或含量较低
阴性（-）	处于感染中后期或复发感染	处于感染窗口期，未检测到抗体

（1）当新冠病毒核酸检测结果为阳性，IgM（+）/IgG（-）或 IgM（-）/IgG（-）时，提示患者处于感染早期，特别是对于核酸检测结果单独阳性，IgM（-）/IgG（-）的情况，提示患者可能处于"窗口期"，体内尚未产生相关特异性抗体或抗体含量较低，导致实验室未检出。

（2）当新冠病毒核酸检测结果为阳性，IgM（-）/IgG（+）时，提示患者可能处于感染中晚期或复发感染。在这一时期，人体内的病毒会逐渐被 IgM 抗体所中和，随着病情的恢复，IgM 抗体逐渐减少，直至不能检出。

（3）当新冠病毒核酸检测结果为阳性，IgM（+）/IgG（+）时，提示患者处于感染活跃期，但已产生 IgG 抗体。

2. 当新冠病毒核酸检测结果为阴性时，血清学检测会出现以下 4 种情况（表 20-3）。

表 20-3 新冠病毒核酸检测结果阴性时的血清学检测结果

IgM \ IgG	阳性（+）	阴性（-）
阳性（+）	处于恢复期，但体内仍有一定含量的 IgM 抗体	大概率处于感染期，同时对核酸进行复检
阴性（-）	既往感染	未感染，且体内没有相关抗体

（1）当新冠病毒核酸检测结果为阴性，IgM（-）/IgG（+）时，提示为既往感染者，体内病毒已被清除。

（2）当新冠病毒核酸检测结果为阴性，IgM（+）/IgG（+）时，提示为恢复期患者，体内 IgM（+）含量尚未低至检测下限。

（3）当新冠病毒核酸检测结果为阴性，IgM（+）/IgG（-）时，须考虑以下几个方面的因素：①新冠病毒核酸检测过程中标本采集、运送及检测过程中是否受到影响，同时应重新获取该患者标本进行核酸复测。②是否由于患者的其他疾病，或服用的某些药物，引起 IgM（+）抗体的假阳性，这也是新冠病毒核酸检测相对于血清抗体检测的一个优势。

本章小结

新冠病毒核酸检测用于检测受试者是否携带病毒，而抗体检测用于核酸检测的补充检测或者联合核酸检测。核酸检测用于疾病的鉴别诊断，确保"不错"。由于新冠病毒主要是从呼吸道感染人体，所以要从呼吸道采集标本。通常肺部灌洗液和痰液中的核酸量要高于鼻咽等呼吸道拭子，而呼吸道拭子的核酸量要远远高于血液。

新冠病毒为单链 RNA 病毒，其基因组突变较为频繁，目前已发现 100 余种突变。因此，核酸检测需采用多靶标检测方法，各靶标检测结果相互验证，减少因突变引起的漏检以及交叉反应引起的假阳性。目前，依据《新型冠状病毒肺炎防控方案（第九版）》，新冠病毒核酸检测试剂应针对新冠病毒基因组中开放读码框 1ab（ORF1ab）和核衣壳蛋白（N）。

新冠病毒肺炎发病 3～5 天后，血清特异性抗体逐渐产生。因此，通过检测患者血清中 IgM 和 IgG 的阳性情况，有助于临床医生判断患者所处病毒感染的不同时期。但由于目前疫苗接种已非常广泛，致使新冠病毒抗体检测应用较少。在实际检测过程中，以核酸检测为主，诊断也以核酸结果为主，血清抗体检测较少。治疗新冠病毒感染者过程中检测抗体滴度变化可以监测疗效。

案例导引解读

该患者第一次 2019-nCoV 核酸检测（鼻咽拭子）检测结果为阴性，且血清抗体检测也呈阴性，但其与新冠病毒感染者存在密接，因此需继续隔离且进行二次检测。在隔离的第 4 天，患者出现发热、咳嗽，并伴有鼻塞、流清涕，有咽痒、咽干，无咽痛，轻微乏力等症状。胸部 CT 提示双肺散在斑片状磨玻璃影，均位于肺外带，内见增粗血管影，以双肺下叶分布为主。出现症状当天 2019-nCoV 核酸检测（鼻咽拭子）结果显示 ORF1ab 基因阳性，N 基因阳性，提示核酸检测结果为双靶标阳性；3 天后患者 2019-nCoV 特异性血清 IgM 抗体呈阳性、IgG 抗体阳性。综合以上检测结果，说明该患者为新冠病毒感染者。

⚡ 临床案例分析 20-1

患者，男性，60 岁，2020 年 10 月 15 日，患者与其妻一同到某国游玩。2020 年 10 月 29 日，2 人在境外筛查 1 次 2019-nCoV 核酸及血清抗体，结果均为阴性，10 月 31 日乘坐飞机回国，入境后至定点隔离点（酒店 A）隔离观察。11 月 3 日，其妻出现发热且 2019-

nCoV 核酸检测呈阳性，转入定点医院（B），随后确诊为 COVID-19。患者与其妻共同生活起居，有密切接触史。其妻确诊后，患者于 2020 年 11 月 4 日被隔离于定点医院（B）。

患者入住定点医院（B）感染疾病科隔离观察室时，未出现发热、咳嗽、气促、乏力等不适症状。体格检查：T 36.8℃，R 19 次 /min，BP 130/79 mmHg；心率 87 次 /min，律齐，心音有力，各瓣膜区未闻及病理性杂音，双肺呼吸音清晰，未闻及干、湿啰音。

实验室检查：2019-nCoV 核酸及血清抗体检测均阴性，甲型和乙型流感抗原均阴性。C 反应蛋白（CRP）3.30 mg/L，血常规白细胞总数 4.78×10^9/L，中性粒细胞计数 2.35×10^9/L，淋巴细胞计数 1.77×10^9/L。

患者于 11 月 4—7 日进行隔离观察以来，未出现发热、咳嗽咳痰、气促乏力等症状，体温正常。11 月 8 日 8：00，患者周身酸痛，测 T 37.5℃。

实验室检查：复查血常规、CRP、流感病毒抗原检测未见异常。胸部 CT 提示左肺上叶及双肺下叶见散在小片状磨玻璃影。11 月 8 日 2019-nCoV 核酸检测（鼻咽拭子）结果显示阴性，2019-nCoV 核酸检测（痰）结果显示 ORF1ab 基因阴性，N 基因阳性。11 月 9 日再次复查，2019-nCoV 核酸检测（鼻咽拭子）结果显示阴性，2019-nCoV 核酸检测（痰）结果显示 ORF1ab 基因阴性，N 基因阳性。11 月 13 日患者 2019-nCoV 特异性血清 IgM 抗体呈阳性、IgG 抗体阳性。

问题 1. 该患者可能的诊断是什么？诊断依据有哪些？

问题 2. 出现咽拭子标本核酸阴性，痰液标本单靶标阳性可能的原因是什么？该如何避免？

（陈　毓）

◆ 数字课程学习

📹 微课视频　　　Ⓟ 教学PPT　　　📖 临床案例分析及参考答案　　　👤 自测题

参考文献

［1］郑铁生，陈筱菲.临床生物化学检验.北京：高等教育出版社，2012.

［2］王前，王建中.临床检验医学.北京：人民卫生出版社，2015.

［3］朱大龙.中国 2 型糖尿病防治指南（2020 年版）.中华糖尿病杂志，2021，13（4）：317-411.

［4］中国成人血脂异常防治指南修订联合委员会.中国成人血脂异常防治指南（2016 年修订版）.中华心血管病杂志，2016，44（10）：833-853.

［5］王学晶.临床实验室应关注估算肾小球滤过率的报告.中华检验医学杂志，2016，12（12）：888-891.

［6］李兰娟，任红.传染病学.9 版.北京：人民卫生出版社，2018.

［7］梁峰，胡大一，方全，等.心肌梗死定义的全球统一和更新完善.中国循证心血管医学杂志，2018，10（9）：1025-1030，1047.

［8］李金明，刘辉.临床免疫学检验技术.北京：人民卫生出版社，2015.

［9］尹一兵，倪培华.临床生物化学检验技术.北京：人民卫生出版社，2015.

［10］中国疾病预防控制中心.全国艾滋病检测技术规范（2020 年修订版），2020.

［11］刘观昌，林东红.生物化学检验.4 版.北京：人民卫生出版社，2015.

［12］许文荣，张纪云.临床基础检验学技术.4 版.北京：人民卫生出版社，2015.

［13］刘成玉，罗春丽.临床检验基础.5 版.北京：人民卫生出版社，2014.

［14］赵景全，牟向东，蔡存良，等.十次鼻咽拭子核酸检测阴性新冠病毒肺炎患者一例.中国临床案例成果数据库，2020，02（1）：E026-E026.

［15］张晨，董红，任玮，等.五次鼻咽拭子核酸检测阴性的新型冠状病毒肺炎确诊病例一例.中国临床案例成果数据库，2020，02（1）：E009-E009.

［16］张稳健，吕欣，黄驰，等.胶体金免疫层析法检测新型冠状病毒 IgM/IgG 抗体的临床评价与应用.病毒学报，2020，36（3）：348-354.

［17］中华人民共和国国家卫生健康委员会.新型冠状病毒肺炎诊疗方案（试行第八版），2020.

［18］Wu F，Zhao S，Yu B，et al. A new coronavirus associated with human respiratory disease in China. Nature，2020，579（7798）：1-8.

［19］宏基因组分析和诊断技术在急危重症感染应用专家共识组.宏基因组分析和诊断技术在急危重症感染应用的专家共识.中华急诊医学杂志，2019，28（2）：5.

［20］Xiao K，J Zhai，Feng Y，et al. Isolation and Characterization of 2019-nCoV-like Coronavirus from Malayan Pangolins. bioRxiv，2020，（02）17:951335v1.

读者意见反馈

为收集对教材的意见建议,进一步完善教材编写并做好服务工作,读者可将对本教材的意见建议通过如下渠道反馈至我社。

咨询电话　400-810-0598

反馈邮箱　gjdzfwb@pub.hep.cn

通信地址　北京市朝阳区惠新东街4号富盛大厦1座　高等教育出版社总编辑办公室

邮政编码　100029

防伪查询说明

用户购书后刮开封底防伪涂层,使用手机微信等软件扫描二维码,会跳转至防伪查询网页,获得所购图书详细信息。

防伪客服电话　(010)58582300